古代经典名方100首读解

主　编
高建忠　杨继红

山西出版传媒集团　山西科学技术出版社
太原

编委会

编写说明

为贯彻落实《中华人民共和国中医药法》，推动古代经典名方的中药复方制剂稳步发展，为人民群众的健康提供更好的保障，国家中医药管理局会同国家药品监督管理局制定了《古代经典名方目录（第一批）》，于 2018 年 4 月公布。

方剂是中医临床治病及养生的主要工具之一，经典名方是历经千百年中医临床反复使用、疗效确切的常用方剂。第一批古代经典名方目录中的"古代经典名方"是指"目前仍广泛应用、疗效确切、具有明显特色与优势的清代及清代以前医籍所记载的方剂"。

尽管《古代经典名方目录（第一批）》公布的初衷是为了复方制剂的研发，公布之后也成为行业研究和发展的热点。但从临床来看，方剂是需要中医医生掌握和使用的。基于这一点，山西省中医药管理局以"弘扬中医，发掘经典，推广经典名方，服务临床"为宗旨，确立了"山西省中医经典名方推广项目"。该项目的内容之一是立足临床，从临床角度解读 100 首中医经典名方。

本书内容即 100 首中医经典名方的临床解读。

需要说明的是：

1. 方以治证。本书写方，也是在说证，落脚点在方证上。

2. 立足临床。本书写方，多附医案举例，注重临床用方。

3. 注重实用。本书写方，有话则长，无话则短，不泥于形式、体例。

目 录

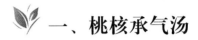

一、桃核承气汤

【方证出处】

《伤寒论》第106条：太阳病不解，热结膀胱，其人如狂，血自下，下者愈。其外不解者，尚未可攻，当先解其外；外解已，但少腹急结者，乃可攻之，宜桃核承气汤。

原方组成：桃仁五十个（去皮尖），大黄四两，桂枝二两（去皮），甘草二两（炙），芒硝二两。

煎服法：上五味，以水七升，煮取二升半，去滓，纳芒硝，更上火，微沸下火，先食温服五合，日三服，当微利。

主治：太阳病蓄血证。

东汉末年，张仲景写成了《伤寒杂病论》。《伤寒杂病论》的创作背景是作者遭遇了一场疫病——伤寒："余宗族素多，向余二百，建安纪年以来，犹未十稔，其死亡者，三分有二，伤寒十居其七。"写作方式是"勤求古训，博采众方"并"平脉辨证"，在继承前人医学成就的基础上，结合自身临床实践创作完成。《伤寒杂病论》成书后不久即散佚，后经西晋太医令王叔和搜集并整理成册，名《伤寒论》。之后，该书流传于民间。至北宋林亿等人重新校正，《伤寒论》才得以梓行于世。

《伤寒论》确立了中医临床脉证合参、辨证论治的原则，创立了六经辨证论治理论体系，为后世留下了一系列疗效确切的经典方剂，被后世誉为奠定中医临床学基础的经典著作。

【方证解读】

"太阳病不解，热结膀胱……"通常认为，"膀胱"为贮尿和排尿的器官，乃"六腑"之一，这里的"膀胱"显系疾病部位，但究竟是什么部位呢？

这里所言的"膀胱"，与"州都之官，津液藏焉"的"膀胱"绝对不能等同，结合临床实际，"膀胱"当为下焦或少腹部位，尤当包括现代医学所谓的女性子宫及附件在内。例如，张仲景在《金匮要略·妇人产后病脉证治第二十一》论妇女产后恶露不尽的病机为"热在里，结在膀胱"，用大承气汤治疗此类疾病，即可证实膀胱包括胞宫。另在《伤寒论》第340条："病者手足厥冷，言我不结胸，小腹满，按之痛者，此冷结在膀胱、关元也。"此处的膀胱、关元亦泛指少腹部，以上两处均表明"膀胱"作为病位当指少腹、胞宫等下焦部位。

如何理解桃核承气汤证中"狂"的病机？

"狂"乃神志出现躁乱。中医认为诸脉皆属于心，热与血结势必影响心神，若浊热上扰于心，心神被扰，就会出现如狂的证候。临床具体可表现为：患者的视听言动时慧时昧，甚至出现烦躁狂乱。

如何理解"血自下，下者愈"？此处的"下血"是尿血或便血吗？

"血自下，下者愈"可以从两方面理解：其一，说明邪热和瘀血初结，势力尚未形成，正气抗邪，血自（己）下来，热无所依附，热亦随血减，病可痊愈；其二，此处"下血"不单指尿血、便血等下焦出血。"血自下，下者愈"可理解为瘀热互结于下焦。"血自下"中的"下"意为"下焦"，"下者愈"中的"下"是"下法"之意。故用桃核承气汤一方面为了清泻结热，另一方面重在活血逐瘀。

桃核承气汤的配伍要点有哪些？为何要"先食温水服"？

从组方来看，桃核承气汤乃调胃承气汤加桃仁、桂枝而成。方中大黄苦寒、芒硝咸寒，功能泻热破结；大黄本可祛瘀生新，但力尚不足，故加滑利之桃仁活血化瘀以破蓄血；桂枝辛温通阳化气，用于本方实不在解表，而在理气通阳，通阳即可行阴，理气则能行血，血行而结自散；炙甘草甘平补中缓急，调和诸药，使全方祛邪而不伤正。

由于本证病位在下焦，且桃核承气汤又系下瘀血之剂，故需空腹服药，方能更好地发挥药效，故云"先食温服"。

【疑难解读】

何以"解其外"？

在《伤寒论·辨可发汗病脉证并治第十六》就已经给出答案，曰："太阳病不解，热结膀胱，其人如狂，血自下，下者愈。其外不解者，尚未可攻，当先解其外，属桂枝汤证。"由此可见，对于血热互结膀胱证兼表证者，当先以桂枝汤解表祛邪后，才可用桃核承气汤攻里。

【临床应用】

临床应用桃核承气汤时，可关注其典型腹证。桃核承气汤证典型腹证为：少腹急结，即少腹出现疼痛、胀满、痞硬而急迫难耐，甚至痛苦不可名状。这类患者多体格健壮，少腹部按之有拘急，有比较大范围的压痛，或可触及条索状物。

临床可用桃核承气汤治疗妇科病、神经精神疾病、肛肠疾病、泌尿系统疾病、跌打损伤、挤压综合征，以及糖尿病、肥胖病等。尤其针对妇女盆腔淤血综合征，表现为腹痛、腰痛、心烦，失眠，健忘，左侧少腹压痛，颜面瘀斑，大便干等，可投用桃核承气汤，常有卓效。

【后世发展】

《医宗金鉴》中对桃核承气汤方中桂枝的作用加以详细论述，认为"……桃核承气汤，即调胃承气汤加桃核，所以攻热逐血也。盖邪随太阳经来，故又加桂枝以解外而通荣也"。

《医学心悟》伤寒兼症中，明确了蓄血为"瘀血蓄于下焦"，蓄血轻症方用桃核承气汤，表邪尽而里热既深为蓄血重症，此时以抵当汤攻之。

《温热经纬·叶香岩三时伏气外感篇》中云："夏月热久入血，最多蓄血一证（徐云：历练之言。）谵语昏狂，看法以小便清长，大便必黑为是，桃核承气汤为要药。"

《三指禅·伤寒脉论》："倘如狂（瘀热冲心）而小腹急结（瘀热不行），邪入膀胱腑之营分者矣，桃核承气汤主之。"并提出桃核承气汤是治疗中寒腑证的主方。

【医案例举】

患者王某，女，45岁。自述腹急痛难忍，大便已12日未解，小溲淋漓，叫痛之声惊动四邻……诊其面色无华，神志烦扰，辗转床褥，不得安眠，有如狂之象。腹诊，以手按压其小腹部腹壁紧张，指下有凝滞抵抗之状，不允重按，按之更痛。遂问其月经，答已 5 个月不行，腹中微有上冲欲动之感。舌质红，脉沉结。

这是刊登于《江苏中医》1960 年第 6 期的一则医案，根据患者的腹证、音声、便溲、舌脉，皆为实象，正所谓蓄血证，治法可根据"实则泻之，可导而下"之旨，遂用桃核承气汤：桃仁9g，大黄9g，甘草3g，桂枝6g，芒硝18g。服药后先是腹中鸣响，继则大下黑色黏胶之粪，小便亦利，痛苦若失，竟安眠不醒，再服 1 帖，饮食渐进，精神稍振，病归痊愈。

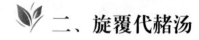

二、旋覆代赭汤

【方证出处】

《伤寒论》第 161 条：伤寒发汗，若吐若下，解后，心下痞硬，噫气不除者，旋覆代赭石汤主之。

原方组成： 旋覆花三两，人参二两，生姜五两，代赭一两，甘草三两（炙），半夏半升（洗），大枣十二枚（擘）。

煎服法： 上七味，以水一斗，煮取六升，去滓，再煎取三升，温服一升，日三服。

主治： 胃虚痰阻气逆证。

【方证解读】

如何理解旋覆代赭汤证的主症？

旋覆代赭汤证的主症有两个，即"心下痞硬"和"噫气不除"。

心下，指中焦胃脘。心下痞硬，由于痰浊阻滞中焦，导致中焦气机壅滞。

噫气，即嗳气，是胃中气体上出咽喉所发出的声响，其声长而缓。噫气不除，一方面是指嗳气频频，久久不能缓解；另一方面指尽管嗳气频频，但心下痞硬不舒之症却不能随嗳气而缓解。

从这两大主症也可以看出，旋覆代赭汤证不仅仅是单纯的中焦气机的壅滞，而且已经有有形的痰浊邪气阻滞，所以仅凭嗳气是无法缓解有形痰阻所导致的心下痞硬的。因此需要用旋覆代赭汤和胃降逆、化痰消痞，从根本上解决症结的问题。

如何理解旋覆代赭汤的组方？

旋覆代赭汤以旋覆花三两为君，性温而下气消痰，降逆止嗳；代赭石重镇收敛，镇冲止逆；生姜五两为重用，诚如刘渡舟所云"因饮与气搏于心下，非重用生姜不能开散"，同时取生姜性温，制约代赭石寒凉之性，使其重镇降逆而无凉遏之虞；半夏、生姜两药性味辛温，同为呕家圣药，合用取小半夏汤之义，祛痰散饮，和胃降逆，共为臣药；人参补益脾胃之气，炙甘草缓急补虚，大枣养中安神兼以祛水，三药扶正升清，安定中州，共为佐使。七药合用，共奏祛痰化饮、和胃降逆之功。

【疑难解读】

仲景治疗胃虚痰阻的噫气不除，为何代赭石用量仅是旋覆花用量的三分之一？

代赭石用量少时，能化痰降胃气，用量大则有镇肝降逆气的功效，尤其是生代赭石，用量大时可以直抵下焦，通泻大便，而且易伤胃气。旋覆代赭汤证病位在中焦，故仲景治疗胃虚痰阻的噫气不除，代赭石用量仅为旋覆花用量的三分之一。但是，如果临床用于治疗肝气、膈气上逆的呃逆不止，也就是膈肌痉挛，代赭石用量需大于旋覆花，以加强重镇降逆的效果。

关于张仲景论"噫"之机理探讨。

仲景在《伤寒论》中有两处论及"噫"。分别是第157条：伤寒汗出，解之后，胃中不和，心下痞硬，干噫食臭，胁下有水气，腹中雷鸣，下利者，生姜泻心汤主之。第161条：伤寒发汗，若吐若下，解后，心下痞硬，噫气不除者，旋覆代赭汤主之。

从《伤寒论》上述两条有关论述噫病的条文可知，胃虚气逆是噫气的根本病机。胃中不和，胃主受纳腐熟，脾主消化运输，脾胃气伤，不能腐熟运化水谷，饮食不消作腐，胃气不降而上逆，则见"干噫食臭"。此处所噫之气，系噫气中带有食物之馊腐气味，为兼有食滞而致，选用生姜泻心汤；脾胃虚弱，痰饮内生，阻滞气机，胃气不降反逆升而致噫气不除。本证噫气与心下痞硬并见，多由伤寒误治，损伤正气所引起，选用旋覆代赭汤。

【临床应用】

旋覆代赭汤证典型腹证表现为心下痞硬，或有振水音。例如功能性消化不良、反流性食管炎、胆汁反流性胃炎、慢性胃炎、消化性溃疡及胃癌术后胃瘫综合征等，同时也应用于眩晕、顽固性咳嗽等其他病证属胃气不和、痰气上逆证的治疗。

【后世发展】

张锡纯将旋覆代赭汤进行化裁，衍化了诸多方剂，如《医学衷中参西录》中记载的镇逆汤，由生赭石（轧细）六钱、青黛二钱、清半夏三钱、生杭芍四钱、龙胆草三钱、吴茱萸一钱、生姜二钱、野台参二钱组成；主要治疗因胆火上冲，胃气上逆所导致的呕吐；镇肝息风汤由怀牛膝一两，生赭石（轧细）一两，生龙骨（捣碎）、生牡蛎（捣碎）、生龟板（捣碎）、生杭芍、玄参、天冬各五钱，川楝子（捣碎）、生麦芽、茵陈各二钱，甘草一钱半；主要治疗内中风，表现为头目眩晕，目胀耳鸣，脑部热痛，面色如醉，心中烦热，或时常噫气，或肢体渐觉不利，口眼渐形㖞斜；甚或眩晕颠仆，昏不知人，移时始醒，或醒后不能复原，脉弦长有力。镇逆承气汤由芒硝六钱，赭石（研细）二两，生石膏（捣碎）二两，潞党参五钱组成；主治寒温阳明腑实，表现为大便燥结，或当用承气汤下之，而呕吐不能受药者。

【医案例举】

刘渡舟当年带教时，有一魏姓同学治一女性患者，其人噫气频作而心下痞闷，脉来弦涩，按之无力。辨为脾虚肝逆，痰气上攻之证。便给患者开了旋覆代赭汤：旋覆花9g，党参9g，半夏9g，生姜3片，代赭石30g，炙甘草9g，大枣3枚。令服3剂。

可患者服药后效果不显，仍是心下痞闷，呃逆不止。于是请刘渡舟会诊。诊毕，刘渡舟视方辨证无误，仅把方中的生姜3片增加为15g，代赭石30g减量为6g，余无加减，嘱再服3剂，病竟大减。

魏生不解其故而求教，刘渡舟解释说："仲景此方的剂量原来如此。因饮与气搏于心下，非重用生姜不能开散。代赭石能镇肝逆，使气下降，但用至30g则直驱下焦，反掣生姜、半夏之肘，而于中焦之痞则无功，故减其剂量则获效。"可见经方之药量亦不可不讲求也。

三、竹叶石膏汤

【方证出处】

《伤寒论》第 397 条：伤寒解后，虚羸少气，气逆欲吐，竹叶石膏汤主之。

原方组成：竹叶二把，石膏一斤，半夏半升（洗），麦冬一升（去心），人参二两，甘草二两（炙），粳米半升。

煎服法：上七味，以水一斗，煮取六升，去滓，纳粳米，煮米熟汤成，去米。温服一升，日三服。

主治：伤寒、温病、暑病余热未消，气阴两伤证。

【方证解读】

竹叶石膏汤治疗热病解后，余热未尽、热伤形气、气阴两虚者。

伤寒热病解后，津液损伤，滋养不足，身体虚弱消瘦；津气两伤，短气不足以息。余热内扰，胃失和降，气逆欲吐。本证临床尚可见口渴、心烦、少寐、舌质红、少苔、脉虚数等。治用竹叶石膏汤益气和胃、清热养阴。

从药物组成分析，竹叶石膏汤可以看作是由白虎加人参汤去知母，加竹叶、半夏、麦冬而成；也可以看作是由麦冬汤去大枣，加竹叶、石膏而成。

白虎加人参汤有益气清热生津作用，加竹叶助石膏清热除烦。因病后余热，热势不盛，津气两伤明显，故去知母之清，加麦冬之养。因气逆欲吐，加半夏降逆和胃止呕。

临床上辨证属于气阴两伤、余热未清、肺胃气逆者，均可用本方治疗，取其清虚热、益气阴、降逆气之功。

清代医家尤怡在《伤寒贯珠集》中说："大邪虽解，元气未复，余邪未尽。气不足则因而生痰，热不除则因而上逆。是以虚羸少食，而气逆欲吐也。竹叶石膏汤乃白虎汤之变法。以其少气，故加参、麦之甘以益气；以其气逆有饮，故用半夏之辛以下气蠲饮，且去知母之咸寒，加竹叶之甘凉。尤于胃虚有热者为有当耳。"

竹叶石膏汤治疗胃虚有热者。

【关于竹叶】

方中竹叶，临床上常用"淡竹叶"。

《本草纲目》中记载："辛淡甘寒，入心、肺、肾。仲景治伤寒解后，气逆欲吐，用以竹叶石膏汤，去其三阳之余热，假其辛寒，以散风热也。"

淡竹叶可以去三阳余热。

《本经逢原》中记载："仲景治伤寒解后，虚羸少气气逆，有竹叶石膏汤；《金匮要略》治中风发热，面赤头痛，有竹叶汤。总取清肺胃虚热之义。"

淡竹叶可以清肺胃虚热。

【关于石膏】

仲景方中用石膏，可治烦、平喘、止呕、清热。

阳明经热，见目干、口干、鼻干者，用石膏；发斑、发疹者，可用石膏；肺热喘息者，可用石膏；肺热表闭者，可用石膏；胃火牙痛者，可用石膏；胃热消谷者，可用石膏；身大热，卧不安者，可用石膏；热盛烦乱者，可用石膏。

《本草备要》中记载："体重泻火，气轻解肌。""甘辛而淡，体重而降，足阳明经（胃），大寒之药；色白入肺，兼入三焦（诸经气分之药）。"

石膏，临床多用其清肺胃气分之热。

【后世发展】

清代医家陈士铎在《辨证录》中记载："冬月伤寒，项背强几几，汗出恶风，服桂枝加葛根治之而不愈。人以为太阳、阳明合病，舍前方又将用何药以治之？而不知不可执也。夫太阳之邪，既入阳明，自宜专治阳明，不必又去顾太阳也。况于葛根汤中仍用桂枝，以祛太阳之邪乎？是太阳之邪轻，而阳明之邪重矣。方用竹叶石膏汤，以泻阳明之火，而前症自愈，但不必重用石膏也。余定其方：石膏三钱，知母八分，半夏一钱，麦冬三钱，竹叶五十片，甘草一钱。水煎服。一剂而汗止，再剂项背强几几之症尽去，而风亦不畏矣。"

竹叶石膏汤加减用于治疗伤寒阳明经证。

清代医家顾靖远在《顾松园医镜》中记载："若喜凉恶热，自汗烦躁，口渴饮冷，咽燥唇裂，舌苔芒刺，谵语潮热，甚则发呃、发厥，发斑、发狂，脉洪大者，是属正阳明腑病。治亦有二法：大便不硬，或虽硬而腹无所苦，宜大剂竹叶石膏汤解热生津止渴，而退胃热。若不大便五六日，绕脐疼或腹满疼，手不可按，转矢气者，此有燥粪也，当承气汤下之，以开结除热。下后按其腹中不疼，即病已解，如仍满疼，是燥粪未尽，病重药轻故也，当再下之，以腹中和，二便通为度。"

竹叶石膏汤用于治疗温病阳明腑证。

清代医家王士雄在《归砚录》中记载："倪姓患霍乱吐泻，审知始不作渴，四肢不逆，脉不沉细，易治之证。一医用大顺散两帖，渐至于此，因见四逆，复加附子，脉证更剧，我见实多。童曰：此病一误再误，命将殆矣。若果属寒，投热病已，今反四逆，脉转沉细欲伏，乃酿成热深厥深，与热邪传入厥阴者何异？辨证中肯。即以竹叶石膏汤，人参易西洋参，是。加黄连、滑石，两剂而安。同时有陆姓患此，医用回阳之剂，日夜兼进，岂真欲其速死哉？纸上谈兵，读书无眼者，往往如是，不仅粗工尔也，我亦见多。厥逆烦躁日增，病人欲得冷水，禁绝不与，可恨可叹。甚至病者自起，拾地上痰涎以解渴，可惨可怜。迁延旬日而死。能延旬日，则欲得冷水时若能转计，犹可活也。"王氏感叹："即使真属阴寒，阳回躁渴如是，热药之性，郁而无主，以凉药和之，病亦立起。不学无术，曷胜浩叹！"

竹叶石膏汤加减用于治疗误治后热深厥深者。

清代医家陈士铎在《辨证录》中记载："人有牙痛日久，上下牙床尽腐烂者，至饮食不能用，日夜呼号，此乃胃火独盛，有升无降之故也。人身之火，唯胃最烈，火既升于齿牙，而齿牙非藏火之地，于是焚烧于两颊，而牙床红肿，久则腐烂矣。似乎亦可用治牙仙丹（玄参、生地黄）加石膏以治之，然而其火蕴结，可用前方，以消弭于无形，今既已溃破腐烂，则前方又不可用，以其有形难于补救也。方用竹叶石膏汤加减：石膏五钱，知母二钱，半夏二钱，茯苓三钱，麦冬三钱，竹叶二百片，葛根三钱，青蒿五钱。水煎服。连服四剂，而火退肿消矣。然后再用治牙仙丹，以收功也。"

竹叶石膏汤加减用于治疗内伤病胃火牙痛。

元代《敖氏伤寒金镜录》中谈到竹叶石膏汤，用以清胃热，存津液，以舌苔为辨。"舌见红色，尖见青黑者，水虚火实，肾热所致，宜用竹叶石膏汤治之。伤寒传热入里，则舌苔变黑。有自舌中黑起延及尖根者，亦有自尖根黑起延至中心者。治宜急清阳明之热，以救胃中之燥，故以竹叶石膏汤主之。

竹叶石膏汤的舌象：舌红，舌尖青黑。

《古今医统大全》中也有记载该方证的舌象："炭黑舌"。

【医案例举】

病案一：缪仲淳治辛衡阳铨部热病，病在阳明，头痛壮热，渴甚且呕，鼻干燥，不能眠。诊其脉，洪大而实。仲淳故问医师曰：阳明症也？曰：然。问投何药？曰：葛根汤。仲淳曰：非也。曰：葛根汤非阳明经药乎？曰：阳明之药，表剂有二，一为葛根，一为白虎。不呕吐而解表，用葛根汤。今吐甚，是阳明之气逆升也，葛根升散，故用之不宜，宜白虎汤加麦冬、竹叶，名竹叶石膏汤。石膏辛能解肌，镇坠下胃家痰热，肌解热散，则不呕而烦躁壮热皆解矣。遂用大剂与之，且戒其仲君曰：虏荆非六十万人不可，李信二十万则奔还矣。又嘱曰：此时投药五鼓瘥，天明投药朝餐瘥。已而果然。或谓呕甚不用半夏，何也？仲淳曰：半夏有三禁，渴家、汗家、血家是也。病患渴甚而呕，是阳明邪热炽盛，劫其津液，故渴。邪火上升，故呕。半夏辛苦温而燥且有毒，定非所宜。又疑其不用甘草，曰：呕家忌甘，仲景法也。

病案二：张凤逵万历丁未三月间寓京师，吏部刘蒲亭病剧求治，已备后事，谵语抹衣，不寐者七八日矣。御医院吴思泉，名医也，偕数医治之。张诊脉，只关脉洪大，其余皆伏，乃书方竹叶石膏汤。咸惊曰：吴等已煎附子理中汤，何冰炭如是？张诘之。吴曰：阳症阴脉，故用附子。张曰：两关洪大，此阳脉也。其余经为火所伏，非阴脉也。一剂，谵语抹衣即止，熟寐片时。再诊之，洪者平而伏者起矣。又用辛凉药调理全愈。

上两案出自《续名医类案》，均为阳明热证，用竹叶石膏汤治之。案一渴甚而呕，不用葛根、半夏；案二辨为阳明热证的关键点在于关脉洪大。

四、麻黄汤

【方证出处】

《伤寒论》中能集中体现其方证特点的典型条文主要有两条，分别是：

第 35 条：太阳病，头痛发热，身疼腰痛，骨节疼痛，恶风无汗而喘者，麻黄汤主之。

第 46 条：太阳病，脉浮紧，无汗，发热，身疼痛，八九日不解，表证仍在，此当发其汗。服药已微除，其人发烦目瞑，剧者必衄，衄乃解。所以然者，阳气重故也，麻黄汤主之。

原方组成： 麻黄三两（去节），桂枝二两（去皮），甘草一两（炙），杏仁七十个（去皮尖）。

煎服法： 上四味，以水九升，先煮麻黄，减二升，去上沫，纳诸药，煮取二升半，去滓，温服八合，覆取微似汗，不须啜粥，余如桂枝法将息。

主治： 太阳伤寒表实证，恶寒发热，头身疼痛，无汗而喘，苔薄白，脉浮紧。

【方证解读】

如何理解麻黄汤证的主症和病机?

麻黄汤证的病机可概括为:寒邪束表,卫闭营郁。一般将麻黄汤证称为"麻黄八证",即发热、恶寒、头痛、身痛、腰痛、骨节疼痛、无汗而喘、脉浮紧。"发热"是因外寒束表,表闭阳郁,阳气不得宣泄所致,提示临证时,不能"见热即用清热药";"恶寒"为寒邪袭表,卫阳被伤,不能正常温煦肌表;"头痛、身痛、腰痛、骨节疼痛",诸"痛"的出现为寒邪伤表,肌肤骨节的筋脉拘挛,气血涩滞,不通则痛;"无汗而喘"为寒邪闭敛毛孔,必然无汗,毛窍闭塞,影响肺气的宣发和肃降,进而导致肺气上逆,故见气喘;"脉浮紧"乃正气抗邪于表、气血浮盛于外的反映。

麻黄汤方解。《素问·阴阳应象大论》云:"其在皮者,汗而发之",寒邪束表,当选用辛温发汗之峻剂麻黄汤。方中麻黄味辛性温,入肺与膀胱经,《神农本草经》言:"(麻黄)发表出汗,去邪热气,止咳逆上气",所以本方用其发汗解表,驱表寒,宣通肺闭,为主药;桂枝发汗解肌,温通经脉,与麻黄合用,发汗解表之力大增,桂枝又可解肌,与麻黄相须而用,汗彻邪除,发热、恶寒、头痛、身痛可解;杏仁宣肺利气,止咳平喘,与麻黄相伍,则肺气宣而喘止;炙甘草调和诸药,以缓麻、桂峻猛之性,使无过汗伤正之弊。四药合用,为解表发汗"第一峻剂"。

后世称麻黄汤为"峻汗剂"，麻黄汤发挥峻汗作用的药物比例如何把握？

麻黄汤原方中，麻黄三两，桂枝二两，甘草一两，遵药量比例，以麻黄、桂枝、炙甘草为3∶2∶1为宜，如此可发挥解表发汗的最佳疗效。

麻黄汤的煎服法，为何"先煮麻黄，去上沫"？

先煮麻黄，去上沫是因为仲景时代，麻黄多用新采收之品，其辛温，药性较烈，如不先煮，服药后容易导致心率加快，出现心烦、心悸等药物不良反应表现，先煮麻黄，可以缓解麻黄辛温燥烈之性，减少麻黄不良反应的发生。

【疑难解读】

太阳表邪从血分外泄，为何要通过鼻衄？其他部位的出血是否可以达到同样的治疗效果？

由于太阳主表，肺主皮毛，二者都关系到体表营卫。且肺开窍于鼻，太阳表寒如果不能从汗而解，则只能通过鼻部的衄血而解，若其他部位的出血则达不到祛邪解表的作用。

运用汗法应把握的原则及注意事项有哪些？

在使用汗法时主要把握的原则如下：①邪在表者，汗而发之。即病在表、在上者"因势利导"可使用汗法。②使用发汗解表药，为增加药力、增强治疗的效果，可服用热粥鼓舞正气以助药力，还可加衣被以助汗。③汗法宜中病即止，过用汗法则有伤津损阳之弊。

临床使用汗法，应注意汗透，汗透有三个特点：①要周身遍汗，尤其是手脚都见到汗。②要出小汗、微汗，即"漐漐微似有汗者益佳",不可汗出淋漓。③要保证持续汗出,即"温覆令一时许",盖被子保温大体保持一个时辰(即两个小时)。达到此三点,则汗透邪除,同时正气不损。

【临床应用】

麻黄汤主要用治普通感冒、流行性感冒等中医辨证属风寒表实证者。另外,麻黄汤也常被用于外感风寒、肺失宣降的咳喘及部分内伤杂病,如风寒湿痹、身体肢节疼痛或风水水肿等,也常可取得很好的疗效。

【后世发展】

宋代《太平惠民和剂局方》记载的三拗汤,由甘草(不炙)、麻黄(不去根节)、杏仁(不去皮尖)各等分组成,主治外感风寒,肺气不宣证。症见鼻塞,头痛,语音不出,咳嗽,胸闷。

《博济方》记载之华盖散,方由紫苏子(炒)、麻黄(去根节)、杏仁(去皮尖)、陈皮(去白)、桑白皮、赤茯苓(去皮)各一两,甘草五钱组成。主治:素体痰多,外感风寒证。症见咳嗽上气,呀呷有声,吐痰色白,胸膈痞满,鼻塞声重,恶寒发热,苔白润,脉浮紧。

【医案例举】

病案一:陈某,男,24岁,1965年10月9日初诊。昨天打篮球后用凉水洗澡,今早感恶寒、无汗、身热、头痛、身酸痛、口不渴,舌苔薄白,脉浮紧,体温38.6℃。此属太阳表实证，治以发汗解表，与麻黄汤：麻黄 10g，桂枝 6g，炙甘草 6g，杏仁 10g。结果：上药急煎服，并盖棉被得微汗出，热渐退，未再服药，调养两天如常。

此为胡希恕医案。胡希恕是当代经方大家，重视应用八纲辨证指导临床。此例表现为恶寒、无汗等，即典型表证、实证、寒证，所以投用麻黄汤应手而瘥。

病案二：汪之常以养鸭为业，残冬寒风凛冽，雨雪交加，整日随鸭群蹀躞奔波，不胜其劳。某晚归时，感觉不适，饮冷茶一大盅。午夜恶寒发热，咳嗽声嘶，既而语言失音，曾煎服姜汤冲杉木炭末数盅，声亦不扬。晨同其父伴来就诊，代述失音原委，因知寒袭肺金，闭塞空窍，故咳嗽声哑。按脉浮紧，舌上无苔，身疼无汗，乃太阳表实证。其声喑者均非金破不鸣，是金实不鸣也……宜开毛窍，宣肺气，不必治其喑。表邪解，肺气和，声自扬也。疏麻黄汤与之：麻黄三钱，桂枝、杏仁各二钱，甘草一钱。服后，覆温取汗，易医二次。翌日外邪解，声音略扬，咳嗽有痰，胸微胀，又于前方去桂枝，减麻黄为钱半，加贝母、桔梗各二钱，白蔻一钱，细辛五分。以温肺化痰，继进二帖，遂不咳，声音复常。

此为赵守真《治验回忆录》中记载的一则验案。本案虽以失音为主症，但兼见恶寒、发热、咳嗽、身痛、无汗、脉浮紧，符合麻黄汤方证，所以赵守真投方即效。

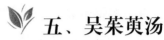

五、吴茱萸汤

【方证出处】

《伤寒论》能集中体现其方证特点的典型条文主要有三条，分别是：

第243条：食谷欲呕，属阳明也，吴茱萸汤主之。

第309条：少阴病，吐利，手足逆冷，烦躁欲死者，吴茱萸汤主之。

第378条：干呕，吐涎沫，头痛者，吴茱萸汤主之。

原方组成：吴茱萸一升（洗），人参三两，生姜六两（切），大枣十二枚（擘）。

煎服法：上四味，以水七升，煮取二升，去滓，温服七合，日三服。

主治：脾胃虚寒或肝经寒气上逆，而见下利，或头顶痛、干呕吐涎沫，舌淡苔白滑，脉沉迟者。

【方证解读】

"食谷欲呕，属阳明也，吴茱萸汤主之。"如何理解此处的"阳明"？

此处的"阳明"实指胃而言，本条主症为"食谷欲呕"，用于与少阳病喜呕、太阳干呕进行区别。如清代医家程郊倩在《伤寒论后条辨》所言："食谷欲呕者，纳不能纳之象，属胃气虚寒，不能消谷使下行也。曰阳明者，别其少阳喜呕之兼半表、太阳干呕不呕食之属表者不同，温中降逆为主。"

"少阴病，吐利，手足逆冷，烦躁欲死者，吴茱萸汤主之。"如何理解此处"手足逆冷"的病机？

"手足逆冷"称为"厥"，"厥"乃阴阳气不相顺接所致。吴茱萸汤证之所以出现手足逆冷，是因少阴寒邪上逆，中焦气机升降紊乱，阴阳气一时不相顺接所致。手足逆冷往往与剧烈呕吐同时出现，呕吐停止后，厥冷的表现也会暂时得以缓解。

如何理解吴茱萸汤中吴茱萸的应用？

吴茱萸温中下气、止痛，在本方中配伍生姜，意在温胃散寒，伍以人参、大枣和胃补虚，故吴茱萸汤可治中焦虚寒，寒饮上逆所致的食谷欲呕者，或吐利手足厥冷、烦躁欲死者，或干呕，呕吐涎沫而头痛者，或呕而胸满者。

【疑难解读】

吴茱萸汤方证病机核心属于肝胃虚寒还是中焦虚寒？

依据条文分析，吴茱萸汤证应为中焦虚寒。历来各注家对吴茱萸汤方证解读存在肝胃虚寒和中焦虚寒之别，其核心乃病机是否涉及肝脏。之所以认为是肝胃虚寒之证，与吴茱萸汤出现在厥阴病篇有关。

【临床应用】

吴茱萸汤主治胃中寒浊上逆所致的干呕、吐涎沫、头痛、食谷欲呕、呕而胸满等。凡急性肠胃炎、食物中毒、慢性胃炎、消化性溃疡、神经性呕吐、偏头痛、眩晕等，只要属于吴茱萸汤证的病机特点，皆可选用。

【医案例举】

李某，男，26岁，1966年1月5日初诊。头痛两年，盖因中学读书过于用功引起。素有胃病，现已渐趋平静，仅偶尔烧心、吞酸，但时有心下停饮及心下振水声。平时整天头昏、晕沉，头脑不清楚，并时头痛，眉间沉紧，下午常有热胀上冲头面之感。有时头痛为刺痛，如电由项部上蹿入脑，或偏左，或在巅顶，或在后脑，发作时，须以手按 $1\sim2min$ 始能缓解，如此一日发作两三次，长期忍受头痛之苦，影响学习和工作。最使人恐怖者，似脑生异物，曾到各医院诊治，多谓"神经衰弱"，整天吃药而不见效，反而不良反应明显，时有恶心或腹痛，睡眠不好。亦曾找中医诊治，以养血息风安神等法，服天麻钩藤饮、镇肝息风汤等加减，效不明显。舌苔白根腻，脉沉细弦。与吴茱萸汤加苓、归、芎：吴茱萸三钱，党参三钱，生姜三钱，大枣三钱，当归二钱，川芎二钱，茯苓四钱，大枣四枚。

此为经方大家胡希恕的一则医案，载于《胡希恕医案》。《伤寒论》第378条曰："干呕吐涎沫、头痛者，吴茱萸汤主之。"是说里虚寒饮冲逆用吴茱萸汤治疗。本例为里虚寒饮，逆饮上犯的头痛，故以温中下气、降逆止呕为法；又因痛为刺痛，病久血虚血瘀，故加当归、川芎养血活血；再因心下停饮为著，故加茯苓以驱饮，合方治之，使胃安、饮去、血和，故头痛已。

六、芍药甘草汤

【方证出处】

《伤寒论》第29条：若厥愈足温者，更作芍药甘草汤与之，其脚即伸。

原方组成：白芍、甘草（各四两）。

煎服法：上二味，以水三升，煮取一升五合，去滓，分温再服。

主治：脚挛急。

【方证解读】

芍药甘草汤方的主症是"脚挛急"。

方中明确指出用白芍，这在整部《伤寒论》和《金匮要略》中是唯一出现的。其余用芍药者，只说芍药，没有赤芍、白芍之分。

考仲景时期应无赤芍、白芍之分，据《神农本草经》中关于"芍药"药性及功用的记载，当时所用应以赤芍为主。此处明确指出是白芍，应为后世医家在整理《伤寒论》时所加。

白芍养血，赤芍活血，芍药甘草汤方中，白芍、赤芍均可随证使用，临床也可以两者同用。

《刘渡舟伤寒论讲稿》："芍药甘草汤所用芍药与甘草剂量相同，均为四两。二药相合，酸甘合化为阴，可以养血平肝，缓解筋脉拘挛，善治血脉拘急疼痛，对于因血虚而引起的两足痉挛性疼痛或腓肠肌痉挛性疼痛不可伸者多有良效，有'去杖汤'的美称。"

芍药甘草汤被广泛用于痉挛性疼痛、坐骨神经疼痛等疾病的治疗。后世医家也常把芍药甘草汤用作治疗下肢疼痛的专病专方。

【后世发展】

芍药甘草汤方酸甘化阴的理论被后世医家广为应用。

金代成无己在《注解伤寒论》中说："酸以收之，甘以缓之，酸甘相合，用补阴血。"这是酸甘化阴法最早的文字记载，首次从合化的角度明确提出"酸甘化阴"的概念。

仅张仲景方，除芍药甘草汤外，乌梅丸、金匮肾气丸、酸枣仁汤、黄连阿胶汤都体现了酸甘化阴的理念。尤其是金匮肾气丸，后世根据金匮肾气丸化裁出六味地黄丸、知柏地黄丸、杞菊地黄丸等方，均以熟地黄、山药之甘，配伍山茱萸之酸，以滋肾阴、养肝血、益脾阴，可以用于治疗以阴虚为主的消渴症。

明清时期是中医学发展历史上的又一次高峰时期，这一时期的医家不仅善于总结前人留下的经典方药，且在此基础上有所创新。"酸甘化阴"的理念在这一时期得到很大的发展。以张景岳、赵献可为代表的温补学派认为，"阳非有余，阴亦不足"，提出"善补阳者，必于阴中求阳，则阳得阴助而生化无穷；善补阴者，必于阳中求阴，则阴得阳升而泉源不竭"，临床多用酸甘平润剂或酸甘温润剂以救阴。以叶天士、吴鞠通为代表的温病学派继承了刘河间"六气皆能化火"和朱丹溪"相火论"的思想，多用酸甘凉润剂治疗阴液重耗、津液内竭之阴伤证。如吴鞠通在《温病条辨》中说："阴伤既定，复胃阴者莫若甘寒，复酸味者，酸甘化阴也。"

当代医家周仲瑛也非常注重用酸甘化阴法以救胃阴，在温病后期、久患胃病或者其他慢性消耗性疾病的后期，应用最多。临床中，酸味药常用芍药、乌梅、五味子、山楂、木瓜等等。甘味药有甘凉、甘温、甘平的不同，临床根据病情的不同可具体选择用药。

【医案例举】

《经方实验录》中载有一案："四嫂，足遇多行走时，则肿痛而色紫，始则右足，继乃痛及左脚，天寒不可向火，见火则痛剧，故虽恶寒，必得耐冷，然天气过冷则又痛，睡眠至凌晨，而肿痛止，至夜则痛如故。按历节病，足亦肿，但肿常不退，今有时痛者，非历节也。唯痛甚筋挛，先用芍药甘草汤以舒筋。赤、白芍各一两，生甘草八钱。拙巢注：二剂愈。"

本案为气血滞凝，脉络痹阻证。患者两足肿痛，痛甚筋挛，肿痛色紫，并非伤寒误治所致，但其气血流行不畅，络脉痹阻则与伤寒误汗后脚不伸相同。故用白芍以滋其不足之阴血，用赤芍以行痹阻之脉络，甘草缓急，合芍药酸甘化阴，善舒挛急而镇痛。芍药甘草为治脚挛急之专方，以脾主四肢，胃主津液。胃喜燥恶湿，多阳盛阴虚。脾不能为胃行其津液，以灌四旁，故足挛急。用甘草以生阳明之津，芍药以和太阴之液，其脚即伸，此亦用阴和阳法也。芍药甘草汤治脚痛神效，患者服 2 剂而病即愈。

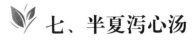

七、半夏泻心汤

【方证出处】

《伤寒论》第 149 条：伤寒五六日，呕而发热者，柴胡汤证具，而以他药下之，柴胡证仍在者，复与柴胡汤。此虽已下之，不为逆，必蒸蒸而振，却发热汗出而解。若心下满而硬痛者，此为结胸也，大陷胸汤主之。但满而不痛者，此为痞，柴胡不中与之，宜半夏泻心汤。

原方组成： 半夏半升（洗），黄芩、干姜、人参、甘草（炙）各三两，黄连一两，大枣十二枚（擘）。

煎服法： 上七味，以水一斗，煮取六升，去滓，再煎取三升，温服一升，日三服。

主治： 寒热中阻，胃气不和，心下痞满不痛，或干呕，或呕吐，肠鸣下利，舌苔薄黄而腻，脉弦数者。

【方证解读】

"心下……但满而不痛者，此为痞，柴胡不中与之，宜半夏泻心汤。"

"心下"指的是哪些部位？单纯是指"胃"吗？

此处的"心下"不单指"胃"，应泛指中焦、胃脘部、上腹部。实际上，从经络分布的角度来看，除足太阳膀胱经外，另有十一条经脉均穿过膈肌，经过"心下"部位，除了胃，各脏腑通过经络与"心下"有着紧密的联系。

何为"痞"？"痞"的临床特征是什么？

引《说文解字》："痞，从疒，否声。""否"作为一卦象，即乾上坤下，阴阳相背而不相交。因此，从字义上可推测，"痞"是指上下闭塞不通。

通过对《伤寒论》条文分析发现，仲景在对"痞"的描述中经常和气联系起来，中医认为膈肌分隔上焦与中焦，上焦、膈肌、中焦在气机上是互为影响的整体，界分清阳与浊阴，膈肌之上为胸，心肺居之；膈肌之下为腹，胃腑及肝胆居之。因此也进一步推断，"心下痞"可能是特指膈肌上下脏腑出现气滞的证候。

由于是气的壅滞，并没有痰饮、水湿、食积、瘀血等有形邪气的阻滞，所以只有胀满而无明显的疼痛，更没有按之石硬的表现。

正是由于气机壅滞于中焦，而中焦又为人体气机升降的枢纽，必然会导致升降紊乱，上热下寒。胃热气逆则呕，脾寒气陷则肠鸣，以至便溏下利。

半夏泻心汤方解：从药物组成来看，半夏泻心汤为小柴胡汤去柴胡加黄连，干姜易生姜而得。因心下痞有呕逆的特征，故用半夏降逆止呕，消痞散结。又因痞证多因升降不利、寒热错杂而成，故方中以芩、连苦寒泻热而降；姜、夏辛温散寒而开，共奏辛开苦降之功。佐人参、炙甘草、大枣甘温而补益脾胃之虚。诸药合用，辛开苦降、寒温并用、阴阳并调，使脾胃升降得复，无形痞满能除。

【疑难解读】

《伤寒论》中哪些方剂需要"煮后去滓再煎"？

"煮后去滓再煎"，也就是煮后去掉药渣，把药液再加热浓缩。传统上认为"去滓再煎"可使药性和合，作用协调，并行不悖，利于和解，是"和"剂常用的煎煮之法。《伤寒论》113 方中，方后煎服法明确注明"去滓再煎"的有 7 首方剂：柴胡汤类 3 首（小柴胡汤、大柴胡汤、柴胡桂枝干姜汤）；泻心汤类 4 首（半夏泻心汤、生姜泻心汤、甘草泻心汤、旋覆代赭汤）。

通过对柴胡剂和泻心剂原方药物用量分析可知：

《伤寒论》柴胡汤三方中，柴胡用量均为"半斤"，而其他含柴胡的处方，柴胡用量均未到"半斤"，煎服法也未"去滓再煎"。进而可推断，可能是柴胡的用量决定了煎药加水的量，也决定了是否需要去滓再煎。故"以水一斗二升，煮取六升"，然后"去滓再煎"至"三升"，通过浓缩药液（煎取药液量为加水量的 1/4）更便于服用，减轻胃肠负担。

"泻心汤类方"中含有半夏，半夏有毒，去滓再煎可以延长煎煮时间，解除半夏之毒性。"以水一斗，煮取六升"，使半夏的有效成分可充分析出，从而控制其毒性成分的析出，"去滓，再煎取三升"，滤去药渣后再进一步煎煮，可最大限度去除药液之毒性。

【临床应用】

半夏泻心汤是治疗脾虚寒热错杂、气机痞塞所致心下痞的典型方剂，腹证特点是：心下痞满，按之自濡。该方也可用于治疗寒热错杂或湿热阻滞气机痞塞引起的胃脘痛、呕吐、下利等消化系统病证，以及某些精神心理疾病。从临床来看，即使呕、利、痞三大主症不同时出现，但只要具备半夏泻心汤证病机，就可辨证选方。

【后世发展】

孙思邈《千金方》云：用半夏泻心汤，治"老小下利，水谷不消，肠中雷鸣，心下痞满，干呕不安"。

陈无择《三因极一病证方论》云：泻心汤（即半夏泻心汤）治"心实热，心下痞满，身重发热，干呕不安，腹中雷鸣，淫溲不利，水谷不消，欲吐不吐，烦闷喘急"。煎法后云："并治霍乱，若寒加附子一枚，炮，去皮脐；若渴加瓜蒌根二两；呕加陈皮；痛加当归；客热以生姜代干姜。"

【医案例举】

病案一：张某，男，36 岁。素嗜酒成癖，1969 年发现呕吐、心下痞满、大便不调之症，多方治疗，而效不显，其脉弦滑，舌苔白。辨证为酒湿伤脾，郁而生痰，痰浊碍胃，升降失常。胃失和降则呕吐；脾气不升则作泻；升降不调、寒热相搏，中气则痞。治应和胃降逆，涤痰消痞。拟方：半夏 12g，干姜 6g，黄芩 9g，黄连 6g，党参 9g，炙甘草 9g，大枣 7 枚。

服 1 剂，痞利皆解，服 4 剂痊愈。

此案出自刘渡舟所著的《伤寒挈要》。酒客，指平素嗜酒成癖之人。酒味辛甘，辛则生热，甘则助湿，日久必致湿热蕴于中焦，故可见中满呕利等。呕、利、心下痞为半夏泻心汤三大主症。此例酒客痰聚为痞，所以刘渡舟选用半夏泻心汤，4剂即安。

病案二：李某，女，年约 6 旬，失眠症复发，屡治不愈，日渐严重，竟至烦躁不食，昼夜不寐，每日只得服安眠药，才能勉强略睡一时……因问其胃脘满闷否？答曰：非常满闷，并云大便数日未行，腹部并无胀痛。此即"胃不和则卧不安"。欲使安眠，先要和胃。处方：半夏泻心汤原方加枳实，傍晚服下，当晚酣睡一整夜，满闷烦躁都大见好转，又连服数剂，食欲恢复，大便畅行，一切基本正常。

此案出自李克绍所著的《伤寒解惑论》。经方抓主症，抓的未必就是患者主诉，此例即主诉失眠患者，而具备胃脘满闷之泻心汤主症。李克绍基于"和胃安神"思维，应用半夏泻心汤治疗不寐，值得思考。

八、真武汤

【方证出处】

《伤寒论》中关于其方证的条文有两条,分别是:

第82条:太阳病发汗,汗出不解,其人仍发热,心下悸,头眩,身𰀋动,振振欲擗地者,真武汤主之。

第316条:少阴病,二三日不已,至四五日,腹痛,小便不利,四肢沉重疼痛,自下利者,此为有水气,其人或咳,或小便利,或下利,或呕者,真武汤主之。

原方组成:茯苓、芍药、生姜(切)各三两,白术二两,附子一枚(炮,去皮,破八片)。

煎服法:上五味,以水八升,煮取三升,去滓。温服七合,日三服。

【方证解读】

真武汤主治阳虚寒水内停证。

清代医家费伯雄在《医方论》中说:"此方取名真武,乃专治肾脏之剂。坎之为象,一阳居二阴之中。水中之火,是为真火,此火一衰,则肾水泛滥。停于下焦,则腹痛自利;水气犯中焦,则作哕,欲吐不吐;水气犯上焦,则咳嗽、心悸、头眩。方中姜、附以助真阳，用苓、术以制二阴，水气一收，则上、中、下三焦俱无病矣。"

近代医家门纯德先生在《名方广用》中说："水之所制在脾，水之所主在肾。脾阳虚，则湿积而为水；肾阳虚，则聚水而从其类。古云：'治水责之于脾肾''益火之源，以消阴翳'，故真武汤是治疗脾肾阳虚，水气内停的主要方剂……方中附子大辛大热，温肾暖水，以助阳气；茯苓甘淡渗利，健脾渗湿，以利水邪；生姜辛温，既助附子温阳祛寒，又伍茯苓以温散水气，佐以白术健脾燥湿，以扶脾之运化；生白芍，一者敛阴和血益肝，再者缓急和营，诸药相伍，温中有散，利中有化，脾肾双补，阴水得制。"

临床中，真武汤被广泛应用于治疗脾肾阳虚、水饮内停所致的各种病症，如咳喘、心悸、腹泻、呕吐、头晕、水肿等。

【关于芍药】

芍药酸性收敛，可以止痛，可以敛阴和血，却不利于运化水湿。真武汤主治脾肾阳虚、寒水内停证，为什么用芍药？

清代医家吴谦在《删补名医方论》中说："……尤妙在芍药之酸收，仲景之旨微矣。盖人之身阳根于阴，若徒以辛热补阳，不少佐以酸收之品，恐真阳飞越矣。用芍药者，是亟收阳气归根于阴也。于此推之，则可知误服青龙致发汗亡阳者，所以于补阳药中之必需芍药也。然下利减芍药者，以其阳不外散也……"

真武汤首先出现在太阳病篇，主治过汗亡阳证。故在温阳之余，加芍药收敛浮越之阳气。

《神农本草经》记载芍药的功用："主邪气腹痛，除血痹，破坚积、寒热、疝瘕，止痛，利小便，益气。"

芍药有白芍和赤芍之分，从《神农本草经》中记载的"芍药"的功用来看，偏重于赤芍，作用为活血通痹止痛。

曹颖甫在《伤寒发微》中说："故少阴阴寒之证，二三日至四五日，寒水泛滥，并入太阴而成寒湿。腹与四肢为太阴部分，寒湿入腹则腹痛；湿与水不同，水则倾泄，湿则黏滞，小便所以不利也；寒湿停蓄腹部，中阳不达于四肢，故四肢沉重。寒湿凝沍阻其血络，因而疼痛。故真武汤方用芍药以定痛，茯苓、生姜、术、附以散寒而行水，此固少阴病水气在里之治法也。"

真武汤方后有一加减法："若下利者，去芍药，加干姜二两。"下利为什么要去芍药呢？太阴病，自下利者，芍药也需要慎用。"太阴为病，脉弱，其人续自便利，设当行大黄、芍药者，宜减之，以其人胃气弱，易动故也。"

清代医家周岩在《本草思辨录》"桔梗"条下有这样一段论述："桔梗与芍药，皆能治痢疾腹痛。唯桔梗是治肺气之郁于大肠，散而上行。芍药是治脾家血中之气结，破而下行。若非滞下之痢，二者皆不相宜。《伤寒》《金匮要略》两书，凡云利者即是泻，非今之所谓痢，痢则必加'下重'字以别之。故真武汤若下利者去芍药，四逆散治泄利下重不去，通脉四逆汤治下利清谷本无芍药，腹中痛始加之，以其为姜、附之佐，于里寒无伤也。咽痛去之者，芍药不能散上结之阳也。桔梗之加，全为咽痛……"

芍药的作用，散"脾家血中之气结"。换言之，如果疾病不涉及血分，可以不用芍药。太阳病过汗伤阴动血，所以加芍药。

【关于茯苓】

《伤寒论》中用茯苓，目的在于利小便。

小便不利在气分不在血分的，可以加用茯苓。同理，如小便利者，可以不用茯苓。清代医家叶天士说："通阳不在温，而在利小便。"针对湿热病而言，意在使湿热由小便而解，湿去，则由湿邪困阻之阳气得以舒展。对此，蒲辅周老先生解释说"淡以通阳"。将这个解释应用到伤寒病中也同样适用。

《伤寒论》中的"小便不利"多由阳虚气化不利引起，利小便的方法是通阳行气，如桂枝、茯苓相伍；也可以反过来理解，利小便可以扶阳。

【医案例举】

叶左，初病喉痧，治愈之后，因复感停滞，酿成湿温。身热有汗不解，临晚畏寒，入夜热势较盛，天明即觉轻减，已有三候。口干不多饮，小溲短赤，逾时有粉汁之形。苔薄黄，脉濡数。素有失红，阴虚体质，迭进清温化湿之剂，其热非特不减，反加肤肿足肿，脐腹饱满，面浮咳嗽。细推病情：太阳经邪未解，膀胱腑湿不化，久则湿困太阴，健运无权。湿为阴邪，易于化水，水湿泛滥，则为肤肿足肿；中阳不运，浊阴凝聚，则为脐腹饱满；水湿逆肺，则为咳嗽面浮；格阳于外，则身热不退也……拟五苓合真武汤，震动肾阳，温化水湿。拟方：熟附块一钱，川桂枝八分，陈皮一钱，大砂仁八分，连皮苓四钱，大腹皮二钱，猪苓二钱，川椒目十四粒，炒白术三钱，淡姜皮八分，泽泻一钱五分，水炙桑皮一钱五分。

这是《丁甘仁医案》中的一则案例。患者为阴虚体质，复感停滞，酿成湿温，治用五苓散合真武汤加减，明理活用，值得临证借鉴。

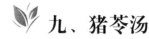

九、猪苓汤

【方证出处】

《伤寒论》能集中体现其方证特点的典型条文主要有两条，分别是：

第223条：若脉浮发热，渴欲饮水，小便不利者，猪苓汤主之。

第319条：少阴病，下利六七日，咳而呕渴，心烦不得眠者，猪苓汤主之。

原方组成： 猪苓（去皮）、茯苓、泽泻、阿胶、滑石（碎）各一两。

煎服法： 上五味，以水四升，先煮四物，取二升，去滓，纳阿胶烊尽，温服七合，日三服。

主治： 阴虚水热互结证。症见脉浮，发热，渴欲饮水，小便不利。

【方证解读】

猪苓汤证的成因是什么？

猪苓汤证的成因主要有两个方面。成因一：阳明热证误下后，热入下焦，由于下焦是人体水液代谢的重要场所，又是人体真阴化生之地，热入下焦，邪热极易与水互结，伤损下焦阴液，形成阴伤水热互结之证，治用猪苓汤滋阴清热利水。

成因二：素体少阴阴虚阳盛，外邪从阳化热，热与水结，从而形成阴虚水热互结证。由于肾阴虚于下，心火亢于上，心肾不交，火水未济，故而"心烦，不得眠"；因水热互结，津液不化，又由阴虚津液缺乏所致，所以出现"口渴，渴欲饮水"。

阳明证误治后可形成不同的变证。阳明热证误下，治疗上应遵循中医因势利导的原则扭转"时局"，即清代医家柯韵伯所说的"阳明起手三法"，即误下后热郁上焦胸膈者，离肌表尚近，治用清宣，治以栀子豉汤清宣郁热；误下后热留中焦，胃热弥漫，津气两伤，向外不能宣，向下不能利，治用辛寒折热，治以白虎加人参汤清热益气生津；误下后热在下焦，水热互结又有阴虚者，离下窍犹近，治用清利，治以猪苓汤滋阴清热利水。

如何理解猪苓汤证出现"脉浮"？此与太阳病、少阴病"脉浮"的区别是什么？

浮脉在《伤寒论》太阳病、阳明病和少阴病均可出现，但所主病机不同：太阳病见浮脉，是因病邪在经络肌表部位，邪袭肌腠，卫阳奋起抵抗，脉气鼓动于外，脉应指而浮，故脉虽浮，但浮而有力；阳明病见浮脉，是因邪鼓动气血，气盛血涌，血脉贲张所致；少阴病见浮脉，因内伤久病体虚，阳气不能潜藏而浮越于外，脉虽浮，但浮大而无力。故猪苓汤证出现的"脉浮"当为气血鼓动而致，此种脉浮表现为轻取即得，重按滑数且有力。

猪苓汤证主症"小便不利"的特点是什么？

猪苓汤之"小便不利"，多可见小便短赤急迫，尿道涩痛，因有热邪，出现尿频、尿急、尿痛（现代医学之"膀胱刺激征"），而五苓散证或真武汤证之小便不利主要指的是小便量少，两者是完全不同的。

猪苓汤方解：猪苓汤中，猪苓归肾经、膀胱经，专以淡渗利水，为君药。泽泻、茯苓甘淡，可增强猪苓利水渗湿之力，且泽泻性寒兼可泻热，茯苓尚可健脾以助运湿，为臣药。佐以滑石之甘寒，利水、清热两彰其功；阿胶滋阴润燥，既能补益已伤之阴，又可防诸药渗利重伤阴血。五药相合，利水渗湿、清热养阴，集中体现了利水而不伤阴、滋阴而不碍湿的配伍特点。

【疑难解读】

如何理解猪苓汤证的或见证？猪苓汤治疗或见证可为临床提供哪些启示？

猪苓汤证的或见症主要有"利""咳""呕"三症，尽管症状各异，但皆因水邪逆流横溢、居无定处所致，只是因其侵犯部位不同，所以出现不同的临床表现：若水邪偏渗大肠，则可见下利；水邪上犯于肺，则可见咳逆；水邪上逆于胃，则可见呕吐。"利""咳""呕"这三类症状均为临床常见症、多发症，治疗时必定要"谨守病机""有者求之、无者求之"，去深入探求其根本病机，只有针对病机论治，才可能取得好的疗效，而非见利止利、见呕止呕、见咳止咳。

【临床应用】

猪苓汤证临床典型腹证为：小腹胀满，有里急感，或有压痛。猪苓汤有育阴、清热、利水的作用，临床上主要适用于水热互结阴虚证，如慢性肾盂肾炎急性发作、肾结核、慢性肾炎等见此证者。

如阴虚明显而伴见腰酸、潮热、舌红少苔者，可配用知柏地黄丸；若水湿明显而伴见少腹胀满，服猪苓汤后仍小便不利者，可加薏苡仁、车前子等淡渗利湿之品；若热邪明显而伴见心烦不眠、发热渴欲饮水者，可配合导赤散；如血尿明显或尿液检查红细胞多者，酌加旱莲草、大蓟、小蓟、白茅根、三七粉；若小便有热感或尿液检查有白细胞者，酌加黄柏、竹叶、金银花、蒲公英、紫花地丁等。

此方除用治上述泌尿系统病证外，还用其治疗顽固的神经性呕吐、胃肠神经症而见吐利，辨证属于阴虚水热互结，水邪浸扰胃肠者。

【医案例举】

病案一：此病案摘自《岳美中医案集》。患者高某，女性，干部。患慢性肾盂肾炎，因体质较弱，抗病能力减退，长期反复发作，经久治不愈。发作时有高热、头痛、腰酸、腰痛，食欲不振，尿意窘迫，排尿少、有不快与疼痛感。尿液检查示：混有脓球、上皮细胞、红细胞、白细胞；尿培养：有大肠杆菌。

中医诊断：属"淋证"范畴。此为湿热侵及下焦。法宜清利下焦湿热，选自张仲景《伤寒论》猪苓汤：猪苓 12g，茯苓 12g，滑石 12g，泽泻 18g，阿胶 9g（烊化兑服）。水煎服 6 剂后，诸症即消失。

病案二：此病案摘自刘渡舟《新编伤寒论类方》。崔某，女，35 岁。因产后患腹泻，误以为虚，屡进温补，并无实效。切其脉沉而略滑，视其舌色红绛，而苔薄黄。初诊以其下利而又口渴，作厥阴下利治之，投白头翁汤不甚效。一日又来诊治，自述睡眠不佳，咳嗽而下肢浮肿，小便不利，大便每日三四次，口渴欲饮水。倾听之后，思之良久，乃恍然而悟，此乃猪苓汤证。《伤寒论》第 319 条云："少阴病，下利六七日，咳而呕渴，心烦不得眠者，猪苓汤主之。"今呕咳下利主症已见，治当无疑。遂处方：猪苓 10g，茯苓 10g，泽泻 10g，滑石 10g，阿胶 10g。此方服 5 剂而小便利，腹泻止，诸证悉蠲。此例小便不利，与咳嗽、失眠并见，符合《伤寒论》猪苓汤原文所论适应证，所以投方即效。

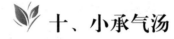

十、小承气汤

【方证出处】

《伤寒论》能集中体现其方证特点的典型条文主要有三条，分别是：

第208条：阳明病，脉迟，虽汗出，不恶寒者，其身必重，短气，腹满而喘；有潮热者，此外欲解，可攻里也。手足濈然汗出者，此大便已硬也，大承气汤主之。若汗多，微发热恶寒者，外未解也，其热不潮，未可与承气汤，若腹大满不通者，可与小承气汤微和胃气，勿令至大泄下。

第209条：若不大便六七日，恐有燥屎，欲知之法，少与小承气汤，汤入腹中，转矢气者，此有燥屎也，乃可攻之；若不转矢气者，此但初头硬，后必溏，不可攻之，攻之必胀满不能食也。欲饮水者，与水则哕。其后发热者，必大便复硬而少也，以小承气汤和之。不转矢气者，慎不可攻也。

第374条：下利，谵语者，有燥屎也，宜小承气汤。

原方组成： 大黄四两（酒洗），厚朴二两（炙，去皮），枳实三枚（大者，炙）。

煎服法： 上三味，以水四升，煮取一升二合，去滓，分温二服。初服汤，当更衣，不尔者，尽饮之，若更衣者，勿服之。

主治：伤寒阳明腑实证。谵语潮热，大便秘结，胸腹痞满，舌苔黄，脉滑数，痢疾初起，腹中疗痛，或脘腹胀满，里急后重者。

【方证解读】

小承气汤证的成因是什么?

小承气汤证的成因主要有两个方面：一方面是因太阳病误治伤津耗液，邪气入里，转属阳明，从阳明燥化，大便成硬，燥实内结，如第250条"太阳病，若吐，若下，若发汗后，微烦，小便数，大便因硬者，与小承气汤和之愈"。另一方面因阳明病里热壅实，逼津外渗，或汗出伤津，大便成硬，如第213条"阳明病，其人多汗，以津液外出，胃中燥，大便必硬，硬则谵语，小承气汤主之"。

小承气汤方解：之所以称其为小承气汤，是因为不管从药物组成、剂量，还是主治病证，与大承气汤相比，小承气汤量少、剂小、证轻。小承气汤中用大黄泻热通便去实，枳实破气消痞，厚朴行气散满，助大黄通便消满。诸药并用，共奏轻下热结、除满消痞之功效，对燥屎内结、腑气不通者尤为适宜。

小承气汤的服药方法有何特殊性?

根据小承气汤适应证的不同，小承气汤的服用方法有两种：当阳明实热互结，实热俱轻时，若初服便即通，则不必尽剂，但若大便不通，可饮尽一剂，以观效果，以便通为度；当阳明燥热在里，大便硬，但病者脉弱者，不宜大剂攻伐，只能用小承气汤"少少与服之"，和胃通腑，使患者得以小安，或者当对病证不能确定是否可用大承气汤攻下时，可用小承气汤

"少少服之"以试探之。

有关小承气汤药后反应与对策的解析。

《伤寒论》言："阳明病，谵语发潮热，脉滑而疾者，小承气汤主之。因与承气汤一升，腹中转矢气者，更服一升；若不转矢气，勿更与之。明日不大便，脉反微涩者，里虚也，为难治，不可更与承气汤也。"也就是说，用小承气汤一升后，若出现腹中转矢气，说明肠中燥屎已动，只因病重药轻而未致泻下，因此可以再服一升，以便通热泻为愈。若未见转气，则提示腑实未成，就不可以再服承气汤了。如便通热泻后，第二天又出现不大便，脉见涩滞不利，这是气血津液大亏又有结滞的表现，正衰邪结，攻补两难，故为难治，就不能再用承气汤了。

实际上，出现矢气，并不意味着有"阳明腑实"。从现代临床看来，部分麻痹性肠梗阻的病人，服用泻下剂之后，并不出现"矢气"等肠道反应，但若因不出现肠道反应而持续使用攻下之法，则有出现肠穿孔的危险。

【疑难解读】

一般的里热实证，大多表现为小便黄赤而短少，小承气汤证的"小便数多"如何理解？

一般而言，阳明燥热逼迫津液偏渗而表现为小便数多，见到小便数多，可以推知阳明燥热已成（小承气汤证的适应证）。

北京中医药大学郝万山教授这样解释过，他说如果热邪比较弥散，以病人的外周血脉扩张为主，病人就表现为多汗；如果热邪相对内敛，以病人的内脏血脉扩张为主，就可能表现为多尿。但就临床所见，多汗者一般不多尿，多尿者一般不多汗。三承气汤证中都提到过小便利或小便数。但在大承气汤证的后期，尽管热邪已经内敛，但仍然会出现小便不利、小便短少，这是由于全身津液耗伤，化源不足的缘故。

阳明燥热伤津的途径主要有哪些?

阳明燥热伤津主要是因燥热迫津所致，"伤津"的主要形式为多汗、多尿或者下利。途径大致有三：若阳明燥热逼迫津液外越，可表现为多汗；若阳明燥热逼迫津液偏渗，可表现为小便数多；若阳明燥热逼迫津液下泻，可表现为下利，由于阳明燥热逼迫津液下泻导致的下利，往往同时伴有大量的肠液丢失，所造成的伤津耗液、亡阴失水也是最严重的。临床若见到多汗、多尿和下利均提示阳明燥热已成。

【临床应用】

小承气汤证的腹证表现重点是：多无腹痛，腹部胀满，以手按之实，有明显抵抗，重按则痛。临床上凡阳明腑实证，大便硬而未成燥屎，腹胀满，或有谵语、潮热者，皆可用小承气汤。

【后世发展】

后世对承气汤类的发展演化主要在清代，尤其是《温病条辨》对承气汤的发展。吴氏（吴鞠通）以承气三方为基础，加以发展变化，灵活化裁，在《温病条辨》中加减变化出来的类方有宣白承气汤、导赤承气汤、牛黄承气汤、增液承气汤、护胃承气汤、新加黄龙汤、承气合小陷胸汤、加减桃仁承气汤等。

正虚不运药者，宜新加黄龙汤"邪正合治"；肺气不降者，宜宣白承气汤"脏腑合治"；大小肠腑热结实者，宜导赤承气汤"少阴合治"；津液不足无水停舟者，宜增液汤或增液承气汤"增水行舟"；邪闭心包，内窍不通者，宜牛黄承气汤"两少阴合治"；痰热互结心下，兼阳明腑实者，宜承气合小陷胸汤"上下二焦合治"；下后伤阴，余邪未尽，复聚阳明者，宜护胃承气汤"攻下护胃"；热入血室，神志忽清忽乱者，宜加减桃核承气汤攻下泻热，活血逐瘀。

上述八承气汤方，唯其大黄不变，他药则依据病情均可变换，因热结阳明，唯大黄能直捣中宫，倾其腑实，且大黄均生用，意在急下存阴，故不取熟者。

【医案例举】

梁某，男，28 岁。某医院诊断为"乙型脑炎"。病已 6 日，曾连服中药清热、解毒、养阴之剂，病势有增无减。会诊时，体温达 40.3℃，脉沉数有力，腹满微硬，哕声连续，目赤不闭，无汗，手足妄动，烦躁不宁，有欲狂之势，神昏谵语，四肢微厥，昨日下利纯黑水，舌苔秽腻，色不老黄，蒲辅周老中医决然投以小承气汤，服药后则哕止便通，汗出厥回，神清热退，诸症豁然。

此医案为当代著名老中医蒲辅周在《蒲辅周医案》中记载的一则医案。流行性乙型脑炎隶属于"暑温"范畴，暑温是温病的重要类型之一，属于广义伤寒外感病的范围，常表现为阳明病证。古人谓"阳明为成温之薮"，就是强调阳明在温病发生发展过程中的重要地位。所以，治疗当然要重视从阳明论治。

　　此例即阳明病证腹满微硬，高热，神昏谵语，有热结旁流之势，目赤肢厥无汗，脉沉数有力，乃里闭表郁之象。《伤寒论》固有表里同病"本先不之……若先下之，治不为逆"之训，所以下之则里通而表自和。此时若泥于先解表后攻里之成例，当下不下，则里愈结而表愈闭，热结津伤，必致内闭外脱。

十一、甘草泻心汤

【方证出处】

《伤寒论》第158条：伤寒中风，医反下之，其人下利日数十行，谷不化，腹中雷鸣，心下痞硬而满，干呕，心烦不得安，医见心下痞，谓病不尽，复下之，其痞益甚，此非结热，但以胃中虚，客气上逆，故使硬也，甘草泻心汤主之。

原方组成：甘草四两（炙），黄芩三两，干姜三两，大枣十二枚（擘），半夏半升（洗），黄连一两。

煎服法：上六味，以水一斗，煮取六升，去滓，再煎取三升，温服一升，日三服。

主治：伤寒中风，医反下之，以致胃气虚弱，其人下利日数十行，完谷不化，腹中雷鸣，心下痞硬而满，干呕，心烦不得安。

【方证解读】

如何理解甘草泻心汤证主症"谷不化"的病机？此与少阴病"下利清谷"的区别是什么？

根据条文中所载，甘草泻心汤证"其人下利日数十行"。可见，该证下利次数非常之多而且基本无缓解之时，尽管水谷能入，但由于胃肠通降之势太过，脾胃基本无暇腐熟水谷，水谷不能停留胃肠，下注而出，故见"谷不化，腹中雷鸣"。由此可见，甘草泻心汤证之下利当是由于误用下法，脾胃气机随下药之力而沉降下行，气机壅塞，逼迫大肠所致，并非太阴脾胃虚寒，不能腐熟运化之证，此与少阴病"下利清谷"病机完全不同。

甘草泻心汤方解： 从药物组成来看，甘草泻心汤为半夏泻心汤加重甘草的用量而成。其中，甘草性味甘平，入脾胃，为中州之补剂，能补益中气之虚羸。甘草泻心汤证脾胃虚甚，纳谷不化，肠鸣、下利症状突出，故重用甘草以补益中州之虚；佐以人参、大枣，使补中益气之力更强；半夏辛温，降逆和胃，消痞止呕；黄芩、黄连苦寒清热，解郁热之烦；干姜之辛，温中散寒。本方亦属辛开苦降甘调之法，诸药合用，脾胃之气得复，升降调和，痞证可消。

【疑难解读】

甘草泻心汤的药物组成中是否包括人参？

按宋本《伤寒论》所记载，甘草泻心汤由"甘草四两（炙），黄芩三两，干姜三两，大枣十二枚（擘），半夏半升（洗），黄连一两"组成，方中并不含人参，但经考证，本方应包含人参。证据如下：一是宋本《伤寒论》第157条生姜泻心汤方后注"半夏泻心汤、甘草泻心汤，同体别名耳"，"同体"意为生姜泻心汤与半夏泻心汤、甘草泻心汤具有相同的药味，只是由于剂量、主治不同故而方名不同。二是宋本《伤寒论》第157条方后注尚有"生姜泻心汤，本云理中人参黄芩汤，去桂枝、术，加黄连，并泻肝法"等字，亦可以推测生姜泻心汤、半夏泻心汤、甘草泻心汤，是由理中汤、人参黄芩汤去桂枝、白术加黄连所成，从这方面来看，甘草泻心汤中也含有人参。据以上推断可知，甘草泻心汤中应包含人参。

甘草泻心汤的药物组成中生甘草与炙甘草析疑。

甘草为甘草泻心汤的君药，在《伤寒论》《金匮要略》中甘草泻心汤中的甘草均为四两，《伤寒论》所用的甘草为炙甘草，主要用治中焦虚痞而见下利急迫等症，《金匮要略》中甘草泻心汤所用的甘草为生甘草，主要用治狐惑病见口、咽部及下焦热毒证。由此可知，两方虽生、炙不同，但均以补中益气为主。生甘草性微凉，补中益气同时兼具清热解毒；炙甘草经蜜炙，增强了补中益气的功效，同时甘能缓解急迫。

【临床应用】

甘草泻心汤证主要用治脾虚，寒热错杂，或湿热积滞，气机痞塞，气虚突出，或有虚气留滞所致的心下痞硬胀满、肠鸣下利、干呕心烦等症，也可用于半夏泻心汤证而泻利较重者。另外，甘草泻心汤还常用治狐惑病及脏躁、梦游、邪祟等精神神经系统相关病证，用治顽固性口腔溃疡等，也常有卓效。

【后世发展】

明代陶节庵在《伤寒六书》中载："（甘草泻心汤）治动气在上，下之则腹满、心痞、头眩者。"

清代张璐在《张氏医通》中载："病不纳食，俗名噤口。如因邪留胃中，胃气伏而不宣，脾气因而涩滞者，香、连、枳、朴、橘红、茯苓之属；热毒冲心，头疼心烦、呕而不食、手足温暖者，甘草泻心汤去大枣易生姜，此证胃口有热，不可用温药。"

【医案例举】

病案一：当代著名老中医岳美中将本方应用于便秘治疗，也获奇效。

宋某，男，55岁。便燥数日，每于饥饿时胃脘胀痛，吐酸，得按则痛减，得矢气则快然，唯矢气不多，亦不口渴。诊见面部虚浮，脉象濡缓，投甘草泻心汤加茯苓。服3剂后大便甚畅，矢气转多。改投防己黄芪汤加附子4.5g。1剂后大便甚畅，胃脘痛胀均减，面浮亦消，唯偶觉烧心，原方加茯苓，又服2剂，3个月后随访，诸症皆消。

此案记载于《岳美中医案集》。大便秘结，既非热盛，也非津伤，乃为气虚不运使然，故用甘草泻心汤，补中气之虚，则舟楫自行。此为异病同治之意趣。

病案二：郭某，女，36岁。口腔及外阴溃疡半年。在某院确诊为口、眼、生殖器综合征，曾用激素治疗。效果不好，据其脉症，诊为"狐惑病"。采用甘草泻心汤加味。方药：生甘草30g，党参18g，生姜6g，干姜3g，半夏12g，黄连6g，黄芩9g，大枣7枚，生地黄30g。水煎服12剂。另用生甘草12g、苦参12g，4剂煎水外洗阴部。复诊时口腔及外阴溃疡已基本愈合。仍按前方再服14剂，再用外洗方4剂，患者未复诊。

此案记载于《赵锡武医疗经验》。甘草泻心汤为治疗狐惑病常用方。赵锡武在此处用生甘草，乃取其解毒之意。

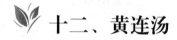

十二、黄连汤

【方证出处】

《伤寒论》第 173 条：伤寒胸中有热，胃中有邪气，腹中痛，欲呕吐者，黄连汤主之。

原方组成： 黄连三两，甘草三两（炙），干姜三两，桂枝三两（去皮），人参二两，半夏半升（洗），大枣十二枚（擘）。

煎服法： 上七味，以水一斗，煮取六升，去滓，温服，昼三服夜二服。

主治： 胸中有热，胃中有寒，阴阳痞塞，升降失常，心下痞满，腹痛欲吐。

【方证解读】

黄连汤证中"胃中有邪气"与"腹中痛"已经提示上热下寒之病机，为何还提到"胸中有热"，"胸中有热"究竟是症状还是病机？

一般而言，黄连汤证条文将"胸中有热"与"胃中有邪气"相提并论，并认为邪热居于胸膈、扰动胃脘，胃失和降则欲呕吐。但通过对相关条文的分析中可知：胸中与胃中实指不同的部位，胸中相对偏上而范围略广，胃中指胃脘，相对偏下而范围局限，而且从条文与历代医家注解来看，第173条的主症就是欲呕吐与腹中痛，如若把"胸中有热"理解为病机，则缺乏与"胸中有热"相对应出现的症状，在临床上落不到实处。

黄连汤证中"腹中痛"的特点是什么？

"腹中痛"是黄连汤证的主症。黄连汤证腹痛的特点多表现为：腹部冷痛，畏寒喜暖，可见心胸烦热，上中腹不舒，按之有抵抗，似有块物，或有压痛，而脐腹部按之不实，或腹部虚满，触之有冷感。

黄连汤方解：黄连汤中用黄连清上热，用干姜温下寒，共奏辛开苦降之效，以恢复中焦升降之职，且配半夏和胃降逆止呕；桂枝辛温，能通阳散寒，交通上下；人参、甘草、大枣益胃和中，使胃气和合，升降协调，呕吐、腹痛得解。

黄连汤煎服法辨析：黄连汤方后注中标明其服用法为"昼三夜二"服，是《伤寒论》唯一一个昼夜皆服、共服5次的方子。除黄连汤外，《伤寒论》中当归四逆加吴茱萸生姜汤同为日五服，当归四逆加吴茱萸生姜汤为取药缓缓，温经散寒止痛，而黄连汤日夜频服，可见"胸中热""欲呕吐""腹中痛"症状之烦，需频服药物以清上温下，除烦止呕。

【疑难解读】

仲景使用黄连的用量与配伍规律分析。

综观《伤寒论》113方中，累计12首方用到黄连，具体如下：乌梅丸中黄连用量为十六两，用量最大；黄连阿胶汤中黄连用量为四两；葛根芩连汤、干姜黄芩黄连人参汤、黄连汤与白头翁汤中黄连用量为三两；5个泻心汤与陷胸汤，黄连用量均为一两。由此可以看出：

黄连用于泻心消痞或清泻胸脘痰热，用量多为一两，可配伍黄芩、干姜与半夏；用于清心除烦，治疗"不得眠"，黄连则用四两，配黄芩、白芍；用于治疗"下利、呕吐"，用量为三两，如葛根芩连汤、干姜黄芩黄连人参汤、白头翁汤与黄连汤。

所以，黄连汤中以黄连命名，且重用至三两，既是与干姜、桂枝寒热相伍，又是以黄连之苦寒清降"胸中热"。

黄连汤证以"伤寒"二字冠于条文之首，且黄连汤的组方中也用到桂枝，能否说明黄连汤证与表证有关？

"伤寒"在《伤寒论》条文中常出现在句首，其中太阳病篇就有47条，多为感受寒邪，感而即发的外感病，或因感受寒邪而诱发之意，即狭义"伤寒"。黄连汤证中出现"伤寒"，一般有两种观点，一是认为伤寒为病因，其病当有恶寒发热等表证；二是认为伤寒为诱因，其证可无恶寒发热之症。

若以"伤寒"为病因，此证当有恶寒发热，这与方中桂枝相对应，即取桂枝解表之意，如桂枝人参汤、小柴胡汤方后注"外有微热者加桂枝"。但矛盾的是，用桂枝解表者一般需温覆微汗愈，而黄连汤方后注中并无"温覆微汗"，可以推测此处桂枝不专为解表。据此，可推断：黄连汤证予"伤寒"冠以句首，此处"伤寒"当为诱因，其恶寒发热之表证或不典型，或已消失，桂枝之应用更侧重于取其辛温与黄连寒热并用。验之临床，腹痛欲呕等症是会遇寒而发的。

【临床应用】

凡上热下寒，虚实错杂之证，临床表现为呕吐、腹痛、大便不调，舌苔多黄白相兼，舌质红，脉多弦数或濡滑者，皆可选用黄连汤。黄连汤证常可见于急性胃肠炎、慢性胃炎、消化性溃疡等疾病。

【后世发展】

清代张璐在《张氏医通》中载："黄连汤，治胃中寒热不和，心下痞满。"

明代官橚在《保赤全书》中载："黄连汤，治痘疮，热毒在胃中，以致腹痛，甚时欲呕吐者。"

【医案例举】

病案一：朱某，男，26岁。患下利证，心中烦热，恶心不欲食，头眩，大便水泻，日十数次，两手厥冷，脉象沉细，此平素胃肠虚弱，而热邪乘虚陷入胃中，故呈现心中烦热、恶心、厌食、胃脘拒按之热证。根据胃热的症状，宜用苦寒泄热之品，而大便泄泻，脉象沉细，舌质淡而苔微黄，则为脾阳不足。古方中既能清胃热而又可健脾扶阳者，只有《伤寒论》黄连汤可为对证之方，因疏此方与之：黄连10g，干姜10g，肉桂6g，野党参10g，半夏10g，甘草10g，大枣8枚。服药后便泻顿减而烦热亦轻，食欲较前好转。按此方连服3剂，泄泻止而烦呕之证亦不见，后以健脾和胃法调理而愈。

此为著名老中医邢锡波的医案。医案中出现的"下利"，是平素胃肠虚弱，邪热乘陷之候，不除胃热不足以祛其邪，不扶脾阳则不能固其本，故治必温脾阳、清胃热两法并举。

病案二： 韩某，女，49岁。患腹痛证，心胸烦热，胃脘痞闷不舒，恶心时欲呕吐，食少纳呆，大便数日一行，每次大便时必腹痛加重，努责方出，为稀软便，扪其上腹部稍有抵抗，脐腹部以下则按之不实，舌略红苔黄白相兼，脉弦滑，投黄连汤方：黄连6g，干姜9g，桂枝9g，炙甘草9g，党参6g，半夏10g，大枣9枚。服药1剂，腹痛则明显减轻，恶心亦减，次日唇生火疮。考虑是黄连用量太小，清热之力不足，黄连遂改为12g，再投3剂，腹痛、烦热、恶心诸症消失，大便较前畅利。遂改方平胃散加黄连、紫苏叶调理而安。

此为北京中医药大学东直门医院赵进喜教授的一则医案，载于《〈伤寒论〉与中医现代临床》。本例实为虚实错杂、上热下寒、中虚气滞之证，所以必寒温同用、虚实两顾方安。而黄连汤方以黄连三两为主药，今服药后腹痛减而唇起火疮者，恐与黄连未遵原剂量，用量不足有关。可见古人"经方应用，首重剂量"之说，确为临床有得之言。

十三、当归四逆汤

【方证出处】

《伤寒论》第351条：手足厥寒，脉细欲绝者，当归四逆汤主之。

原方组成：当归三两，桂枝三两（去皮），芍药三两，细辛三两，甘草二两（炙），通草二两，大枣二十五枚（擘）。

煎服法：上七味，以水八升，煮取三升，去滓，温服一升，日三服。

主治：厥阴寒证。

【方证解读】

从方中药物组成来看，当归四逆汤可以看作是由桂枝汤去生姜加当归、细辛、通草而成的。

因本方以桂枝汤为基础方，很多医家将它解读为治疗厥阴表证或在表的阴证。

如清代医家柯韵伯在《伤寒来苏集》中指出，"此厥阴伤寒发散表邪之剂也……凡伤寒初起，内无寒症，而外寒极盛者，但当温散其表，勿遽温补其表。此方用桂枝汤以解外，而以当归为君者，因厥阴主肝，为血室也。肝苦急，甘以缓之，故倍加大枣，犹小建中加饴糖法。肝欲散，当以辛散之细辛，其辛能通三阴之气血，外达于毫端，比麻黄更猛，可以散在表之严寒。不用生姜，不取其横散也。通草即木通，能通九窍而通关节，用以开厥阴之阖，而行气于肝。夫阴寒如此，而仍用芍药者，须防相火之为患也"。

这是以桂枝汤为基础，将当归四逆汤看成了一张解表的方子。在表证的基础上有血虚、血寒，所以加当归养血，加细辛、通草通脉散寒。

也有不从"解表"作解者。

如许宏在《金镜内台方议》中指出，"阴血内虚，则不能荣于脉；阳气外虚，则不能温于四末，故手足厥寒，脉细欲绝也。故用当归为君，以补血；以芍药为臣，辅之而养营气；以桂枝、细辛之苦，以散寒温气为佐；以大枣、甘草之甘为使，而益其中，补其不足；以通草之淡，而通行其脉道与厥也"。

病分外感、内伤，当归四逆汤证可由外感引起，也可由内伤导致。当归四逆汤治疗外感病，功在解表；治疗内伤病，功在温通。

【关于当归】

方论中大多提及当归四逆汤中以当归养血为君，治血虚寒凝之证。但需要注意，本方是在桂枝汤（去姜加枣）的基础上加了等量的当归、细辛。桂枝汤具有和营卫、解肌表之功，再加等量的当归、细辛能起到养血的作用？能治疗血虚？值得怀疑。

当归，"味甘温。主咳逆上气，温疟寒热，洗洗在皮肤中，妇人漏下绝子，诸恶疮疡，金疮"。这是《神农本草经》中对当归的描述。后世医家认为当归辛甘温，有补血活血之功，可治疗血虚、血瘀病证。但当归"行则有余，守则不足"，与补血药同用，功在补血；与活血药同用，功在活血。

细辛辛温，功在走窜且力雄。当归与细辛相配，且为等量，功在温通，似乎谈不上补养。

也有学者指出，桂枝汤中有芍药，当归与芍药相伍，有养血补血之功。但是芍药有赤芍、白芍之别。很多学者考证，张仲景时期所用芍药当是赤芍。当归、赤芍、细辛、桂枝相伍，可温通气血，却谈不上补养气血。

方中使用了大剂量的大枣。大枣有养血之功。当归、大枣配白芍，确有养血之功，可以治疗血虚。

【关于通草】

当归四逆汤方中通草用量为二两。

明代医家李时珍在《本草纲目》中"通草"条下指出，"有细细孔，两头皆通，故名通草，即今所谓木通也。今之通草，乃古之通脱木也。宋本草混注为一，名实相乱，今分出之"。

当代学者祝之友在《伤寒论药物古今变异与应用研究》中指出，"无论从本草文献药物品种的历史变异考证，还是从《伤寒论》汤方中药物的实际功能与所治疾病相适应情况来看，其通草均应为现今之木通科木通"。

木通，即《神农本草经》中所载之通草，"味辛平。主去恶虫，除脾胃寒热，通利九窍血脉关节，令人不忘"。

木通有通利血脉之功。后人多用木通治疗妇人产后乳汁不下及闭经、月经不调等病证，也可以证明，木通确有通利血脉之功。所以临床中使用当归四逆汤宜用木通。

【关于"厥阴病"】

当归四逆汤出现于《伤寒论》厥阴病篇。什么是"厥阴病"？

厥阴病是六经病的一种，《伤寒论》以太阳病、阳明病、少阳病、太阴病、少阴病、厥阴病名篇。了解什么是厥阴病，需要了解什么是六经病。国医大师恽铁樵先生在《伤寒论研究》说："《伤寒论》第一重要处为六经，而第一难解处，亦为六经。凡读《伤寒论》者，无不于此致力，凡注《伤寒论》者，亦无不于此致力。"

解读"六经"的概念，是解读《伤寒论》的关键。而对"六经"不同的解读，决定了厥阴病不同的定义。

近代医家陆渊雷在《伤寒论今释》中有这样一段论述："太阳、阳明等六经之名，其源甚古，而其意义所指，递有不同。最初盖指经络，六经各分手足为十二，为针灸家所宗，《灵枢》《甲乙》诸书及《素问》中大部是也；其次指气化，即太阳寒水、阳明燥金之等，为司天在泉运气家所宗，王冰附入《素问》之'天元纪'等大论是也；最后则指热病之证候群，为汤液家所宗，《伤寒论》及《素问·热论》是也。名则犹是，义则递异，故本论六经之名，譬犹人之姓名，不可以表示其人之行为品行。"

陆先生提出了一个观点，"六经"只是一个名称，它的具体内容如何，各有不同。

六经的概念，不同的学术流派有不同的解读法，需要区别对待。它可以是经络概念，可以是脏腑概念，可以是气化概念，也可以是八纲概念……

当前伤寒学界对六经的认识，大体可分为两种。一种是，六经是脏腑、经络、气化学说在《伤寒论》中的综合运用；另一种是，六经是八纲学说在临床中的具体运用，六经仅仅是八纲概念。

如果从八纲解读六经，冯世纶认为："六经的实质即是表、里、半表半里、三阳、三阴的六类证型。""《伤寒》的六经，是由疾病症状所反映的病位和病性来决定的……病位在半表半里的阴证则为厥阴病。"（见《辨证施治概要》）。

六经病根据病位和病性来分。根据病性，分为阳证和阴证，即三阴、三阳。根据病位，阴、阳中各有表、里和半表半里。

三阳病：太阳为表，阳明为里，少阳为半表半里。

三阴病：太阴为表，少阴为里，厥阴为半表半里。

厥阴病是病位在半表半里的阴证。

当代医家刘绍武创立了"三部六病学说"，同样用病位和病性界定六经。他认为：厥阴病是在表的阴证。他将人体分为三部分，表、里、半表半里。每一部分都有阴阳。

在表的阳证为太阳病，阴证为厥阴病；

在里的阳证为阳明病，阴证为太阴病；

半表半里的阳证为少阳病，阴证为少阴病。

"机体所分三部，组成表部、里部、半表半里部三个子系统，每个系统都具有它的特殊性和独立性。在每个系统与致病因素的相互反应中都有阴阳二性，表现出两组性质不同的证候群，尽管证候多变，但终不超出阴阳二性这个范畴。这样三个系统必然出现六个不同的证候群，按照《伤寒论》的原义，分别命名，在表部分别称为太阳病、厥阴病；里部分别称为阳明病、太阴病；半表半里部分别称为少阳病及少阴病。"（见马文辉主编的《刘绍武三部六病传讲录》）。

基于对厥阴病的上述认识，可以这样认识当归四逆汤方证的病机：如果从脏腑、经络角度理解，当归四逆汤主治肝经血虚、寒凝经脉证；如果从六经、八纲角度理解，当归四逆汤主治厥阴表证或在表的阴证。

【后世发挥】

当归四逆汤方证中唯一见症是"手足厥寒"。从脏腑辨证角度，当归四逆汤的病机为肝经血虚寒凝。从病机角度引申，由肝经血虚寒凝所引起的所有病证，如疝瘕、腹痛、月经病、冻疮、脱疽等，都可理解为手足厥寒之类证，都可以用当归四逆汤进行治疗。

《伤寒论》第 352 条："若其人内有久寒者，宜当归四逆加吴茱萸生姜汤。"

陈修园《伤寒论浅注》中有这样一段按语："……'若其人内有久寒者'八字对面寻绎出来，彼曰内，便指此之为外，太阳篇有外不解用桂枝汤之例。彼曰久，便知此为暴病，非十日已去过经不解之邪……"

彼，指第 352 条当归四逆汤加吴茱萸生姜汤证；此，指第 351 条当归四逆汤证。如果将当归四逆加吴茱萸生姜汤证理解为内有久寒者。那么，当归四逆汤证可理解为外受暴寒者。

基于此，当归四逆汤被后学者用来治疗冻疮。日本学者汤本求真在《皇汉医学》中有这样一则案例："庚辰二年，一妇人年三十许，左足拇指及中指，紫黑溃烂，自踵跗上及脚膝，寒热烦疼，昼夜苦楚，不能寝食。一医误认为脱疽之类证，虽种种施治而无效。因是主人仓皇，邀余治。余诊曰：'去年曾患冻风乎？'曰：'多年有之。'余曰：'决非脱疽之类，是冻风也，完全误治矣。'乃与当归四逆汤，外贴破敌中黄膏等，一月余，痊愈。此为冻风之最重者也，若平常紫斑痒痛者，仅用前方四五帖，效如桴鼓也，可谓神矣。"

论中提到当归四逆汤是治疗冻疮之专方，轻者四五帖，奏速效。所载案例较重，且病程较久，疗程达1月余，但寒邪始终在外，未入脏腑，所以仍用当归四逆汤。

当然，病证有外感、内伤之别。临证时，当归四逆汤既可治外，也可治内；既可治暴寒，也可治久寒。

清代医家郑重光用当归四逆汤治疗厥阴表证。《素圃医案》载有一案："巴绣天主政，隆冬檐际脱裘，易近体之衣，觉受寒，尚不为困。本夜又梦遗，次日即寒战头疼，发热腰痛，脉反细紧，病属阳证阴脉。幸脉但细而不沉，犹有头痛身热，乃厥阴表证。用当归四逆汤温里散寒，以桂枝、细辛、赤芍、附子、干姜、半夏、茯苓、甘草、姜、枣为引，因有急务，遂昼夜四剂。三更得汗，五更即乘舆远出，自为无恙……"

【医案例举】

李某，女，34 岁。2012 年 3 月 6 日初诊。平素月经后期，近 5 月余月经未行。喜食冷，大便干。舌质暗红，舌苔白润，脉细弦。证属肝脾不调，腑实瘀热。治以调和肝脾，通腑逐瘀为法。方用逍遥散合桃核承气汤加减。方药：柴胡 9g，当归 12g，赤芍 12g，生苍术 9g，厚朴 9g，陈皮 9g，桂枝 6g，桃仁 12g，生大黄（后下）9g，芒硝（分冲）6g，益母草 15g，生甘草 3g。5 剂，水煎服。

二诊（2012 年 3 月 11 日）：服上药后便日泻 2~3 次，余无明显变化。上方去芒硝，加牡丹皮 15g，5 剂，水煎服。

三诊（2012 年 3 月 16 日）：大便日 1 次，偏稀，月经未至，腹无不适，舌、脉同前。继用丹栀逍遥散加减疏调肝脾，理气活血。方药：柴胡 9g，当归 12g，赤芍 12g，茯苓 12g，生苍术 9g，牡丹皮 15g，益母草 15g，川牛膝 9g，薄荷（后下）9g，生甘草 3g。5 剂，水煎服。

四诊（2012 年 3 月 21 日）：月经仍未至。仔细询问，患者喜食冷，食冷脘腹无不适，但从不喜饮。上身不畏寒，但双膝及双小腿喜捂畏寒。仔细思考，莫非厥阴寒凝，阳明郁热？试投当归四逆加吴茱萸生姜汤合白虎汤加减。方药：当归 12g，桂枝 12g，赤芍 12g，细辛 3g，川木通 3g，吴茱萸 3g，制附子（先煎）12g，生石膏（先煎）24g，益母草 15g，枳实 9g，炙甘草 3g，生姜 5 片，大枣 5 枚。7 剂，水煎服。

五诊（2012 年 3 月 28 日）：上方服完 4 剂后月经来潮，经行较畅，周身也觉舒畅。舌质暗红，舌苔薄白，脉细弦。上方去石膏，继服7剂。

这是高建忠老师的一则治案，记载于《高建忠读方与用方》一书中。

《伤寒论·厥阴病脉证并治》中载："伤寒脉滑而厥者，里有热也，白虎汤主之。"此为热厥，用白虎汤。厥阴病可见热厥，同样，厥阴病也可兼有在里的郁热。本案在屡试无效的情况下想到"厥阴寒凝，阳明郁热"，值得临证借鉴。

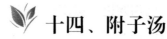 十四、附子汤

【方证出处】

《伤寒论》能集中体现其方证特点的典型条文主要有两条，分别是：

第 304 条：少阴病，得之一二日，口中和，其背恶寒者，当灸之，附子汤主之。

第 305 条：少阴病，身体痛，手足寒，骨节痛，脉沉者，附子汤主之。

原方组成： 附子二枚（炮，去皮，破八片），茯苓三两，人参二两，白术四两，芍药三两。

煎服法： 上五味，以水八升，煮取三升，去滓，温服一升，日三服。

主治： 寒湿内侵，身体骨节疼痛，恶寒肢冷，舌苔白滑，脉沉微无力。

【方证解读】

附子汤证"口中和"的具体含义？

成无己《注解伤寒论》言："少阴客热，则口燥舌干而渴，口中和者，不苦不燥，是无热也。"自此，大多注解《伤

寒论》的医家都认为"口中和"是指体内无热，口中不渴、不苦、不燥的感觉。但《伤寒论》原文多处用到"不渴"，如小青龙汤中"发热不渴"，表示外寒里饮；太阴病"自利不渴""以其脏有寒故也"。可见"不渴"一症，表示里有寒饮的病机，那么仲景为何在表述时，不用"不渴"来代替"口中和"呢？

可见，"口中和"绝不仅仅是不苦、不渴的含义。大多数太阴病患者，在临床中会出现口淡乏味的感觉，是因脾胃运化失司，可运用健运脾胃的方法治疗。因此，结合附子汤的病机及临床患者的症状可以推断，"口中和"可能是一种口中不苦不渴、口淡乏味的感觉。

附子汤方解：附子汤中重用附子二枚，既能通行十二经脉、追复散亡之元阳，又能引补血药滋养不足之真阴；既能引发散药，以开腠理，逐在表之风寒，又能引温药，以达下焦，除在里之寒潮。本方用来补元阳，驱寒邪，有退阴回阳之力，起死回生之功。用人参二两益气温中以壮元阳。附子与人参相配，峻补元气，回生气之源，并有参附汤之义。倍加白术，以燥土胜湿；合茯苓三两，以健脾除湿而益中阳；佐芍药敛真阴和营血，而固护元阴。参、附同用，一派刚燥之气，又伍芍药阴柔之品，不但可收刚柔相济之效，而且可引阳药入阴以散寒，同奏温经逐寒、健脾利湿之效，此为伤寒温补第一方。

【疑难解读】

仲景对背部诸症的辨病与机理？

背部不适，《伤寒论》将其归纳为"项背强几几""背恶寒""背微恶寒""背寒冷如掌大"等多种表现，既可作为病，又可作为证，在太阳病、阳明病、少阴病中均可出现：

①太阳病背强。无论是太阳中风还是太阳伤寒，均表现为项背僵硬，紧束不舒，俯仰不能自如，是因风寒之邪侵及太阳经脉，气血运行不畅，筋脉失养所致，可用桂枝加葛根汤、葛根汤治疗。

②阳明病背冷。《伤寒论》第169条"伤寒无大热，口燥渴，心烦，背微恶寒者，白虎加人参汤主之"。此处出现"背冷"是因热迫汗出，气津两伤，肌腠一时失于卫气之秘固、阳气之温煦，而致"背微恶寒"。

③少阴病背冷。"少阴病，得之一二日，口中和，其背恶寒者，当灸之，附子汤主之"。少阴阳虚，督脉受累，加之寒湿凝滞，故"其背恶寒"。

仲景使用附子的经验探析。

《伤寒论》113方中，含附子的方子有20个，《金匮要略》中含附子的方子有14个，可见附子是仲景善用的一味药。总的来看，附子生用多见于四逆汤类方，取其药力迅猛以固脱救逆，多用于急危重症；一般病证附子则多炮制后使用，如桂枝附子汤、白术附子汤等，处理办法常见为"炮，去皮，破八片"，"炮"是用高温处理附子以减毒，"去皮，破八片"为破碎以使成分能够充分析出，同时利于充分煎煮达到减毒目的。

从煎服法来看，《伤寒论》中附子的煎煮法可见"以水三升，煮取一升二合""以水六升，煮取三升"等描述，用以煎煮附子的水蒸发过半，可见煎煮时间之长，久煎有助于破坏附子中的有毒成分以降低毒性。在乌梅丸中，附子用量小而入丸剂,是因为在乌梅丸中需用附子辛温之性而又不致令整方偏于温热,又需要作用缓而持久,且用蜜包裹,可进一步降低毒性,使药力缓慢而持久地发挥。

从用量来看,回阳救逆,附子用量不超过一枚;治疗风寒湿痹,剂量宜大,如附子汤用两枚、甘草附子汤用两枚、桂枝附子汤用三枚、白术附子汤用一枚半;与甘草、干姜同煎可降低附子毒性:仲景用附子配甘草者有 18 方,不伍甘草者有 13 方,其中不用姜而用蜜制甘草者仅 6 方。

【临床应用】

附子汤能温阳散寒除湿,所以凡寒湿痹证(风湿、类风湿)、"老寒腰""老寒腿"(坐骨神经痛、梨状肌综合征),以及阳虚外感风寒、妊娠腹痛、妇科杂病等,均可考虑使用附子汤。

【医案例举】

病案一:唐某,女,47 岁,于 2018 年 1 月 17 日就诊。全身关节疼痛两年余,值阴雨天加重,下肢厥冷,冬日尤甚。患者自述用热水袋减不足言,背部恶寒恶风为甚,二便尚可,纳可。舌淡苔薄白,脉细。证属少阴阳虚,寒湿凝滞。处以附子汤与当归四逆汤合方加减:炮附子(先煎)10g,茯苓 30g,炒白术 10g,白芍 10g,党参 15g,干姜 10g,当归 15g,通草 6g,川牛膝 10g,鸡血藤 30g,炙甘草 6g。水煎服,日 1 剂。服 7 剂后,全身关节疼痛及下肢寒冷明显减轻,但服药后身汗稍多,遂于上方中加入麦冬 10g,再进 7 剂。2008 年 1 月 31 日三诊：关节疼痛基本痊愈，夜寐时下肢已温，但背部仍觉微恶风寒。舌薄白，脉细。再于上方中合玉屏风散，继服 10 剂，关节痛及肢寒怕冷诸症全消。

此为北京中医药大学陈明教授的医案，载于《中医四大经典临证指要》。医案中出现下利，是平素胃肠虚弱，邪热乘陷之候，不除胃热不足以祛其邪，不扶脾阳则不能固其本，故治必温脾阳、清胃热两法并举。

病案二：唐某，男，51 岁。患冠心病心肌梗死，经抢救脱险，中药曾服活血化瘀、祛湿化痰、育阴潜阳剂，症状时轻时重。某日突发心绞痛，症见面色青黄，剧痛难忍，背冷恶寒，汗出不止，四肢发凉，指端青紫，舌淡苔白多津，脉细。证属阴寒内盛，且胸阳不振，尤以背寒症状突出。处以附子汤加味：红参 10g，炮附子 10g，白术 15g，白芍 30g，茯苓 30g，川芎 15g，薤白 30g。急煎顿服。服药须臾，汗止，精神好转，疼痛减轻。2 剂后背冷减轻。上方继服 40 余剂，心绞痛未再发作，背冷消失，血压也被控制，能上班工作。

此案刊于《中医杂志》1981 年第 11 期。此例脉证相参，系阳虚寒盛而背恶寒症状突出，附子汤主证已备，故用附子汤获效。可见，一遇心脑血管病，就言活血化瘀，实际是背离了中医辨证论治的精神。

十五、桂枝芍药知母汤

【方证出处】

《金匮要略·中风历节病脉证并治第五》第 8 条："诸肢节疼痛，身体尪羸，脚肿如脱，头眩短气，温温欲吐，桂枝芍药知母汤主之。"

原方组成：桂枝四两，芍药三两，甘草二两，麻黄二两，生姜五两，白术五两，知母四两，防风四两，附子二两（炮）。

煎服法：上九味，以水八升，煮取三升，去滓，温服一升，日三服。

主治：历节病，肢节疼痛，身体羸弱，脚肿如脱，头眩短气，温温欲吐，舌偏红苔白，脉濡数。

《金匮要略》为张仲景所著，是我国现存最早的一部诊治杂病的专著，古今医家对此书推崇备至，称其为方书之祖、医方之经、治疗杂病的典范。书名"金匮"言其重要和珍贵之意，"要略"言其简明扼要之意，表明本书内容精要，价值珍贵。

【方证解读】

关于历节病。

"历节"一词最早见于《神农本草经》。"历节"有疼痛遍历关节之意，其作为病名首见于《金匮要略》，临床表现除了关节的剧烈疼痛外，还有关节变形、活动受限等。其发病机理，在《金匮要略·中风历节病脉证并治第五》第4条"寸口脉沉而弱，沉即主骨，弱即主筋，沉即为肾，弱即为肝"；第7条"盛人脉涩小，短气，自汗出"，以及第6条"少阴脉浮而弱，弱则血不足"中均有体现：历节病的发病基础乃津血亏虚不能濡养，在此基础上"汗出入水中"，即在中风的基础上又感受水湿，风湿郁而化热，形成水热蕴结之象。

总的来说，历节是由于津虚血弱、风寒湿邪困表，导致寒湿郁而化热引起的以关节疼痛肿胀为主要临床表现的一种疾病，发作期因寒湿和湿热不同，治疗可参考乌头汤或桂枝芍药知母汤。

古代部分医家对于桂枝芍药知母汤的方解。

清代尤在泾认为桂枝芍药知母汤中知母、芍药、甘草可除热于中；桂枝、防风、麻黄可解表散湿；附子、白术可祛湿于下；生姜用量独重，可止呕降逆。

吴谦认为芍药、桂枝用量倍于防风、麻黄，益附子、白术以温阳行气，散寒祛湿。另外，多用生姜以止呕吐，并以甘草、知母佐制，避免全方过于辛热。周扬俊于《金匮玉函经二注》中解释说，桂枝、麻黄、防风分治风、寒、湿三邪，防风佐助桂枝，附子佐助麻黄、白术，增加祛邪效力。芍药、甘草、生姜调和营卫，知母祛邪益气力，可治脚肿，行使引诸药之职；附子温通经络，散寒止痛，为治痹之重剂。

由上述医家论述可知，桂枝芍药知母汤寒热平调，既可祛风除湿、温经散寒，又能滋阴清热。

【疑难解读】

桂枝芍药知母汤中知母应用解析。

知母为桂枝芍药知母汤中的一味要药，知母在方中的应用，历代医家未能解释周全，此处存在两个方面的疑问。一是，《神农本草经》中谓知母"主治消渴热中，除邪气，肢体浮肿，下水，补不足，益气"。故许多医家认为知母在本方的作用是"消肿"，正与原文"脚肿如脱"相合。然，消肿之药尚多，何故独用知母？第二个疑问是，《金匮要略·中风历节病脉证并治第五》云："营气不通，卫气独行，营卫俱微，三焦无所御，四属断绝，身体羸瘦，独足肿大。"此处已明确指出病人脚肿的原因是营卫不和，再看《神农本草经》谓其"益气"，知母性味苦寒，何以如黄芪等甘温之品能益气？

仔细思考，便可明矣。知母具补益脏腑之阴气，平衡阴气之功，此是谨遵"阴气者，静则神藏，躁则消亡"，以防阴气躁动而耗伤正气，病向脏腑痹发展。综观仲景之书用知母方药有六：其中白虎汤证、白虎加人参汤证、白虎加桂枝汤证，其症状都有"烦"；百合知母汤治疗之百合病本身就有神志症状，而且又加发汗，仲景多处有误用汗法而出现烦躁症状的例子，此处定会出现"烦"，只是省文未述；酸枣仁汤治"虚劳虚烦不得眠"；桂枝芍药知母汤证，其中"温温欲吐"，"温"当通"愠"，是暗暗生气的意思，往往人暗暗生气就会心烦，况且临床上想吐吐不出的人皆有心烦。所以此六方中均借用知母除烦，其深层意义亦是用知母平复阴气躁动。

【临床应用】

本方对系统性硬化症、干燥综合征、雷诺病、混合性结缔组织病、皮肌炎等出现关节系统受累表现者，亦有疗效。尤其是风湿病患者，常因长期服用激素及解热镇痛药，刺激消化道，导致纳差、恶心、脘闷、腹胀等，与桂枝芍药知母汤证"温温欲吐"等症相合，所以应用桂枝芍药知母汤可明显减轻激素及非甾体抗炎药所致的消化道不良反应。

【后世发展】

补肾祛寒治尪汤。

这首方是焦树德基于《金匮要略》提出"尪痹"的概念，并由桂枝芍药知母汤配合其他补肾壮骨药物而组成，由补骨脂、续断、熟地黄、制附片、淫羊藿、骨碎补、桂枝、羌活、独活、威灵仙、白芍、防风、苍术、麻黄、赤芍、知母、伸筋草、土鳖虫配伍而成，全方可补肾祛寒、祛风通络止痛、强筋骨，标本同治。

可广泛应用于类风湿性关节炎、重度骨关节炎、强直性脊柱炎等，以及外感风、寒、湿三邪病史后出现肢体关节疼痛、变形、骨质损害的疾病，每取佳效。

【医案例举】

病案一： 岳某，男，17岁。因去河中洗澡捉鱼受凉，数日后左股关节肿痛，渐及两膝关节亦发红，肿大疼痛，左侧尤甚，不能行走，两膝屈伸不利，经常发热，体温38℃，已经四个月之外，多方医治无效，后投桂枝芍药知母汤加减数剂而愈。五年后，因淋雨受冷，又发生肌肉疼痛，午后发热痛剧，无汗，二便如常，苔白舌濡，乃投麻黄杏仁薏苡仁甘草汤 16剂而愈。但左腿仍不甚灵活。后又来诊治，足胫发凉而不出汗，走路不灵活，尤其走路后上述症状加重，且有疼痛感，但疼痛部位游走不定。时有心跳加快，头晕，气短。舌苔薄白，脉数。下肢皮肤干燥，肌肉消瘦。颇符桂枝芍药知母汤证，用药 6 剂，走路轻快，心慌、头晕等症状消失。脉象和缓，又用 3 剂，诸症如失。两年后，又因淋雨受湿复发。因经济条件所限，未能及时治疗，故致迁延不愈。

此为《岳美中医案集》治疗痹证的一例验案。从岳美中治疗此病例中看出，桂枝芍药知母汤证必然具备以下条件，一是有外因干扰，风、寒、湿因素明显；二是反复发作，导致病邪深入；三是治疗不及时，会迁延成痼疾。为此，医者在诊治这类疾病时，必须精心调理，补虚除邪不可偏颇；患者必须细心养护，不可满足于初愈。

病案二：康某，男，39 岁。在 1 年前足前内侧出现肿胀疼痛，经检查血尿酸 750μmol/L，诊断为"痛风性关节炎"，曾用先锋霉素及中西药结合治疗，可治疗效果不明显。刻诊：右足前内侧肿胀、疼痛、发热，有压痛，皮肤略暗红，受凉则疼痛加重，下肢无力，舌淡红，苔薄黄，脉沉。辨为阳虚热郁痹证，给予桂枝芍药知母汤加味：桂枝 12g，白芍 18g，生甘草 10g，麻黄 6g，生姜 15g，白术 15g，知母 12g，防风 12g，附子 10g，薏苡仁 30g，牡丹皮 18g，石膏 45g。6 剂，日 1 剂，水煎两次合并分三服。二诊：疼痛减轻，又以前方治疗 40 余剂，诸症悉除。复查血尿酸及血沉，均恢复正常。随访两年，未再复发。

此为河南中医药大学王付教授医案，刊于《辽宁中医药大学学报》2011 年第 8 期。痛风性关节炎是嘌呤代谢紊乱引起尿酸盐沉积在关节及周围软组织中的疾病。从中医诊治痛风性关节炎主要有寒证、热证。根据右足前内侧肿胀、疼痛、发热，皮肤略暗红，苔薄黄辨为热，再根据遇凉疼痛加重，下肢无力辨为寒，以此而辨为阳虚郁热痹证。方以桂枝芍药知母汤温阳通经，清热益阴，加薏苡仁清热利关节，牡丹皮凉血散瘀消肿，石膏清泻郁热。方药相互为用，以奏其效。

十六、黄芪桂枝五物汤

【方证出处】

《金匮要略·血痹虚劳并脉证并治第六》："血痹阴阳俱微，寸口关上微，尺中小紧，外证身体不仁，如风痹状，黄芪桂枝五物汤主之。"

原方组成：黄芪三两，芍药三两，桂枝三两，生姜六两，大枣十二枚。一方有人参。

煎服法：上五味，以水六升，煮取二升。温服七合，日三服。

主治：血痹病。

【方证解读】

黄芪桂枝五物汤治疗血痹病。

《金匮要略》中提及"血痹"的条文有两条。

"问曰：血痹病从何得之？师曰：夫尊荣人，骨弱肌肤盛，重因疲劳汗出，卧不时动摇，加被微风，遂得之。但以脉自微涩，在寸口、关上小紧，宜针引阳气，令脉和紧去则愈。""血痹阴阳俱微，寸口关上微，尺中小紧，外证身体不仁，如风痹状，黄芪桂枝五物汤主之。""血痹"的主要病机为气虚外感风邪。病有轻重之分，病轻者，针引阳气；病重者，调以甘药。《灵枢·邪气脏腑病形》云："诸小者，阴阳形气俱不足，勿取以针，而调以甘药也。"

曹颖甫在《金匮发微》中说："病至气血两虚，与上节本原柔脆，正虚病轻者，固自不同，寸口关上脉微，尺中小紧，阴血不充，阳气郁塞之脉证也。气血不通，故身体不仁，如风痹状，甚则两足痿弱或更因阳气闭塞不濡分肉，麻木不知痛处，此证治法，以宣达脾阳，俾风邪从肌肉外泄为主，故用解肌去风之桂枝汤，去甘草而用黄芪者，正以补里阴之虚，而达之表分也。"

从药物组成来看，黄芪桂枝五物汤是在桂枝汤的基础上，去甘草加黄芪，倍用生姜而成的。方中黄芪温补益气，芍药、大枣和营理血，桂枝、生姜温通行痹，五药相合，既有温补之性，又有通调之力，故为温、补、通、调并用之方。

从脏腑辨证角度来看，黄芪桂枝五物汤方证因于脾虚；从气血津液辨证角度来看，因于气血不足，以气虚为主；从六经辨证角度来看，属太阳病在表的阳气不足；从三焦辨证来看，治在中、上二焦。

【关于黄芪】

张仲景用黄芪：《伤寒论》中没有出现过；《金匮要略》治湿病、水气病、中风历节、血痹虚劳均会用到黄芪。如治风湿、风水，用防己黄芪汤；治皮水，用防己茯苓汤；治黄汗，用芪芍桂酒汤、桂枝加黄芪汤；治历节，用乌头汤；治血痹，用黄芪桂枝五物汤；治虚劳，用黄芪建中汤。

分析这些方证，均为气虚而感受外邪。或卫表不固，见身重、脉浮、汗出；或营血壅滞，见肢麻、疼痛。

《本草思辨录》中记载："刘潜江疏黄芪，以治阳不足而阴亦不利之病，不治阳有余而阴不足之病，与阳不得正其治于上，阴即不能顺其化于下四语，最为扼要。"

黄芪，治表虚不固者，此其一；黄芪，可以通过疏阳以利阴气，此其二。《黄帝内经》言："阴者，藏精而起亟；阳者，卫外而为固。"《卫生总微论》记载以黄芪一味治小便不利，取提阳于上而阴自利于下之意。即《黄帝内经》所谓"起亟"。

因此，黄芪的主要作用为益气利阴，疏营卫之壅闭。

《唐书》中有这样一则记载："许允宗之治柳太后病中风，以黄芪，防风煮数十斛，于床下蒸之，药入腠理，一周而瘥。"中风之病，属经络机窍为风邪所中，阳虚而阴不利。黄芪非风药，但可补阳利阴，通其气道，对治疗厥证有其专长。

陆定圃在《冷庐医话》中有这样两则案例：一是妇人胎死腹中，浑身肿胀，气喘，身体僵直，医用黄芪四两煎汤治之，身肿即消，死胎随下，病证全消；一是患周身浮肿，从头至足皆肿，气喘，大小便不通，前医用祛湿之剂始终无效，后用黄芪数斤，肿胀悉退。究其原因，均取黄芪鼓动阳气、疏利阴气之功。

【关于去甘草，倍生姜】

在桂枝汤的配伍中，桂枝、生姜、甘草辛甘化阳；芍药、大枣、甘草酸甘化阴。桂枝、生姜配伍通行营卫，专走肌表。倍用生姜，可增强其辛温通阳的力量。

为什么去甘草?

本方的目的在于引领阳气,使气外达。快药不用甘草,甘草药缓,所以泻下药,如承气汤,用大黄、芒硝配伍甘草名调胃承气汤,可使泻下之力缓和。本方为了使阳气尽快出表,所以加黄芪,倍用生姜,不用甘草,为了使药力雄厚。

【后世发挥】

黄芪桂枝五物汤见症"外证身体不仁,如风痹状"。身体不仁提示肢体局部肌肤出现症状,可以理解为麻木、疼痛、瘙痒、感觉缺失、痘疹、疮疡甚至晕厥等,多见于慢性病。清代医家王清任立方补阳还五汤,"治半身不遂,口眼㖞斜,语言謇涩,口角流涎,大便干燥,小便频数,遗尿不禁",灵感来源于本方。但是两方的组方理念不同,黄芪桂枝五物汤通过温通阳气以除血痹,补阳还五汤通过补气活血以通经络。

【医案例举】

病案一:《赵绍琴临证验案精选》中记载有一则用黄芪桂枝五物汤加减治疗扁平疣的病例。一年轻女性,两月前面部开始起粟状赘疣,渐次增多,就诊时面部遍起赘疣,前额及两颊为多。神疲,抑郁寡欢,面色萎黄。舌淡苔白,两脉弦细无力。

患者起于抑郁伤肝,土受木乘,中气伤损日久,不能上荣于面,则邪气乘虚结聚。《难经》谓"损其肝者缓其中",变疏肝为扶中法。初诊用黄芪桂枝五物汤辛甘温之剂鼓舞中阳,以滋脾胃之本。次诊加风药升阳上达,加薏苡仁泻湿化浊。后又逐渐加入活血、理气、开郁之品，解其郁而升其阳，则湿浊化而赘疣去。

病案二：《中医奇证新编》中有一则奇案。邓某，女，40岁。因全身肌肤发酸麻痹，逐渐消瘦，无脉，病有两月余而来本院门诊。患者自觉全身肌肤发酸麻痹，尤以右侧肢体较甚。右上肢肌肤酸麻痹甚时，牵引右侧颈项及肩胛部酸胀。右下肢小腿肌肤酸麻痹甚时牵引右足跟酸麻。上述酸麻痹感与天气变化无关。伴有头昏、头痛、眼花、耳鸣、心累、气短、胸闷，逐渐消瘦。月经后期，色淡量少。诊见形体消瘦，精神萎靡，面色无华，头发枯焦，语声低微，少气懒言。舌质较淡，舌苔薄白，无脉（两侧人迎、寸口、趺阳等处均未切到脉搏跳动）。请西医会诊检查，两侧颈动脉、桡动脉、腋动脉，以及两侧足背动脉搏动均消失，左腘动脉及两侧股动脉搏动减弱，腹主动脉搏动增强，心脏及大动脉进路未闻及明显杂音，四肢末端温度无明显降低。心电图检查为窦性心律不齐。四肢血流图检查示：肢体血流缓慢，血管壁弹力减弱，右下肢明显血流减少，左下肢血流较好。符合大动脉之血流图。两臂血压均未测量到。胸透心肺未见异常。中医辨证为气虚血痹，治以益气养血、通痹复脉。方用《金匮要略》黄芪桂枝五物汤加味。

二诊（6月15日）：服药后，全身肌肤酸麻痹感及上述诸症均见减轻，左肘窝及两侧趺阳脉切之有轻微搏动。守原方加川芎3g以活血通痹，加陈皮6g以防熟地黄、白芍滞腻，继服30剂。

三诊（7月19日）：服药后，全身肌肤发酸麻痹基本解除，其他虚弱症状亦随之改善。两侧人迎、寸口及趺阳等处均能切到脉搏，唯沉迟细弱。两臂血压均能测量到，为 80/60mmHg。仍守 6 月 15 日原方，每隔 3~5 天服 1 剂，以巩固疗效。两年后随访，获悉病已解除，脉能摸到，体力恢复，精神充沛。

按：动脉搏动消失，血压监测不到，这样的一个病人，无论什么时候见到都属于奇证、难证。从中医角度看，"两侧人迎、寸口、趺阳均未切到脉搏跳动"，明显为气血不足之征。

《金匮要略》云："血痹阴阳俱微，寸口关上微，尺中小紧，外证身体不仁，如风痹状，黄芪桂枝五物汤主之。"说明血痹乃营卫气血俱虚，邪伤血分所致。本案外证与《金匮要略》此条相符，但脉象不太符合，《金匮要略》言微、小，尚未达到无脉的地步。但病机相同，故用之取效。脉者，非血则不充，非气则不行，气血衰少或脉道阻闭，都能使脉变微小甚至无脉。

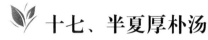 **十七、半夏厚朴汤**

【方证出处】

《金匮要略·妇人杂病脉证并治第二十二》："妇人咽中如有炙脔，半夏厚朴汤主之。"

原方组成：半夏一升，厚朴三两，茯苓四两，生姜五两，干紫苏叶二两。

煎服法：上五味，以水七升，煮取四升，分温四服，日三夜一服。

主治：梅核气。咽中如有物阻，咯吐不出，吞咽不下，胸胁满闷，或咳或呕，舌苔白润或滑腻，脉滑或弦。

【方证解读】

关于"梅核气"。

梅核气的特征为：咽中如有炙脔。脔，切成小片的肉。可见，半夏厚朴汤证符合梅核气的临床特征，但《金匮要略》中并无"梅核气"之名，"梅核气"作为病名，首载于明代医家孙一奎所著的《赤水玄珠》。"梅核气"为"咽中如有炙脔"之病名，继而清代医家吴谦于《医宗金鉴》云："所谓咽中如有炙脔也，俗名梅核气。"唐代孙思邈《千金要方》论本证更

— 85 —

详切："胸满，心下坚，咽中怗（tie）怗，如有炙肉，吐之不出，吞之不下。"是因痰气交阻，上逆咽喉，其实无物，只是一种自觉症状，其饮食与吞咽均不受影响，还可伴有胸闷、叹息等症。

半夏厚朴汤配伍要点。

半夏厚朴汤由半夏、厚朴、茯苓、生姜、紫苏叶组成。实为小半夏加茯苓汤更加厚朴、紫苏叶而成。"先渴后呕，为水停心下，此属饮家，小半夏加茯苓汤主之。""卒呕吐，心下痞，膈间有水，眩悸者，小半夏加茯苓汤主之。"

方中半夏化痰散结、降逆和胃；厚朴味苦温、下气除满，助半夏以散结降逆，两药为伍，一行气滞、行气开郁，一化痰结、痰顺气消；茯苓甘淡之品，渗湿健脾，助半夏化痰；生姜辛温，解表散寒，温肺化饮；紫苏叶辛温芳香，发表散寒，理气和营。如《本草汇言》云："紫苏，散寒气……宽中安胎，下结气，化痰气，乃治气之神药也……寒邪在表者，紫苏叶可以散邪而解表。"

【疑难解读】

半夏厚朴汤证的病位是否仅在咽喉部？

关于半夏厚朴汤证的病位问题，胡希恕先生依据前贤对本方的解读，结合自己临床经验认为："咳嗽、声音嘶哑、咽喉不利，胸闷腹胀，胃神经症，食欲差，常以本方加减。"本方对"咽炎、声带水肿、眩晕症、妊娠恶阻、甲状腺肿等疾病出现咽部异物感者有良效……这个病究其因还是痰饮、气结这两种因素造成的，气结不但在咽部，也可以在胸，在心下"。

冯世纶教授认为："（本方用于）外邪里饮所致胸满、胸痛、恶寒、咽堵、咳逆者。"

结合胡老、冯老对本方证的见解，得出本方应用范围当为痰饮、气结或者外邪里饮所导致的咽部不利、胸满闷、咳嗽、咳痰、腹胀、纳差及胃神经症等，病位可在胸部及心下，但多伴有咽部不适、异物感。

【临床应用】

半夏厚朴汤为痰凝气结之梅核气而设方。临证多见咽中如有物梗阻，咳之不出，吞之不下，伴胸闷，胁胀，或呕，或咳，舌淡，苔薄或滑或腻，脉弦，或滑之候。本方亦适用于消化系统之胃神经官能症，慢性胃炎等；精神、神经系统之焦虑性神经症，精神抑郁症等；呼吸系统之过敏性哮喘，以及慢性咽炎、咽喉异物感症而见痰凝气结证者。

若属于寒性咳嗽、咽喉不利，以紫苏子代替紫苏叶；咽部不适、咳嗽、咳痰，加杏仁、甘草、枇杷叶以降逆化痰止咳；咽红、咽痛，加桔梗、薏苡仁以清热利咽，咽痛甚者加马勃、牛蒡子以清热解毒利咽；食少、腹胀、时有呃逆，加枳实、陈皮、苍术以健脾祛痰降逆，同时加大生姜用量；咳嗽、痰多、胸闷，遇冷加重，舌淡暗，苔薄水滑，加干姜、细辛、五味子、杏仁温阳化痰止咳；纳差，加陈皮、砂仁、鸡内金等以醒脾助消化；咽喉不利，加杏仁、瓜蒌、陈皮、桑白皮等。

【后世发展】

宋代《太平惠民和剂局方》所载半夏厚朴汤，是《金匮要略》半夏厚朴汤去生姜，加陈皮、香附。主治妇人喜怒悲思忧恐惊之气结成痰涎，咽中如有炙脔，或中脘痞满、气不舒快，或痰涎壅盛、上气喘急，或因痰饮中结呕逆、恶心之症；《三因极一病证方论》中记载的四七汤，亦为半夏厚朴汤之变方，由半夏、厚朴、茯苓、紫苏叶组成，主治梅核气，胸满喘急，或咳或呕，或攻冲作痛；另有加味四七汤，在宋代《仁斋直指方》与明代《万病回春》中都有记载。《仁斋直指方》中的加味四七汤，由半夏、厚朴、茯苓、紫苏叶、茯神、远志、甘草组成，主治心气郁滞，痰涎凝结而致之惊悸。《万病回春》中的加味四七汤，由半夏、厚朴、茯苓、紫苏叶、橘红、青皮、枳实、砂仁、胆南星、神曲、白豆蔻、槟榔、益智仁组成，主治七情之气结成痰气，状如梅核，或中脘痞满、气不舒快，或痰涎壅盛、上气喘急，或因痰饮恶心呕吐。

【医案例举】

某女，38 岁，1966 年 2 月 12 日初诊。1 周来咳嗽，吐白痰，咽痒，胸闷，口干不欲饮，两胁胀，服汤药数剂而不效，苔白厚腻，脉滑细。

此医案载于《胡希恕医案》。该案以咳嗽为主诉，口干不欲饮，咳痰，两胁胀，苔白厚腻，脉滑细，诊断为水饮内停证。水饮上逆则咽痒，水饮停于胁下则胀，正如《金匮要略》所曰："饮后水流在胁下，咳唾引痛，谓之悬饮。"四诊合参，辨为水饮上逆证，故治以化饮降逆，与半夏厚朴汤加减：半夏 12g，厚朴 10g，茯苓 12g，紫苏子 10g，陈皮 15g，杏仁 10g，桔梗 10g，生姜 10g。案中因表证不显，故紫苏子代紫苏叶以增强降逆止咳，并加入陈皮、杏仁行气利饮，加桔梗利咽。其中杏仁有宣肺利饮之功，如三仁汤中杏仁宣畅上焦、宣肺利饮。因方证相应，故上药服2剂，咳即止。

十八、瓜蒌薤白半夏汤

【方证出处】

《金匮要略·胸痹心痛短气病脉证治第九》：“胸痹不得卧，心痛彻背者，瓜蒌薤白半夏汤主之。”

原方组成：瓜蒌实一枚，薤白三两，半夏半斤，白酒一斗。

煎服法：上四味，同煮，取四升，温服一升，日三服。

主治：胸痹。

【方证解读】

什么是胸痹？

《金匮要略》：“夫脉当取太过不及，阳微阴弦，即胸痹而痛。所以然者，责其极虚也。今阳虚知在上焦，所以胸痹、心痛者，以其阴弦故也。”

胸痹的主要病机是“阳微阴弦”。

清代医家吴仪洛在《成方切用》中说：“……胸痹之虚，本阳气微，非营气虚也。阳无取乎补，宣而通之，即阳气畅，畅则阳盛矣。故薤白方以行阳为主，不取补也。此曰人参汤亦主之，因胁下逆由中气虚，故兼补中尔……”

胸痹的虚，为胸中阳气微而不振，故不必用补，而用宣通之法，阳气即畅，胸阳畅通则阳盛病除。所以仲景用瓜蒌薤白剂是以行阳为主，并非补阳；即使谈到用人参汤，亦是兼补中阳，并非补胸阳。

胸痹三方：瓜蒌薤白白酒汤、瓜蒌薤白半夏汤、枳实薤白桂枝汤统称为薤白剂，是临床治疗胸痹的常用方。其中瓜蒌薤白白酒汤是治疗胸痹的基础方，在此基础上见"不得卧"，加半夏，为瓜蒌薤白半夏汤；见"胸满，胁下逆抢心"，去白酒，加桂枝、厚朴、枳实，为枳实薤白桂枝汤。

清代医家程杏轩在解读这三张方剂时说："胸痹三方，皆用瓜蒌、薤白，按其治法，却微分三焦。《经》言：淫气喘息，痹聚在肺。盖谓妄行之气，随各脏之内因所主而入为痹。然而病变不同，治亦稍异。只就胸痹喘息、咳唾、胸背痛、短气者，君以薤白滑利通阳，臣以瓜蒌润下通阴，佐以白酒熟谷之气上行药性，助其通经活络，而痹自开。若转结中焦，而为心痛彻背者，但加半夏一味，和胃而通阴阳。若结于胸胁，更加逆气上抢于心，非但气结阳微，而阴气并上逆矣。薤白汤无足称也，须以枳实、厚朴先破其阴气，去白酒之醇，加桂枝之辛，助薤白、瓜蒌通阳行痹。"

瓜蒌薤白白酒汤治在上焦；瓜蒌薤白半夏汤治在中焦；枳实薤白桂枝汤在上焦阳气微的基础上，兼有中焦阴邪结聚和阴气上逆，其治可破阴气使之趋于下焦，所以治在下焦。

【关于瓜蒌实】

《本草纲目》中记载："仲景治胸痹痛引心背，咳唾喘息，及结胸满痛，皆用蒌实。乃取其甘寒不犯胃气，能降上焦之火，使痰气下降也。""润肺燥，降火，治咳嗽，涤痰结，利咽喉，止消渴，利大肠，消痈疮肿毒。"

朱丹溪有一段关于"瓜蒌实"的解读："瓜蒌实治胸痹者，以其味甘性润，甘能补肺，润能降气，胸中有痰者，乃肺受火逼，失其降下之令，今得甘缓润下之助，则痰自降，宜其为治嗽之要药也。且又能洗涤胸膈中垢腻郁热，为治消渴之神药。故仲景小陷胸汤，用此以治邪结在胸；又以小柴胡汤，用此易半夏以治少阳证见口渴等症，然大要取其有清降之力，故能使之下行也。"

瓜蒌实的作用："入肺除痰，清火降气。"

【关于薤白】

薤白味辛、苦，性温，入肺和大肠经。《本草求真》记载，薤白，"通肺气，利肠胃""薤味辛则散，散则能使在上寒滞立消；味苦则降，降则能使在下寒滞立下；气温则散，散则能使在中寒滞立除；体滑则通，通则能使久痼寒滞立解。是以下痢可除，瘀血可散，喘急可止，水肿可敷，胸痹刺痛可愈，胎产可治，汤火及中恶卒死可救，实通气、滑窍、助阳佳品也"。

薤白的作用：通气、滑窍、助阳、散阴。

【关于半夏】

半夏在瓜蒌薤白半夏汤方中的应用，不同的医家有不同的解释。

汪昂在《医方集解》中说："本方加半夏名瓜蒌薤白半夏

汤，《金匮要略》治胸痹不得卧，心痛彻背，'以不得卧故加半夏'。"《黄帝内经》中说"胃不和则卧不安"，所以见不得卧者，病在中焦，故用半夏和胃气、通阴阳。伤寒大家刘渡舟先生也说："兼有失眠，瓜蒌薤白半夏汤，通心胸之阳而化痰安神。"半夏可以安神。

清代医家吴仪洛在《成方切用》中说："加半夏，名瓜蒌薤白半夏汤。《金匮要略》治胸痹不得卧，心痛彻背。徐忠可曰：胸痹而加以不得卧，此支饮之兼证。又心痛彻背，支饮原不痛，饮由胸痹而痛应背，故即前方加半夏以去饮下逆。此条若无心痛彻背，竟是支饮矣。"此处用半夏温散饮邪。

清代医家尤怡在《金匮要略心典》中也说："胸痹不得卧，是肺气上而不下也；心痛彻背，是心气塞而不和也，其痹为尤甚矣。所以然者，有痰饮以为之援也。故于胸痹药中，加半夏以逐痰饮。"

也有医家认为，本方加半夏名瓜蒌薤白半夏汤。主治胸痹病兼见不得卧、心痛彻背、舌苔白厚或白厚腻、关脉弦滑等症者。此为痰浊壅盛之象，故加半夏以除痰。

【医案例举】

仲景立胸痹诸方，并非单单为治疗胸痹、气短而设，其意在通阳开结、泻满降逆。因胸中大气为全身之主，为生死第一关，故特于胸痹篇独发其精义。临床中，胸痹诸方广泛用于胸痹、咳喘、梅核气、乳痈、胃脘痛、顽固性呃逆等疾病的治疗。

《王修善临证笔记》："一人努伤感寒，胸膈满闷不食，呼吸急喘，以瓜蒌薤白白酒汤：瓜蒌泥 15g，橘红皮 6g，枳实 5g，薤白 1 把，白酒 30 毫升引。1 剂安。"

努力挫伤，兼感寒邪，内外相合，胸闷喘咳，用瓜蒌薤白白酒汤理气宽胸，通阳散寒，方证相符，故 1 剂而安。

山西名医李可老先生有典型的"误金作木"案，用"薤白剂"治疗胁痛。此案记载于《李可老中医急危重症疑难病经验专辑》中："赵某，女，47 岁，1987 年秋因胁痛求治。患者 8 年前曾患急性黄疸型肝炎，医者不明肝病护脾之义，从始至终一张茵陈蒿汤用到底，服 60 余剂，栀子、大黄均在 500g 以上，苦寒过剂，致生变证：先是食少、恶寒、作泻，自服附子理中丸 1 月而愈。近两年发现右胁胀痛，呼吸牵引，甚则不能转侧。医者又以两胁为肝之分野，遂用舒肝丸 1 盒不效。继服元胡片、柴胡疏肝散 2 月以上，病终不愈。现症：痰盛咳剧，胸闷打呃，以呼出为快。右胁下痛不移处。脉涩，舌腻，舌右侧有大片瘀斑，舌下青筋怒张……以瓜蒌薤白半夏汤合丹参饮加枳壳、白芥子、桃杏仁、炮甲珠、炙甘草，降肺胃，宽胸膈，化痰通络，3 剂诸症均愈。"

临床中对于胁痛的病人，我们大多从"肝"论治。但有效亦有不效。这个案例中，患者除有胁痛之外，还可见"痰盛咳剧，胸闷打呃，以呼出为快"，是肺病的表现。李可老先生说："人但知肝主疏泄，胁痛责之肝气不舒，而忽略了'诸气膹郁，皆属于肺'。人身精气，发源于肾，充养于脾，敷布全身。脾胃中气，实为升降枢纽。脾气不升，则诸经之气皆不得升；胃气不降，则诸经之气皆不得降。黄疸过用苦寒，先伤脾胃之阳，中气虚馁，运旋无力，肝欲升而不得，肺欲降而不能。气阻于上，痰湿瘀血留滞于中，故见种种肺经证候……古人谓之'金木同病'。治此等症，以柴胡疏肝散加瓜蒌、枳壳、白芥子之属，疏肝之郁，通肺之滞，便各不相犯，生克制化复常，则两病皆愈。"

十九、苓桂术甘汤

【方证出处】

《伤寒论》第 67 条：伤寒若吐、若下后，心下逆满，气上冲胸，起则头眩，脉沉紧，发汗则动经，身为振振摇者，茯苓桂枝白术甘草汤主之。

《金匮要略·痰饮咳嗽病脉证并治第十二》："心下有痰饮，胸胁支满，目眩，苓桂术甘汤主之。""夫短气，有微饮，当从小便去之，苓桂术甘汤主之，肾气丸亦主之。"

原方组成：茯苓四两，桂枝、白术各三两，甘草二两。

煎服法：上四味，以水六升，煮取三升，分温三服，小便则利。

主治：中阳不足之痰饮。胸胁支满，目眩心悸，短气而咳，舌苔白滑，脉弦滑或沉紧。

【方证解读】

苓桂术甘汤证的主症及病机分析。

苓桂术甘汤证的主症，一方面是《伤寒论》所说的"心下逆满，气上冲胸，起即头眩，脉沉紧"；另一个是《金匮要略》所说的"心下有痰饮，胸胁苦满，目眩"。

心下逆满，胸胁支满，气上冲胸：心脾阳虚，运化失司，水饮内生。水饮逆于心下，阻碍气机，则心下逆满，且有气向上冲逆的感觉，水饮上冲心胸，则表现为胸闷、气短、心悸。

起则头眩、目眩：头晕目眩而不敢起动，起动则头晕目眩加重，即因中焦清阳之气为水饮阻遏，不能上养头目，当患者坐起或起立时，清阳不能随体位而上升的原因，也与水饮邪气上蒙清窍密切相关。

短气：水饮内停，妨碍气机升降。脉沉紧，沉主病在里，又主水病。《金匮要略·辨水气病脉证并治》所说"脉得诸沉，当责有水"，紧脉主有寒，故脉沉紧正是体内有水寒之气的特征。

这两个方面的病证都是由于人体水液代谢失常，气不化水，水停于内为患所致，因此又称为"水气病"。这里所讲的水气，既指有形的水饮，还包括无形的水寒之气。水气病的最大特点就是水气上冲，由于心阳虚衰，不能坐镇于上，在下的水寒邪气乘虚上凌则发为水气上冲。水气上冲虽然与心、脾、肾三脏阳气之虚有关，但其中尤以上焦的心阳虚不能降伏下焦阴寒为前提。

苓桂术甘汤方解。

苓桂术甘汤组方体现了"病痰饮者，当以温药和之"之法。方中以茯苓为君，甘淡性平，健脾利湿以化饮。饮属阴邪，无温不化，故以桂枝为臣，温阳化饮。茯苓与桂枝相伍，一利一温，共奏温化水饮、渗湿利水之效。湿因于脾，脾阳不足，则湿聚而成饮，故佐以白术，健脾燥湿，脾气健运，则湿邪去而不复聚。使以甘草，调和安中。药仅四味，温而不热，利而不峻，实为治痰饮之和剂。

【疑难解读】

苓桂术甘汤证病变在"心下"，"心下"具体是何部位？

"心下"之病位，历代医家见解不一：

（1）上焦，如《金匮要略论注》（徐彬）说："心下非即胃也，乃胃之上，心之下，上焦所主。"

（2）心包络，如《金匮方论衍义》（赵以德）说："心包络循胁出胸下，《灵枢》曰：胞络，是动则胸胁支满。此痰饮积其处而为病也。"

（3）中焦脾胃，如《金匮要略心典》（尤怡）说："盖痰饮为结邪，内属脾胃。"

（4）膈膜中，如《金匮要略浅注补正》（唐容川）说："心下者，膈膜中也。"

（5）三焦，如《金匮发微》（曹颖甫）说："夫胸胁支满，属手少阳三焦，三焦水道不通，乃病支饮……仲师所出方治，皆用苓桂术甘汤者，则以饮邪初起，水气仅在三焦而不及内脏。"

几种观点各有其理，但从仲景原文冠以"痰饮"，结合苓桂术甘汤证方药分析，"心下"之病位应理解为中焦脾胃更为妥切。

【临床应用】

苓桂术甘汤是化水气、痰饮之方，现代临床可用于充血性心力衰竭、冠心病、风湿性心脏病、心肌炎、小儿哮喘、慢性支气管炎、百日咳、胆汁反流性胃炎、胃脘痛、肠易激综合征、胃下垂、尿路结石、慢性肾小球肾炎、肾病综合征、梅尼埃病、脑积水、椎－基底动脉缺血性眩晕、神经衰弱、老年单纯收缩期高血压、盆腔积液、急性羊水过多等脾虚水停者。

"积水不散，留而为饮""积饮不散，亦能变痰""水泛为痰""怪病多痰"，苓桂术甘汤本可化饮祛痰，更是其他祛痰剂的善后良方。

【后世发展】

刘渡舟教授应用苓桂术甘汤得心应手，凡符合"水气上冲"的核心病机，皆可使用，而以治疗"水心病"最具特色。临证之时，根据不同表现，又有系列方化裁。

苓桂三参汤：此方由苓桂术甘汤加人参、沙参、丹参组成，是刘渡舟教授临床最常用的方剂。方用苓桂术甘汤温通心阳，利水降冲，加人参大补心气；沙参益气养阴；丹参活血养血，加强益气养阴活血之功，适用于"水心病"气虚较重者，也有养阴活血之功效。

苓桂杏甘汤：此方即苓桂术甘汤减白术加杏仁而成。用于治疗"水心病"水气上冲，迫使肺气不利，不能通调水道，而见小便不利、面目浮肿及咳喘等症。水气上冲，故去白术之用，加杏仁宣开肺气，理水之上源。杏仁一药，为宣肺去水之妙药。《温病条辨》的作者吴鞠通擅用杏仁宣肺去湿，可为佐证。

苓桂茜红汤：该方由茯苓、桂枝、茜草、红花组成，治疗"水心病"血瘀重者，临床表现为胸部憋闷疼痛。此方用苓、桂通阳去水，用茜草、红花活血通络，水去阳通，则血脉畅通，诸症自愈。

苓桂参附汤： 即苓桂术甘汤合参附汤。此方用于治疗"水心病"而阳气虚较重者，病人畏寒汗出，肢体发凉，甚至夏季也着棉衣，心痛遇寒则发，脉微细欲绝。以苓桂术甘汤去水通阳，加附子温补一身之阳，人参大补元气，药理研究表明，两药均有较强的强心作用。临床病重者，必须用红参方能转危为安，病情平稳之后，可改用党参巩固疗效。

苓桂杏苡汤： 由茯苓、桂枝、薏苡仁、杏仁组成，治疗"水心病"兼夹湿浊之证。临床表现为心悸气短、咳嗽多痰、头重如裹、胸满似塞、周身酸楚、不欲饮食、小便不利、脉缓滑、舌苔白厚而腻。用苓桂通阳利水降冲，薏苡仁祛湿降浊，则水湿同治，诸症得解。

（以上观点参考《中华中医药学刊》2003 年第 1 卷张保伟——刘渡舟教授妙用苓桂术甘汤治疗疑难杂病拾萃）

【医案例举】

胡某，女，42 岁，2018 年 6 月 13 日初诊。咽喉有异物、闷塞感 3 月余，吞之不下，吐之不出，伴有舌头、嘴角麻木、心慌心悸、胃脘部痞闷等，夜间平躺时加重，稍头晕，口干不欲饮，强饮则腹胀，白带清稀量多，月经期时小腹隐痛不适，月经颜色、量正常，纳差，大便正常，小便频数，舌质淡，苔薄白稍水滑，脉沉弦。痰饮交阻搏结于咽喉，水气冲心所致，当祛痰化饮，平冲降逆，予以苓桂术甘汤合半夏厚朴汤加减：茯苓 30g，桂枝、厚朴、紫苏子各 15g，白术 20g，甘草、法半夏、紫苏叶、陈皮各10g，生姜5片。7剂，水煎，日1剂，分2次温服。

二诊（2018年6月20日）：患者自诉服药后咽喉非常舒服，异物感明显减轻，心慌心悸症状减轻，只是舌头、嘴角仍麻木，稍头晕，白带也较前减少，查看舌脉同前，处以苓桂术甘汤合半夏白术天麻汤加减：茯苓20g，白术、陈皮各15g，桂枝、甘草、法半夏、天麻、枳实各10g。7剂。

三诊（2018年7月2日）：诸症缓解，嘴角麻木感较前缓解，偶尔麻木，此次就诊恰逢患者月经期，诉小腹隐痛不适，伴有乳房稍胀痛，月经量、色可，余未诉特殊不适，饮食、二便无异常，舌脉，舌质淡红，苔薄白，脉弦细。处以苓桂术甘汤合当归芍药散：茯苓、当归、白芍、泽泻各15g，桂枝、白术、川芎各10g，益母草20g，鸡血藤30g。7剂，水煎，日1剂，分两次温服。随访1个月，患者未诉特殊不适，月经正常。

此为湖南省名中医周衡教授的一则医案，刊载于《陕西中医》2019年第12期。该病为痰饮交阻搏结于咽喉、水气冲心所致，徐忠可在《金匮要略论注》曰："若心下有痰饮，心下非即胃也，乃胃之上，心之下，上焦所主，唯其气挟寒湿，阴邪冲胸及胁而为支满，支者撑定不去，如痞状也。"痰饮病与心、脾、肾三脏的阳气虚衰有关，心阳不足，不能震慑下焦水寒之气，脾为中土，脾阳虚，不能运化，水液代谢、气化失常容易导致痰饮内生。

另外，肾阳不足气化无权，不能主水于下，则津液停聚而为水邪，周师言由于心阳虚衰，不能坐镇于上，在下的水寒邪气乘虚则发为水气上冲，上冲症状依部位不同表现各异，包括冲心的心悸，冲头的头眩，冲咽喉的堵塞感，冲泪目的结膜炎、目眩等，该患者出现咽喉异物感伴有舌头、嘴角麻木、心慌、心悸的症状，皆为痰饮搏结，水气上冲所致，方用苓桂术甘汤以祛痰化饮、平冲降逆，一诊合用半夏厚朴汤加强温化痰饮的效果，二诊诸症减轻，唯有舌麻仍旧，考虑为风痰上扰所致，合用半夏白术天麻汤祛风化痰，三诊诸症减轻，转调理月经，合用当归芍药散以养血利水，以苓桂术甘汤为基础方，根据患者不同症状进行合方，临床疗效甚佳。看病当抓主要病机，方证对应，切不可被疾病表面现象所迷惑。

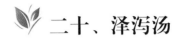

二十、泽泻汤

【方证出处】

《金匮要略·痰饮咳嗽病脉证并治第十二》："心下有支饮，其人苦冒眩，泽泻汤主之。"

原方组成： 泽泻五两，白术二两。

煎服法： 上二味，以水六升，煮取一升，分温再服。

主治： 眩晕。

【方证解读】

关于支饮释疑。

《金匮要略·痰饮咳嗽病脉证并治第十二》曰："其人素盛今瘦，水走肠间，沥沥有声，谓之痰饮；饮后水流在胁下，咳唾引痛，谓之悬饮；饮水流行，归于四肢，当汗出而不汗出，身体疼重，谓之溢饮；咳逆倚息，短气不得卧，其形如肿，谓之支饮。"由此可见，痰饮、悬饮、溢饮、支饮皆是从病势而立名：（水饮）自胃而下流者名痰饮，外溢者名溢饮，上逆者名支饮，其非下流、外溢、上逆，而系旁注胁内，为悬饮。故支饮乃泛指饮邪由胃上逆，上乘胸膈及胸膈以上一类饮证的总名，胃中之饮若无上逆之势，则不能称为支饮。

故支饮之标当在胸隔及其以上部位：①逆于膈间，阻抑清阳。则有胸胁支满、心下痞等症，膈不利则肺气亦难以肃降，故有喘促、短气；饮邪溃入虚里，虚里正当心下，心阳为水气所抑，必然悸动不已，浊阴不降，则清阳不升又往往苦于眩冒矣。②逆于胸中，肺失宣降。其症轻则咳嗽、短气，重则喘促胸满，甚至因心肺俱病，阳气不通而有胸中痛烦。③逆出贲门，发为呕吐。

泽泻汤的配伍特点。

泽泻汤由泽泻五两、白术二两组成。

泽泻，气味甘寒，生于水中，得水阴之气而能制水，一茎直上能从下而上，故同气相求，领水阴之气从下走，即泻水气，方中重用泽泻五两，利水消饮，导浊阴下行；白术，崇土制水者以堵之，犹治水者必筑堤防也，恐水气下而复上。即健脾制水，培土以断饮邪之源。泽泻与白术合用，使浊阴下走，不再上冒清阳，新饮绝源而升降复常。浊阴已降，清阳上达，故眩冒自愈。

【疑难解读】

同为"眩"，泽泻汤之"冒眩"、苓桂术甘汤证及真武汤证之"头眩"区别是什么？

真武汤治眩晕，此眩晕属阳虚水泛，患者必当畏寒严重，并伴有水肿、心悸、小便不利；苓桂术甘汤也能治疗心下痰饮上冲之证，但其头晕应当与体位变化有关，动则头晕或动则心悸；泽泻汤证寒热征象不明显，且头晕与体位变化无关，由此可鉴别。且泽泻汤效专力宏，刘渡舟谓其乃"单刀直入之法"，对于严重的眩晕可获奇效。

泽泻汤的临床运用有哪些注意事项？

中国中医科学院广安门医院何庆勇教授认为泽泻汤的临床运用要把握以下三个关键点。一是抓住主要方证的特点，泽泻汤的方证是：头晕，前额如有贴物，呈持续性，头晕与体位无关，大便稀溏，舌体肥大异常，苔水滑或白腻，脉弦沉；二是依照原方比例使用，泽泻与白术的比例应为5:2，且应用重剂，常按照经方绝对剂量，用泽泻50～70g，白术用20～28g，量少则无效；三是依照类方加减及经方叠用，和五苓类方加减，可在泽泻汤基础上加猪苓、茯苓、桂枝，取五苓散之意，可叠用茯苓杏仁甘草汤、桂枝甘草汤、枳术汤等方剂。

【临床应用】

泽泻汤广泛用于梅尼埃病、颈椎病眩晕症、内耳性眩晕、先天性脑积水、水疝、湿疹、突发性耳聋、慢性支气管炎等病属水饮所致者。以"泽泻能使清气上升，除头目诸疾"，配茯苓以减轻迷路水肿，加石菖蒲通九窍，对耳部闷胀不适、耳鸣、听力下降者效佳。

痰热者加黄芩、龙胆草，气虚者加党参、炙黄芪，阴虚者加生地黄、石斛、麦冬，外感风寒者加辛夷花、防风、苍耳子，外感风热者加桑叶、菊花。目前临床常用本方加山楂、丹参等治疗高脂血症。

【医案例举】

病案一：朱某，男，50岁。因病退休在家，患病已两载，百般治疗无效。其所患之病为头目冒眩，终日昏昏沉沉，如在云雾之中，且两眼懒睁，两手发颤，不能握笔写字，颇以为苦，切脉弦而软，视其舌肥大异常，苔呈白滑而根部略腻。

此为伤寒大家刘渡舟先生的一则医案，载于《刘渡舟医案》。本病为眩冒，因心下有支饮，心阳被遏，不能上煦于心，故见头冒目眩；正虚有饮，阳不充于筋脉，则两手发颤，阳气被遏，饮邪上冒，所以精神不振，懒于睁眼。至于舌大脉弦，无非是支饮之象。治法：渗利饮邪，兼崇脾气。方药：泽泻24g，白术12g。服第 1 煎，因未见任何反应，患者乃语其家属曰：此方药仅两味，吾早已虑其无效，今果然矣。孰料服第 2 煎，覆杯未久，顿觉周身与前胸后背汗出，以手拭而有黏感，此时身体变爽，如释重负，头清目亮，冒眩立减。又服 2 剂，继续出此小汗，其病从此而告愈。

病案二：宋某，男，54 岁，2017 年 12 月 1 日初诊。主诉：反复头晕 5 年，加重半个月。现病史：患者 5 年前腔隙性脑梗死后遗留头晕、头昏沉，反复发作。近半个月来出现额头发紧，似有贴物感，每天均有。患者甚苦于此，遂就诊于我处。刻下症：头晕，与体位变化无关，头昏沉，眼难睁，额头发紧，似有贴物感，全身乏力。大便 3 次/天，偏稀，夜尿 1 次。查体：体形中等偏胖，舌淡，边有齿痕，苔薄黄，脉沉弦。诊断：眩晕病，水饮上犯证。方用泽泻汤：泽泻69g，炒白术28g。7 剂，水煎服，日 1 剂，分 2 次早、晚饭后半小时温服。

二诊（2017 年 12 月 8 日）：患者诉服药 1 剂后头晕大减，双眼即能睁开，服药 2 剂即无头晕。目前仅残余少许额头贴物感，大便 1 次/天，不干不稀。患者来复诊时直呼此方有奇效，描述该汤药味道似豆汁，不难入口。

此为中国中医科学院广安门医院何庆勇教授的一则医案，刊载于《世界中西医结合杂志》2019 年第 5 期。本案患者头晕，头昏沉，眼难睁，额头发紧，似有贴物感，皆因水饮所困，阻遏清阳，头为诸阳之会，湿邪水饮缠绵，恰如梅雨纷纷，日光不明，故见头晕、头昏沉、困乏眼难睁等症状。《黄帝内经》说："清气在下，则生飧泄。"支饮阻遏清阳之升，可知其大便稀溏，舌淡，边有齿痕也佐证其脾虚不能制水之证候。脾虚不运水，停则成饮，饮邪上犯则头晕发作。诸症均指向泽泻汤，是以予泽泻汤 7 剂，患者服 1 剂而有效，2 剂而痊愈，不得不叹之神秀。

二十一、百合地黄汤

【方证出处】

《金匮要略·百合狐惑阴阳毒病证治第三》:"百合病,不经吐、下、发汗,病形如初者,百合地黄汤主之。"

原方组成: 百合七枚(擘),生地黄汁一升。

煎服法: 上以水洗百合,渍一宿,当白沫出,去其水,更以泉水二升,煎取一升,去滓,纳地黄汁,煎取一升五合,分温再服。中病,勿更服,大便当如漆。

主治: 百合病。神志恍惚,沉默寡言,如寒无寒,如热无热,时而欲食,时而恶食,口苦,小便赤。

【方证解读】

关于百合病释疑。

百合病属"神志病"范畴。百合病之名首见于《金匮要略》,其病名的由来主要有以下两种认识:一是以主药命名。如魏荔彤《金匮要略方论本义》说:"百合病用百合,盖古有百合病之名,即因百合一味而瘳此疾,因得名也。"二是从病机的角度解释病名。如徐彬《金匮要略论注》说:"曰百合病,谓周身百脉皆病。"

《金匮要略·百合狐惑阴阳毒病证治第三》："论曰：百合病者，百脉一宗，悉致其病也。意欲食，复不能食，常默然，欲卧不能卧，欲行不能行；饮食或有美时，或有不用闻食臭时，如寒无寒，如热无热，口苦，小便赤，诸药不能治，得药则剧吐利。如有神灵者，身形如和，其脉微数。"

作为百合病的总纲，本条明确指出了百合病的病因、症状及诊断，即百合病是一种心肺阴虚内热的疾病。心主血脉，肺主治节而朝百脉，心、肺正常，则气血调和而百脉皆得其养。如心肺一病，则百脉皆病，所以"百脉一宗"之"宗"，实际上是指心、肺。

百合地黄汤的配伍特点。

百合地黄汤由百合、生地黄组成。百合，味甘性寒，色白入肺，甘能润肺，寒可清心，复能益气安神；生地黄，味甘性寒，逐血痹，填骨髓，长肌肉，益心营，清血热。二者配伍，可养阴清热，除烦安神，畅利血脉，宁神怡心。复以甘凉之泉水下热气，利小便，用以煎百合、生地黄，共奏滋阴液、润心肺、凉血热、安心神之功。阴复热退，百脉调和，病可自愈。

【疑难解读】

如何理解百合地黄汤方后注有服药后"大便当如漆"之语，"大便色黑"是否提示体内有瘀？

百合地黄汤方后注中提出"大便当如漆"，对此，有注家把百合地黄汤理解为清营祛瘀之方剂，如曹颖甫在《金匮发微》中称："此证直可决为太阳标热内陷，蒸成败血之证，故方治用百合七枚以清肺，用生地黄汁一升以清血热（一升约今一大碗，须鲜生地黄半斤许）。血热得生地黄汁之清润，则太阳标热除，败血以浸润而当下，观其分温再服，大便如漆可为明证矣（按：肠中本无血，唯热郁蒸腐阴络，乃有之，此亦利下脓血之类，观于病蓄血者，大便必黑，于此证当了解）。"

确实，百合病若病久，出现瘀血的可能性是存在的，百合、生地黄两药不仅可滋阴润燥清热，且有祛瘀之功，但把百合地黄汤解释为清营祛瘀之方剂却有失张仲景本意。服药后大便之所以呈黑漆之色，实为地黄本色，生地黄汁，性大寒，所以中病勿更服，且其质润多液，稠黏色黑，多服用则滑肠致泻，服后大便如漆，停药后即可消失。

【临床应用】

百合地黄汤为调神之方，故历代医家较多用于神经、精神系统疾病，尤其是精神情感心理障碍性疾病（神经官能症或自主神经功能失调）、抑郁症、焦虑症、更年期综合征、失眠症、癔症等，多随症加减治之。也可用做热病善后调理之方。

心悸失眠者，加酸枣仁、柏子仁、当归等；心烦者，加栀子、淡豆豉、连翘、淡竹叶等；喜悲伤欲哭，如神灵所作者，合甘麦大枣汤；狂躁不安者，加龙骨、牡蛎、磁石等；夹有痰浊者，加菖蒲、郁金、远志等；夹有瘀血者，加丹参、川芎、当归等。

【医案例举】

病案一：此为刊于《河南中医》2003 年第 8 期的一则医案。周某，女，52 岁，教师，2001 年 5 月 17 日初诊。绝经半年，乍寒乍热，心烦少寐，易躁易怒，口干苦，泛恶，食欲时好时坏，尿黄赤，舌红少苔，脉微数。追问病史，诉之年前丧偶，思念之情郁结在心，化火上铄肺金所致。因五志之中，心主喜，肺主悲，消烁营阴，症有百合之象，用百合60g、生地黄60g，重剂煎服，加少许蜂蜜服，5剂。服药后，乍寒乍热得缓，口干苦亦好转，余症仍然，舌红少苔，脉微数。原方加宁心安神之品：龙齿15g，茯神10g，合欢皮10g，首乌藤15g，灯心草3g，莲子心10g。服15剂，症状已基本控制，寒热除，心烦已不明显，夜已能寐，胃纳正常，善后以丸代煎，巩固治疗。后改服六味地黄丸以巩固疗效，并每晚服百合汤1小碗，随访半年，未见异常。

病案二：崔某，女，30岁，1995年5月20日初诊。患者因感冒未彻底治愈与家人发生口角，心情不舒畅，整天闷闷不乐，继而出现精神恍惚不定，阵发性哭笑，经上级医院诊为"癔症"，用中西药治疗1月余，效果不佳，症状时轻时重，已1年不愈而求治。诊见精神恍惚不定，欲卧不得卧，欲行不能行，坐立不安，时胡言乱语，哭笑无常，时默默不语，烦躁易怒，心慌气促，伴口苦、咽干、胸胁胀满，时有刺痛，肢体麻木，大便偏干，观察形体如常人，舌红，苔薄稍黄，脉弦细。证属余邪未尽，复肝气郁结化火，营血亏耗，心神失养。治以益气清心，养阴安神，解郁活血。方用百合20g，生地黄、太子参、丹参各15g，绿萼梅6g，生大黄6g（后下）。服药5剂，症状明显好转。去生大黄继服20剂，病告痊愈。未再复发，至今健康。

此为刊于《四川中医》2003年第5期的一则医案。癔症以饮食、行动失调，精神恍惚不定为主要特征，临床表现为不开朗、重感情、言不对题、阵发性哭笑或默默不语，或突然四肢抽动等症状，多在精神刺激影响下发病，以女性青壮年多见，其病因、病机主要是因忧愁、思虑过度或情志不遂，肝气郁结，郁久化火，或热病之后，余邪留于经脉，营血亏耗，心肺阴虚，心神失养，神志不宁而发病。临床观察，其病属实者少，属虚者多，或虚实夹杂，变化多端。百合地黄汤有"补正不助邪，攻邪不伤正"之特点，并能安心、定志、益气、养五脏，故选用此方为主，可加太子参、丹参、绿萼梅益气养阴，理气活血。使气机条达，血脉通畅，百脉调和。

二十二、枳实薤白桂枝汤

【方证出处】

《金匮要略·胸痹心痛短气病脉证治第九》："胸痹心中痞，留气结在胸，胸满，胁下逆抢心，枳实薤白桂枝汤主之。"

原方组成：枳实四枚，厚朴四两，薤白半斤，桂枝一两，瓜蒌实一枚（捣）。

煎服法：上五味，以水五升，先煮枳实、厚朴，取二升，去滓，纳诸药，煮数沸，分温三服。

主治：胸阳不振、痰气互结之胸痹。胸满而痛，甚或胸痛彻背，喘息咳唾，短气，气从胁下冲逆，上攻心胸，或者寒伤阳明太阴证，舌苔白腻，脉沉弦或紧。

【方证解读】

胸痹是一种什么样的病？

痹者，闭也，不通之义，胸痹指胸膺部满闷、窒塞甚至疼痛，影响及肺，可见喘息咳唾等症。

胸痹是怎么发生的？

《金匮要略·胸痹心痛短气病脉证治第九》："师曰：夫脉当取太过不及，阳微阴弦，即胸痹而痛，所以然者，责其极虚也。今阳虚知在上焦，所以胸痹、心痛者，以其阴弦故也。"

以上条文为胸痹的病机。微是不及的脉，常主阳（指津液，而非阳热）虚，寸微应上焦阳虚；弦是太过的脉，在此主寒盛，阴弦应下焦寒盛，根据中医"邪之所凑，其气必虚"的病理理论，故在下之寒邪必冲逆于上，因断为必作胸痹而痛。因为寸脉太虚，所以邪才乘虚而逆迫于胸，因谓"所以然者，责其极虚也"；但是如果没有寒邪在下焦，且趁虚上乘，只是上焦虚也不会出现胸痹，因谓"所以胸痹、心痛者，以其阴弦故也"。

"留气结在胸"的"胸"具体所指的部位。

"留气结在胸"之"留"者即留守、留驻，"气"者即气不得行而壅滞，"结"者即纠结、郁结、阻结，"在"者即病邪存在、处于某部位。"胸"有三层意思，分别为心胸之胸在心中、胸肺之胸在肺中、胸胁之胸在胸膜。"留气"即邪气留驻郁结在心中或肺中或胸膜之间，亦即郁、瘀、痰之邪阻结在心胸或胸肺或胸膜之间，而枳实薤白桂枝汤方药相互聚合药力正是针对邪气阻结之郁、瘀、痰。

枳实薤白桂枝汤方解。

枳实薤白桂枝汤由枳实、薤白、桂枝、川厚朴、瓜蒌实组成。方中的枳实、川厚朴开郁温中、散结除满；桂枝上可宣通心胸之阳，下能温化中、下二焦之阴气，既通阳又降逆；瓜蒌实苦寒润滑，开胸涤痰。清代医家魏荔彤认为方中"微用瓜蒌实而不用根，以甘代苦，使作先驱，引阳入阴"；薤白辛温通阳散结气。因此，无论是气机阻滞导致的胸中阳气不得通达，还是阴寒之邪凝结胸胃、阻遏阳气畅达的病证，皆可治之。

【疑难解读】

桂枝功效与活血的关系。

桂枝是樟科植物肉桂的嫩枝，性温，味辛甘，归心、肺、膀胱经。《本经疏证》言桂枝的功效为："盖其用之道有六，曰和营，曰通阳，曰利水，曰下气，曰行瘀，曰补中。"明确指出桂枝具有活血的功效，其发挥活血作用主要是温通经脉活血、补气行气活血。枳实薤白桂枝汤中，枳实、薤白等辛温芳香，走窜经络，桂枝温热通阳，三者相配，可疏利气中郁滞、通行血中瘀滞，则阳气得以宣通。可治疗气滞血瘀证，除了《金匮要略》中枳实薤白桂枝汤，《普济方》中的桂枝散也具有类似的配伍意义。

【临床应用】

枳实薤白桂枝汤治疗胸痹心痛气机阻塞重者。用于冠心病心绞痛治疗，若见左胸刺痛，舌质晦暗有瘀点，属心脉瘀阻，可加用丹参、桃仁、红花、赤芍等活血化瘀；寒痛者，加高良姜、姜黄、砂仁等温经散寒；咳痰清稀量多，咳时牵引胸背疼痛，气短肠鸣，纳差，苔白滑，脉沉，证属饮停，可用本方加葶苈子、茯苓、半夏、椒目等温阳逐饮。也可用于窦性心动过缓、慢性胃炎、消化性溃疡、儿童过度换气综合征、胆道蛔虫病等。

【医案例举】

患者，女，55岁。有多年支气管哮喘病史，近因病证加重前来诊治。刻诊：哮喘，胸中、喉中痰鸣，胸胁胀闷，心中痞塞，动则气喘，手足不温，舌质淡红、苔薄白，脉沉弱。辨为气郁痰阻伤气证，治当通阳行气，宽胸化痰，兼以益气。给予枳实薤白桂枝汤、苓甘五味姜辛汤与四君子汤合方。方药：枳实5g，厚朴12g，薤白24g，桂枝10g，瓜蒌15g，茯苓12g，细辛10g，干姜10g，五味子12g，姜半夏12g，红参12g，白术12g，炙甘草12g。6剂，水煎服，每日分3次服。

二诊：哮喘减轻，以前方6剂。

三诊：胸中痰鸣好转，以前方6剂。

四诊：哮喘好转明显，喉中痰鸣减轻，以前方6剂。

五诊：心中痞塞解除，以前方6剂。

六诊：哮喘止，痰鸣基本解除，以前方6剂。

七诊：诸症基本解除，以前方6剂。

之后，为了巩固疗效，以前方60余剂，诸症悉除。随访1年，一切尚好。

此为河南中医药大学王付教授的一则医案，刊载于《中医杂志》2013年第13期。病案中根据哮喘、手足不温辨为寒，再根据胸胁胀闷、心中痞塞辨为气滞，因动则气喘、脉沉弱辨为气虚，因胸中、喉中痰鸣辨为痰阻，以此辨为气郁痰阻伤气证。方以枳实薤白桂枝汤通阳宽胸，行气化痰；以苓甘五味姜辛汤温肺化饮；以四君子汤健脾益气，化生气血。

二十三、大建中汤

【方证出处】

《金匮要略·腹满寒疝宿实病脉证治第十》："心胸中大寒痛，呕不能饮食，腹中寒，上冲皮起，出见有头足，上下痛而不可触近，大建中汤主之。"

原方组成： 蜀椒二合（去汗），干姜四两，人参二两。

煎服法： 上三味，以水四升，煮取二升，去滓，纳胶饴一升，微火煮取一升半，分温再服；如一炊顷，可饮粥二升，后更服。当一日食糜，温覆之。

主治： 中阳衰弱，阴寒内盛之脘腹剧痛证。心胸中大寒痛，呕不能食，腹中寒，上冲皮起，出见有头足，上下痛而不可触近，手足厥冷，舌质淡，苔白滑，脉沉伏而迟。

【方证解读】

《金匮要略》"疝"解疑。

疝为证表现多端，寒热虚实都有。寒疝是疝病的一种，这种疝痛与外寒、内寒都有关，天凉、受寒，遇冷发作，病因归于寒，所以它叫"寒疝"。但病情也很复杂，例如小肠疝气、肠梗阻、肠套叠等，有时也有中气不足、四肢厥逆（气血不达四末）等寒疝的证候。实际上，这些并不是寒而是气虚，即机能不振、组织松弛的缘故。另外，还有虫疝，也叫"虫积"，或者是"胆道蛔虫病"，因疼重，故也以疝（虫疝）名之。这些都需在辨证中做具体细致的分析。

结合现代医学，"上冲皮起，出见有头足"是一种什么样的体征？

"上冲皮起，出见有头足"，是指腹部皮肤因寒气攻冲而起伏，出现犹如头、足般的块状肠型蠕动。大概相当于现代医学所谓胃肠型、蠕动波之类，可见于胃肠功能紊乱、肠易激综合征，以及不完全性肠梗阻、肠套叠等急腹症。

大建中汤方解。

大建中汤中，蜀椒辛热，温中降逆，散寒止痛，为君药，并以辛热之干姜温中通阳，和胃止呕，助蜀椒温中散寒、降逆止痛；饴糖温补中虚，缓急止痛，助蜀椒止痛之力，共为臣药。人参补脾胃，培土益气，建中阳、扶正气，配合饴糖重建中脏，缓急止痛。诸药合用，共为建中阳、逐寒邪、降逆止痛之峻剂。

【疑难解读】

《伤寒论》与《金匮要略》中蜀椒应用探讨。

蜀椒为药食两用之品，又称"川椒"，为花椒的一种，作为药物首载于《神农本草经》，谓其："味辛，温。主邪气咳逆，温中，逐骨节皮肤死肌，寒湿痹痛，下气。"蜀椒在《伤寒论》中入方 1 次，即乌梅丸；在《金匮要略》中入方 6 次，分别为升麻鳖甲汤、乌头赤石脂丸、大建中汤、王不留行散、乌梅丸、白术散。其中两书中乌梅丸为同一方，故共计6方。

张仲景用蜀椒，一取其温里散寒，二取其引火归元。

蜀椒温里散寒，与附子、干姜相比，蜀椒温阳之力不如附子，然附子主入下焦肾经温壮元阳，蜀椒主入中焦脾经温阳散寒；蜀椒温中阳之力不及干姜，然干姜质重味厚，守中而不走，犹主帅坐镇中州，而蜀椒味薄质轻，善走而上行下达。大建中汤中蜀椒偏于温散，能暖中焦，散阴寒，止腹痛，可视为"阳中之阳"药；论其引火归元，与肉桂相比，因蜀椒味辛而麻，药用果皮，其质轻清，虽可引火归元，但更具温散之性，在乌梅丸中亦有"火郁发之"之功以发散在上之郁火，在升麻鳖甲汤中则兼具温散血行，而肉桂以树皮入药，其"走"之性不及蜀椒。

小建中汤方后注云："呕家不可用建中汤，以甜故也。"而大建中汤证中"呕不能饮食"，为什么能用饴糖呢？

大建中汤方中用到饴糖一升。《神农本草经》虽无饴糖记载，但《名医别录》云："饴糖，味甘，微温。主补虚乏，止渴，去血。"

饴糖"为米、大麦、小麦、粟或玉蜀黍等粮食经发酵糖化制成的糖类食品""味甘、温""缓中，补虚，生津，润燥""甘入脾""脾欲缓，急食甘以缓之"。脾胃虚寒，以腹痛为主，故用饴糖一是补益脾胃，二是缓急止痛。

"呕家"是指经常呕吐的患者，此类患者病变部位主要在胃，胃寒而致胃气上逆，故经常呕吐吞酸。"甘能令人中满"，甘易作酸，因此此类患者不宜服用饴糖，否则会致病情加重。

大建中汤证虽有呕吐，但病变部位主要在肠，肠道寒气攻冲，上下游走而疼痛剧烈，有时可见到气聚而形成的包块，其呕吐是胃气不降而上冲所致。其呕吐往往是急性发作，用饴糖缓急止痛是适宜的，同时又配合人参健脾益气，扶正以祛邪。

【临床应用】

大建中汤常用于胃肠痉挛、慢性胃炎、肠炎及消化性溃疡引起的腹痛、呕吐、下利等疾病，也可用于蛔虫引起的肠梗阻。

其证可见腹部剧烈疼痛而不可触近，呕吐剧烈，不能饮食，手足逆冷，舌淡苔白滑，脉沉紧等。病机属脾胃阳虚，阴寒内盛。此证常为平素脾胃虚寒，偶感外寒而诱发，多由过食生冷或腹部受凉，寒邪直中胃肠而发作。

【医案例举】

赵某，男，65 岁，2008 年 12 月 19 日初诊。6 个半月前无明显诱因出现进食中胃脘部不适感，开始为偶发，持续数秒钟，可自行缓解。后出现进食后上腹部及右上腹部疼痛，呈刀割样，每次持续数秒到两分钟，平卧时可加快缓解。两个月前疼痛转移到左下腹，呈绞痛样，每次持续 5～8 秒，50～60 次/天，疼痛向腰背部、胸部放射。入院后做胃镜示：复合性溃疡，萎缩性胃炎。肠镜示：末段回肠、盲肠近段、升结肠溃疡性质待定。诊断为腹痛原因待查：肠结核？Crohn（克罗恩）病？结肠肿瘤？症见腹痛阵发，呈刀割样，向胸背部放射，夜间疼痛程度加重，需注射吗啡镇痛，平时口服奥施康定 20mg/天，腹痛发作时可见隆起的肠型，恶心，不能进食，胃管鼻饲营养液，查体：极度消瘦，精神尚可，全腹压痛（＋），无反跳痛，肠鸣音 7 次/分。舌质偏红，苔黄厚腻，脉沉弦紧。方药：川椒 15g，干姜 15g，甘草 15g，党参 15g，百合 30g，沙参 15g，丹参 30g，当归 15g，乳香 4g，没药 4g，桂枝 20g，赤芍 15g，大枣 20g，白芍 15g。水煎服，日 1 剂，7 剂。服上方 3 剂后腹痛大减，吗啡用量维持不变，压痛已不明显，上方去生姜，加茯苓 15g 又服 5 剂。患者腹痛明显减轻，仅局限于胃脘部隐隐灼痛，活动如常，奥施康定改为 10mg/天，可进少量流质饮食。改以半夏泻心汤加减调理脾胃。

此为中日友好医院史载祥教授的一则医案，刊载于《中国中医急症》2013 年第 2 期。本患者内镜检查发现胃、肠多发溃疡病变，已基本除外肿瘤，诊断考虑为肠结核？Crohn 病？结肠肿瘤？对于诊断未明的腹痛，辨证为中焦阴寒内盛，上逆心胸，故见腹痛阵发，上连胸背，发作时可见隆起的肠型；因寒凝气滞，血行不畅，故兼有刀割样痛，夜间痛等瘀血之象；形体消瘦，恶心，不能食，说明中气已伤，纳谷不能。脉沉弦紧，为里寒之象。治当益气温中，散寒止痛。故用川椒、干姜温中散寒，降逆止呕，党参、大枣温补中气，丹参、赤芍、当归、乳香、没药以祛瘀止痛，桂枝温通经脉，因药房饴糖时缺不备，用大剂甘草和百合代替。诸药合用，使中气得复，寒邪得去，气血通畅，则疼痛可去。

二十四、橘皮竹茹汤

【方证出处】

《金匮要略·呕吐哕下利病脉证治第十七》:"哕逆者,陈皮竹茹汤主之。"

原方组成:橘皮二升,竹茹二升,大枣三十枚,生姜半斤,甘草五两,人参一两。

煎服法:上六味,以水一斗,煮取三升,温服一升,日三服。

主治:胃虚有热之呃逆。呃逆或干呕,虚烦少气,口干,舌红嫩,脉虚数。

【方证解读】

关于哕。

哕,始见于《素问·宣明五气》:"胃为气逆为哕。""哕"的含义:一是指"呃逆",如《景岳全书》说:"哕者,呃逆也。"一者指"干呕",如《丹溪心法·呕吐》说:有声无物,谓之哕。"两种病证均与胃气上逆有关。

《伤寒论》中有9条条文论及哕,在《金匮要略》有专篇论述哕,并提出专方专药治之。从张仲景有关哕病论述条文可以看得出：其以虚实二端论及哕，实者常因前后二阴不利、胃气上逆而作哕，治当以通利为宜；虚者多因其人平素胃气本虚，或饮水之后胃虚不消水，水与胃寒相搏，胃气上逆而作哕，或胃中虚热，气逆上冲而作哕。

橘皮竹茹汤方解。

橘皮竹茹汤由橘皮、竹茹、大枣、生姜、甘草、人参组成。方中橘皮为主药，且用量最大，具有行气、和胃、止呕的作用。竹茹清热、和胃、止呕。同时加入人参、生姜、甘草，以健脾益气。清代魏荔彤《金匮要略方论本义》言本方："橘皮、竹茹行气清胃，而毫不犯攻伐寒凉之忌，佐以补中益气温胃之品，而胃气足、胃阳生，浮热不必留意也。"

【疑难解读】

有关橘皮竹茹汤的"寒热之争"。

因原文叙证不详，历代医家对本方的理法方治多有争议：

①后世医家多以"胃虚有热，胃气上逆"概括本方治证病机。最早以"胃虚有热"概括其治证病机的为明代张景岳，他在《景岳全书·古方八阵·和阵》中指出："橘皮竹茹汤，治吐利后，胃虚膈热，呃逆者。"清代医家汪昂、李彣，近代名医王绵之、周凤梧亦赞同张氏之说。

②对《金匮要略》橘皮竹茹汤治证之病机，后世医家亦有以寒热相搏立论者。清代医家魏荔彤、陈元犀，当代医家李克光、王廷富均持此论。王廷富《金匮要略指难》云："此条为寒热相搏的呃逆证治。所论哕逆，既指出呃逆之病证，又有致哕之机制，因为呃逆之主要机理，是膈气横逆。其导致膈气

横逆的病理，以药测证，此为寒热二气搏击于膈间，虚中挟滞，郁热挟寒气动膈所致。此为寒热兼挟，滞中有虚之呃逆证，故用散寒理气、补虚清热之法主治。"

③另有医家以"脾胃虚寒，胃失和降"概括本方治证病机者。宋代医家陈无择，当代医家杜建忠、刘欢祖均持此论。陈无择《三因极一病证方论》载："橘皮竹茹汤治咳逆呕哕。胃中虚冷，每一哕至八九声相连，收气不回，至于惊人。"

《金匮要略》中橘皮的应用。

橘皮在《金匮要略》中共出现3次：

《金匮要略·胸痹心痛短气病脉证治第九》：胸痹，胸中气塞，短气，茯苓杏仁甘草汤主之，橘枳姜汤亦主之。

《金匮要略·呕吐哕下利病脉证治第十七》：干呕，哕，若手足厥者，橘皮汤主之。

哕逆者，橘皮竹茹汤主之。

分析橘皮在《金匮要略》中的3处条文可知，张仲景应用橘皮主要治疗胸痹和干呕、哕逆。现代有学者提出橘皮配伍可遇升则升，遇降则降，小剂量理气，大剂量止呕，从橘皮汤、橘枳姜汤、橘皮竹茹汤中橘皮的用量来看，古籍中橘皮用量为半斤至一斤，用量颇大，可能橘皮药食两用，经常食用，人已耐受，所以用量宜大才能取效。张仲景使用橘皮可能重在取其降阳明胃经之气，使在上的浊阴之邪下降，浊阴下降，则阳气归位，胃气降则肺气亦降，故能治干呕哕逆、胸痹轻症、咳嗽等气机上逆之病证，但用量宜大，方能取得良好效果。

【临床应用】

本方证的主要病机是气虚夹热、胃气上逆，症见呃逆、呃声低微而不连续，并伴见虚烦不安、少气口干、手足心热等热症。

呃逆不止，加枳实、柿蒂；胃热较重，加黄连、栀子；兼痰热，加竹沥、天竺黄、鱼腥草；兼瘀血，加桃仁；因呕吐胃阴不足，口渴，舌红少苔，脉细，加麦冬、石斛、芦根、沙参滋养胃阴，降逆止呃。

现在临床本方常用于慢性消化道疾病，或治妊娠恶阻、幽门不全梗阻及胃炎等引发的呕吐，以及神经性呕吐、腹部手术后呃逆不止，属胃虚夹热之证。

【医案例举】

郭某，男，37岁。间歇性呃逆1年，近月余症状加重而就诊。患者体质壮实，略显肥胖，呃呃连声，声高音洪，口干欲饮，便结尿黄，舌红脉弦。呃前曾有情志刺激病史。脉证合参，此系七情郁结，蕴久化火，火逆冲上，扰动膈肌而成。治宜清热和胃，理气止呃，方用橘皮20g，竹茹15g，党参12g，生甘草10g，生姜10g，大黄10g，生白术12g，夏枯草12g，大枣7枚。1剂呃逆大减，3剂症状消失，1年后复发1次，但症状不如前甚，仍以上方治之而愈。

此为长春中医药大学张新宽的一则医案，刊载于《河南中医》1995年第1期。橘皮竹茹汤原为胃虚有热呃逆而设。方中橘皮用量独重，和胃降逆，宽中理气，合竹茹清热和胃，降逆止呃，参、草、姜、枣补中益气，和胃止呃。全方补益、疏理结合，和中、止逆并举，诚为治呃良方。因本病关键乃胃气上逆，冲动膈肌所致，故于原方中加大黄、生白术和胃降逆之品以加强疗效。大黄虽为泻下之药，因佐于参、草、姜、枣之伍，故只行降逆之功而无伤正之弊。如此胃气可和，逆气得平，上下交通，升降有序，呃逆可止。

二十五、麦门冬汤

【方证出处】

《金匮要略·肺痿肺痈咳嗽上气病脉证治第七》："火逆上气，咽喉不利，止逆下气者，麦门冬汤主之。"

原方组成：麦门冬七升，半夏一升，人参二两，甘草二两，粳米三合，大枣十二枚。

煎服法：上六味，以水一斗二升，煮取六升，温服一升，日三夜一服。

主治：虚热肺痿。咳嗽气喘，咽喉不利，咳痰不爽，或咳唾涎沫，口干咽燥，手足心热舌红少苔，脉虚数。

【方证解读】

什么是肺痿病？

《金匮要略·肺痿肺痈咳嗽上气病脉证治第七》"寸口脉数，其人咳，口中反有浊唾涎沫者何？师曰：为肺痿之病。"

主症1：寸口脉数——上焦有热。

主症2：咳——上焦有热，热邪灼肺，肺气上逆。

主症3：口中反有浊唾涎沫——肺气痿弱，津液不能正常输布，停聚于肺，受热煎熬，遂成痰浊，浊唾涎沫随肺气上逆而吐出。

引起肺痿病的原因有哪些?

《金匮要略·肺痿肺痈咳嗽上气病脉证治第七》:"问曰:热在上焦者,因咳为肺痿。肺痿之病,从何得之?师曰:或从汗出,或从呕吐,或从消渴,小便利数,或从便难,又被快下利,重亡津液,故得之。"

可见,导致上焦有热的原因如下:发汗过多,津从汗孔而出;呕吐频作,津由口而耗;消渴,小便频数量多,经膀胱而流;大便燥结,用峻猛药物泻下,攻下太过,津液从大肠而下。如清代尤在泾《金匮要略心典》注云:"痿者萎也,如草木之萎而不荣,为津烁而肺焦也。"

麦门冬汤组方配伍分析。

麦门冬重用七升,滋养肺胃之阴液,清降肺胃之虚火。使木得雨露而荣,热得滋润而消,滋肺清胃,泄火生津,为滋阴清热养阴妙品。《神农本草经》曰:"麦门冬主胃络脉绝赢瘦短气。"《名医别录》云:"麦门冬疗虚劳客热,口干燥渴。"半夏一升,降逆开结,而疏通津液流行之道。费伯雄称:"半夏入辛燥药中行燥,入滋润药中则下气而化痰,胃气开通则逆火自降,与徒用清寒者真有霄壤之别。"人参、甘草、粳米、大枣养胃益气,生津润燥。脾胃健运,津液充足,上承于肺,虚火自敛,咳逆上气等症亦可随之消减。《金匮要略方论本义》:"火逆上气,挟热气冲也,咽喉不利,肺燥津干也。主之麦门冬生津润燥,佐以半夏开其结聚,人参、甘草、粳米、大枣概施补益于胃土,以资肺金之助,是为肺虚有热津短者立法也,亦所以预救乎肺虚而有热之痿也。"

【疑难解读】

从《金匮要略》原文看，在描述虚热肺痿时云："口中反有浊唾涎沫"，麦门冬汤证云"大逆上气，咽喉不利"二症是否矛盾？

"反"说明了与通常情况的不符，通常情况阴虚肺热应以干咳无痰或少痰为特征，"浊唾"指稠痰，"涎沫"指稀痰，今以"反有"二字显示其吐痰之量有悖于常，不应见而见，是以谓"反"，其相悖的原因并非是干咳无痰、少痰不能作阴虚肺热的代表症，而是因为其有了气虚的因素夹杂在内的缘故。

气、阴之伤又各有偏重。若气伤重，阴伤轻，则气不化津，肺不能降雨露以养周身，通调不行，于是随咳吐出为涎沫；若阴伤重，气伤轻，则已损之津液复被虚热所灼炼，故成浊唾。所以对于虚热肺痿的认识，除以阴虚内热病理为主外，亦必寓有肺气萎弱的因素。

麦门冬汤中运用半夏意义解析。

半夏性燥，多为湿痰而非燥痰而设，之前注家多从麦门冬与半夏的药量之比（7∶1），以麦门冬制约半夏燥性作释，此诚然也。但方中用半夏正是以其气虚方使痰湿内生，达到前文之"反有"痰量的缘故。《金匮要略心典》注释麦门冬汤条认为："火热挟饮致逆，为上气，为咽喉不利，与表寒挟饮上逆者悬殊矣，故以麦门冬之寒治火逆，半夏之辛治饮气，人参、甘草之甘以补益中气。盖从外来者，其气多实，故以攻发为急；从内生者，其气多虚，则以补养为主也。"

【临床应用】

临床上慢性咽炎、慢性支气管炎、百日咳、肺结核、矽肺等表现为肺阴亏虚，虚火上炎者，均可用本方治疗。本方也可以育阴，用于治疗慢性胃炎、胃及十二指肠溃疡有良好效果。还有报道用此方治疗鼻咽癌、肺癌、喉癌、食管癌放疗后出现的口干、咽干、舌红少津等不良反应，效果良好。

【医案例举】

患者，女，52岁，1995年11月19日来院就诊。自述1个月前因感冒后咳嗽不已，医治多日未愈。近几日出现咳唾涎沫，色白量多，咽干口燥，喉间如火灼之，欲以冷水漱之为快。无"气管炎"病史，近来大便燥结，午后潮热，微有汗出之象，食欲缺乏，肢倦乏力。望其形体消瘦，面色不荣。察其舌质红苔少，按其脉细而数。

思之良久，此证正与《金匮要略·肺痿肺痈咳嗽上气病脉证治第七》篇"火逆上气，咽喉不利""寸口脉数，其人咳，口中反有浊唾涎沫"的虚热肺痿相吻合。病证已明，随证立法：止逆下气，清养肺胃，投以仲景"麦门冬汤"加沙参、玄参、陈皮、石膏以消息之。

次日再诊，病证已减，效不更方，恐过用石膏寒凉伤胃，故去之。续投前方2剂，而获痊愈。方药：麦门冬30g，半夏5g，党参12g，大枣12g，甘草4g，沙参15g，玄参21g，陈皮10g，石膏15g，粳米1把。

此为四川名医何成刚的一则医案，刊载于《现代中西医结合杂志》2004 年第 19 期。《金匮要略·肺痿肺痈咳嗽病脉证治第七》篇云："热在上焦者，因咳为肺痿。"即是此病证的成因。患者因感受秋末冬初之燥气，伤及肺胃之阴。肺失宣降则咳嗽不已；咳久不仅更伤其阴，且耗其气，终至肺胃体虚用衰。体虚即阴不滋，故见咽干口燥如火灼；用衰即气不摄，故见咳唾涎沫；肺胃气虚则食少乏力。如此之证，乍看之，因其咽喉干燥如火灼、潮热、便秘，似属凉膈散证；因其久咳咽干食少，又似沙参麦门冬汤证。但结合四诊细察之，此证乃属上焦虚热之证，与上焦实热的凉膈散证虚实有异；此证虽有肺胃阴虚久咳咽干之象，但以气虚失摄的咳唾涎沫为其特征，而沙参麦门冬汤证为单纯的肺胃阴虚证，并以干咳无痰或少痰为其主证，二者同中有异。既为虚热肺痿，当宗仲景之旨清养肺胃，"止逆下气，麦门冬汤主之"。因其阴虚而见潮热便秘之症，故加沙参、玄参、陈皮以助本方滋阴清热之功；因其上焦热盛，故加少量石膏以泻肺胃之火，祛邪以扶正。

二十六、甘姜苓术汤

【方证出处】

《金匮要略·五脏风寒积聚病脉证并治第十一》："肾着之病，其人身体重，腰中冷，如坐水中，形如水状，反不渴，小便自利，饮食如故，病属下焦。身劳汗出，衣里冷湿，久久得之，腰以下冷痛，腹重如带五千钱，甘姜苓术汤主之。"

原方组成：甘草、白术各二两，干姜、茯苓各四两。

煎服法：上四味，以水五升，煮取三升，分温三服，腰中即温。

主治：肾着病。腰部冷痛，沉重，如坐水中。

【方证解读】

肾着病病因是什么？

关于肾着病的发病原因，张仲景概括为"身劳汗出，衣里冷湿，久久得之"。

"身劳汗出"，长期劳累损伤肾阳，出汗过多耗伤阴液，是为正气不足；"衣里冷湿"，寒湿之邪乘虚内侵，伤及血脉，浸淫筋骨，滞留肌肉，导致气血运行不畅，是为邪气内侵。"久久"二字说明肾着病的形成非一日之功，而是由于久病不愈、失于调养、损耗精气，导致肾虚，亦即"久病及肾""穷必及肾"。

肾着病既然与寒湿之邪相关，为何却出现"反不渴，小便自利"？而"饮食如故"又说明了什么？

"反不渴，小便自利"，此处用于鉴别肾着病与水气病，其理由是两者虽均见形如水状，然水气病是由肺、脾、肾三脏阳气不足、气化不利、水湿停聚体内所致，必有水肿症兼口渴、小便不利；而肾着病，病位在腰，未影响到脏腑的气化功能，津液尚能上承下达，故曰"反不渴，小便自利"，实则不然。

正是由于"病属下焦"，寒湿之邪没有影响中焦脾胃，故"饮食如故"。

甘姜苓术汤方药及配伍。

甘姜苓术汤中甘草益气和中，干姜温中散寒，茯苓健脾渗湿，白术健脾燥湿。方中又用白术、茯苓、甘草健脾益气，白术偏于燥湿，茯苓偏于利湿，甘草偏于生津，干姜辛散温通，助阳散寒，诸药相互为用，以温补散寒除湿为主。

方中甘草与干姜，属于相使配伍，可益气温阳化阳；甘草与茯苓，属于相使配伍，可益气健脾利湿；白术与干姜，属于相使配伍，可温阳散寒，健脾燥湿；甘草与白术，属于相须配伍，可健脾益气燥湿。

甘姜苓术汤中的"术"用白术还是苍术？

"术"在《神农本草经》中被称为上品，祛湿之效显著，以生长于茅山地区者为佳，故又名"茅苍术"。《金匮要略》成书于《神农本草经》之后，所以甘姜苓术汤的"术"很可能为苍术。据一代伤寒大家刘绍武考证，甘姜苓术汤中的"术"当为苍术，因为苍术生长在安徽黄山居多，而白术生长在浙江一带，张仲景居住于南阳，其地理位置与安徽黄山更接近，故"术"理解为苍术更合理。

名医名家解读甘姜苓术汤方证。

日本汉方学家矢数道明认为甘姜苓术汤的方证是：腰腿冷重感，冷痛，身体倦怠感，不渴，无苔，脉沉细而微。

黄煌认为其方证是：腰以下有冷感、重压感、酸痛感，全身倦怠感，浮肿或平素好发浮肿，腹泻或便溏，舌质淡或淡红，苔多白腻，或白滑，或根部厚腻。

何庆勇认为其主要方证是：腰重而冷痛，尿频，尿失禁。凡符合此方证者，无论西医诊断是腰椎间盘突出症、腰肌劳损、坐骨神经痛，还是风湿性纤维肌痛，均可用之。

【疑难解读】

关于甘姜苓术汤证（肾着病）的病位。

肾着病名虽以"肾"字命名，但病位并不在肾之本脏，仲景用"腰""下焦""腰以下""腹"对该病位置的描述传达了"病属下焦"这一思想。

病邪未影响上焦气化及水液布散，故"口不渴"。"饮食如故"说明病不在中焦，脾胃运化功能正常。"小便自利"表示肾与膀胱气化、封藏功能正常。这些描述与水气病全身水肿、口渴、小便不利的症状形成鲜明的对比，意图表明肾着病之病邪并未伤及肾脏。

对于症状位置仲景更用了"腰以下"来描述，可见肾着病属下焦（腰脐以下）是非常明确的。

从明言的"肾着"及"病属下焦"可以看出，病证表现全在肾之外腑无疑，而其治疗却立足于中焦之脾，为何不治肾而治脾？

肾之本脏既然未病，故不治肾而理应治脾，一者脾主肌肉，亦当主腰间肌肉；二者脾主运化，能够运化水湿，既然肾着是寒湿痹着，当以温药以祛寒湿，通过甘姜苓术汤（又名肾着汤）温中散寒、培土制水即可达到治疗目的。这正体现了张仲景辨证论治、治病求本的思想。

尤在泾说："肾受冷湿，着而不去，则为肾着。身重，腰中冷，如坐水中，腰下冷痛，腹重如带五千钱，皆冷湿着肾，而阳气不化之征也……然其病不在肾之中脏，而在肾之外腑，故其治法，不在温肾以散寒，而在燠土以胜水。甘、姜、苓、术，辛温甘淡，本非肾药，名肾着者，原其病也。"

【临床应用】

辨治肌肉关节疾病如肌肉风湿、风湿性关节炎、骨质增生等病在其演变过程中出现骨节重痛，舌质淡，苔白腻且符合甘姜苓术汤辨治要点。

辨治妇科疾病如慢性盆腔炎、慢性阴道炎、慢性附件炎、慢性子宫内膜炎等病在其演变过程中出现小腹、少腹坠胀，带下色白，舌质淡，苔白腻且符合甘姜苓术汤辨治要点。

辨治脾胃病如慢性胃炎、慢性肠炎、慢性肝炎、慢性胆囊炎等病在其演变过程中出现脘腹胀满，不思饮食，舌质淡，苔白腻且符合甘姜苓术汤辨治要点。

辨治肾、膀胱病如慢性肾小球肾炎、慢性肾盂肾炎、肾病综合征等病在其演变过程中出现腰痛、腰困、水肿、小便不利，舌质淡，苔白腻且符合甘姜苓术汤辨治要点。

【医案例举】

邢某，男，64 岁，2016 年 3 月 21 日初诊。主诉：腰酸、腰沉、腰冷反复发作 6 年，加重半个月。现病史：患者 6 年前出现腰酸、腰冷、腰沉，起身、平卧床上均有腰酸沉痛的感觉。近半个月腰冷痛加重，起身疼痛难忍。患者颇为苦恼，遂就诊。现症见腰酸、腰沉、腰冷，自觉腰部顺着骨头、肌肉酸沉痛，起身、平卧床上均有腰酸沉痛的感觉，起身困难，必须缓慢起床直立，汗多，纳眠少，食后略腹胀，双踝关节以下怕冷，大便成形，每天 1 次，小便淋漓不尽，夜尿 1～2 次。舌淡暗、苔薄黄，根部微腻，脉弦细。诊断：腰痛，寒湿下侵之肾着病。治以甘姜苓术汤，方药：干姜、茯苓各 36g，苍术、炙甘草各 18g。7 剂，日 1 剂，水煎服，分两次早晚温服。

二诊（2016 年 3 月 28 日）：患者诉服汤药后，腰酸痛好转大半，原先腰酸痛，顺着骨头肌肉酸沉痛，起身、平卧均有疼痛感觉，必须缓慢起身直立，现在仅起身时有轻微疼痛感，双踝关节以下怕冷症状亦见改善，小便淋漓不尽基本已愈，出汗好转。继续治疗两周，腰酸、腰沉、腰冷均告愈。

此为中国中医科学院广安门医院何庆勇教授的一则医案，刊载于《新中医》2017 年第 6 期。本患者为老年男性，久受北方风寒湿气侵袭，其舌淡暗，苔薄黄，根部微腻，体有寒湿。下焦寒湿夹杂，阳气痹阻不行，故自觉腰部酸沉冷痛，起身困难。患者汗多，眠少，双踝关节以下怕冷，素体本虚，正气不足。纳差，食后略腹胀，大便成形，可知其脾之运化有所失调，水湿不化却不影响食物运化，小便淋漓不尽，故病位不在脾肾及肾之外腑。此符合甘姜苓术汤的方证，故用干姜疏散寒气，茯苓利水渗湿，苍术温热燥湿，甘草调和诸药，则得以温阳散寒祛湿。服药后寒湿得以除，不适症状均显著好转，患者满意。

二十七、厚朴七物汤

【方证出处】

《金匮要略·腹满寒疝宿实病脉证治第十》:"病腹满,发热十日,脉浮而数,饮食如故,厚朴七物汤主之。"

原方组成:厚朴半斤,甘草、大黄各三两,大枣十枚,枳实五枚,桂枝二两,生姜五两。

煎服法:上七味,以水一斗,煮取四升,温服八合,日三服。呕者加半夏五合,下利去大黄,寒多者加生姜至半斤。

主治:外感表证未罢,里实已成,腹满,大便不通,发热,脉浮而数。

【方证解读】

腹满辨证:《金匮要略·腹满寒疝宿食病脉证治第十》言:"病者腹满,按之不痛为虚,痛者为实,可下之。"明确提出腹满病有虚实之分,在此基础上将"腹满"分为虚寒证和实热证。

腹满治法:《金匮要略》提出治疗腹满病的治疗原则,"此为寒,当与温药""下之黄自去",即根据腹满寒热虚实的辨证,虚寒证宜温之,实热证宜泻热。寒泻法,适用于实热证腹满，代表方剂有大承气汤、大柴胡汤、厚朴七物汤、厚朴三物汤；温补法，适用于虚寒证腹满，代表方剂有附子粳米汤、大建中汤；温下法，适用于寒实证腹满，代表方剂有大黄附子汤。

厚朴七物汤的配伍规律。

厚朴七物汤由厚朴、大黄、枳实、桂枝、生姜、大枣、甘草组成。本方即小承气汤合桂枝汤去芍药而成。小承气汤峻泻肠中实热积滞，则腹满可去；桂枝汤调和营卫，解散表热。因腹满不痛，故去芍药。此方泄满除热，为七里三表之治。本证若见呕者，胃中亦有实热，胃逆于上，可加半夏降逆止呕；若下利者，可去大黄，以免重伤肠胃之气；如寒盛者，则增生姜之剂量以散风寒表邪。

《金匮玉函经二注》："此有里复有表证也。腹满不能饮食，亦热邪杀谷之义；发热脉浮数，此表邪正炽之时，故以小承气治其里，桂枝去芍药以解其表，内外两解，涣然冰释，即大柴胡汤之意也。以表见太阳，故用桂枝耳。"

【疑难解读】

厚朴七物汤证是否为表里同病?

从方药分析，一般认为厚朴七物汤是由厚朴三物汤和桂枝汤组合而成的，但是比较两方组成可知，厚朴七物汤中没有芍药，其他药物的用量亦与桂枝汤不同，可见方中的药物组成不可算有桂枝汤。仲景非常注重药物的用量比例，改变了药物剂量即成另一首新方（最典型的例子是厚朴三物汤与小承气汤的关系），因此方中的"甘草三两，大枣十枚，桂枝二两，生姜五两"四味药能否解表？颇为存疑。另外，厚朴七物汤的大黄用量为三两，而厚朴三物汤的大黄则用四两，两者仍有区别。

从原文分析，厚朴七物汤"病腹满，发热十日，脉浮而数，饮食如故，厚朴七物汤主之"。一般认为条文中的"腹满"是里实积滞，气滞胀满所致，而"发热十日，脉浮而数"则是表证邪已化热。但是，脉浮数并不一定主"表证"。

【临床应用】

厚朴七物汤常用于治疗寒实内结与寒热错杂性腹满与腹满里实证，兼表邪未去者。临床用治急性细菌性痢疾初起、胃肠型感冒、急性肠炎、肠梗阻兼表证，以及功能性消化不良等。

【医案例举】

白某，女，43岁，2010年7月15日初诊。病史：患支气管哮喘15年、过敏性鼻炎5年。近年应用舒利迭、沙丁胺醇气雾剂、茶碱缓释片治疗，但咳喘仍有间断发作。鼻炎控制不理想，常服西替利嗪治疗。两周前因生气出现喘息气短、胸闷憋气，活动后明显，伴腹部胀满不适。经用茶碱缓释片治疗，喘息、憋气未见好转，且腹部胀满明显，纳食较差。予多潘立酮片及六味安消胶囊治疗1周，腹胀、纳差改善不明显，喘息、憋气有所加重，遂转中医诊治。诊见：活动后喘息、憋气，腹部胀满，空腹时胀满稍有减轻，食后加重，嗳气，无恶心呕吐，纳差，鼻塞，流清涕，甚至如清水，吹空调后尤其明显，夜眠欠安，大便干燥，2~3天排便1次，小便调，舌微暗红、苔白，脉弦滑。查体：双肺可闻及少量哮鸣音。西医诊断：支气管哮喘。

中医诊断：哮证，证属风寒闭肺，阳明内实证（亦即太阳阳明合病）。治以开宣肺气，通腑除满为法，方用厚朴七物汤化裁。

方药：厚朴、枳实各15g，桂枝、半夏、生姜各10g，生大黄、炙甘草各6g，大枣7枚，茯苓20g。7剂，日1剂，水煎服。

二诊（2010年7月22日）：喘息、憋气及腹部胀满均较前明显好转，流涕亦止，稍有打嗝，咽部堵塞不适，偶有咳痰，夜眠安，大便每天1次，小便调，舌淡红，苔白，脉滑。效不更方，守上方茯苓加至30g，桂枝加至15g，如法继服7剂。

三诊（2010年7月29日）：无明显喘息憋气，腹部稍有胀满不适，咽部堵塞感明显减轻，无打嗝及恶心呕吐，无咳嗽及咳痰，纳可，二便调。仍守上方继服7剂，巩固疗效治疗。两周后电话随访，喘息、憋气未再发作，亦未出现腹胀及咽部堵塞等症状。

此为中国中医科学院西苑医院苗青教授的一则医案，刊载于《新中医》2011年第2期。本案为支气管哮喘急性加重，以中西药治疗控制不理想，予厚朴七物汤治疗后取得了较好疗效。本案哮喘不得缓解的原因有二：一为嗳气，腹胀腹满，大便不通，脉沉滑，是阳明腑气内实之候。肺与大肠相表里，胃气上逆，肺气不得肃降，故嗳气、腹胀而喘满。用下法行气除满，使腑气通畅，肺气肃降，则嗳气、腹胀及喘满俱除。《伤寒论》谓之"哕而腹满，视其前后，知何部不利，利之即愈"。二为肺气不宣。鼻塞、流清涕，遇冷、吹空调加重是风寒证无疑，故必用辛温治疗。厚朴七物汤与本案病机吻合，故应用厚朴七物汤后，风寒解而腑气通，表里双解，哮喘明显缓解。

二十八、厚朴麻黄汤

【方证出处】

《金匮要略·肺痿肺痈咳嗽上气病脉证治第七》："咳而脉浮者，厚朴麻黄汤主之。"

原方组成：厚朴五两，麻黄四两，石膏如鸡子大，杏仁半升，半夏半升，干姜二两，细辛二两，小麦一升，五味子半升。

煎服法：上九味，以水一斗二升，先煮小麦熟，去滓，纳诸药，煮取三升，温服一升，日三服。

主治：咳而脉浮，咳而大逆，上气胸满，喉中不利，如水鸡声，其脉浮者。

【方证解读】

厚朴麻黄汤证中"脉浮"的解读。

"脉浮"：只述脉而略于述证。脉浮一般主表证，而病邪在上，其脉亦浮，可知其病机是邪盛于上而近于表。

对于"脉浮"，注家认识不一。

其一，主表邪。喻昌："若咳而其脉亦浮，则外邪居多，全以外散为主。"吴谦："脉浮者，风寒病外也。"

其二，肺脉主浮。徐彬："咳而脉浮，则表邪居多，但此非在经之表，乃邪在肺家气分之表也。"《金匮要略注评》："肺脉主浮，寒饮上迫于肺，故见脉浮。"丹波元坚："水饮上迫，脉必带浮，不必拘表证有无。"

本方证与外感风热水饮内作致咳嗽上气的越婢加半夏汤"咳而上气，此为肺胀，其人喘，目如脱状，脉浮大者"，以及外寒里饮夹热咳嗽上气的小青龙加石膏汤"肺胀，咳而上气，烦躁而喘，脉浮者，心下有水"的"脉浮"所代表的意义是一致的。

厚朴麻黄汤方解。

厚朴麻黄汤由厚朴、麻黄、石膏、杏仁、半夏、干姜、细辛、小麦、五味子组成。方中麻黄解表宣肺，厚朴燥湿、利气平喘；半夏、杏仁降气化痰止咳；五味子益气生津，扶正祛邪，防诸药辛散耗气伤阴；干姜、细辛温肺化饮；痰饮郁久生热，石膏泻肺中邪热；小麦甘凉，既能调和脾胃，又可助石膏清除郁热。诸药配伍，共奏解表散寒、宣肺祛痰、利气平喘之效。

仲景"干姜、细辛、五味子"三味角药治疗饮邪的经验。

在厚朴麻黄汤中，有三味药需要关注，即干姜、细辛、五味子。张仲景治疗饮邪，必用干姜、细辛、五味子。这在《伤寒论》的方剂中都可见到，如小青龙汤、小青龙加石膏汤、苓甘五味姜辛汤，以及射干麻黄汤等。

干姜、细辛温化寒饮止咳，五味子敛肺止咳，生津敛汗，宁心安神，诸药配伍，共奏温肺化饮、敛肺止咳之功。干姜、细辛性温发散，五味子味酸收敛，散敛并用，以复肺气宣降之职。该角药在《伤寒论》《金匮要略》中多配伍用于治疗寒饮伏肺之支饮、寒饮内停兼表证，临床中可扩展应用于以寒饮内停为主要病机的咳嗽及其他各类病证。陈修园在《医学三字经》咳嗽篇中所云："姜细味，一齐烹，长沙法，细而精。"

【疑难解读】

厚朴麻黄汤证与小青龙汤证如何鉴别。

厚朴麻黄汤是在解表方中又加了止咳药。它与小青龙汤相同的地方是解表药都用麻黄，同样以（干）姜、细辛、五味子、半夏逐内饮。与小青汤的区别是无桂枝、芍药而加石膏、杏仁、小麦，可见其证或有烦躁。麻黄伍石膏反制汗出，因此发汗作用较小；因加厚朴、杏仁，所以本方偏于治喘。因用大量的小麦（甘药不利于祛水），故养正则有余，逐饮则不足，以是不能治溢饮也，与小青龙汤的差别亦在此。本方为小青龙加石膏汤的变剂，主治亦很近似，若不需大发汗而喘重者用本方。

【临床应用】

厚朴麻黄汤是治疗外寒内饮，郁而化热，咳嗽上气的方剂。临证可见咳嗽，喘息喉鸣，胸满气闷，烦躁，口干欲饮水，脉浮或浮紧，证多寒热错杂。用于支气管哮喘、慢性阻塞性肺疾病见本证者。

《千金要方·卷五十七》记载厚朴麻黄汤治咳而大逆，上气胸满，喉中不利，如水鸡声，其脉浮者。咳嗽、上气、脉浮、胸满、喉中有水鸡声，是厚朴麻黄汤的适应证。其症状叙述比《金匮要略》原文，多了上气、胸满、喉中有水鸡声，这样更加贴合临床。

当代心血管病专家赵锡武先生认为"稀稠混合痰，而听诊为混合啰音者，厚朴麻黄汤主之"，并提出"咳而脉浮，胸闷，喉中有水鸡声，肺部有干湿啰音者，厚朴麻黄汤主之"。

【医案例举】

赵守真在《治验回忆录》中记录一则医案，原文如下：朱某患咳嗽，恶寒头疼，胸闷气急，口燥烦渴，尿短色黄，脉浮而小弱。据证分析，其由邪侵肌表，寒袭肺经，肺与皮毛相表里，故恶寒而咳；浊痰上泛，冲激于肺，以致气机不利，失于宣化，故胸闷气促；燥渴者，则为内有郁热，津液不布，因之饮水自救；又痰积中焦，水不运化，上下隔阻，三焦决渎无权，故小便黄短；脉浮则属外邪未解，小弱则因营血亏损，显示脏气之不足，如此寒热错杂、内外合邪之候，宜合治不宜分治，不出疏表利肺、降浊升清之大法。因处以《金匮要略》厚朴麻黄汤。其方麻、石合用，不唯功擅辛凉解表，而且祛痰力巨；朴、杏宽中定喘，辅麻、石以成功；姜、辛、味温肺敛气，功具开阖；半夏降逆散气，调理中焦之湿痰；尤妙在小麦一味补正，斡旋其间，相辅相须，以促成健运升降诸作用。但不可因麻黄之辛，石膏之凉，干姜之温，小麦之补而混淆杂乱。药服3剂，喘满得平，外邪解，烦渴止。再2剂，诸恙如失。

二十九、当归建中汤

【方证出处】

当归建中汤首载于孙思邈的《千金要方》中，名为"内补当归建中汤"，在他晚年所著的《千金翼方》中易名为"当归建中汤"。《千金翼方》所载当归建中汤与《千金要方》所载的内补当归建中汤的药物组成和功效基本相同，但是药物的剂量存在一定的差异，林亿等在整理时曾将两书中本方每味药物的差异以小字注明。有观点认为，孙思邈以《千金要方》尚有未备，故撰《千金翼方》予以补充，本方在两书中记载存在差异，可能是由于《千金翼方》成书晚于《千金要方》30 年，是孙思邈晚年所作，其个人学术思想发生变化，导致了这种文本差异的产生。所以在此探讨的当归建中汤以《千金翼方》所载为主。

"产后虚羸不足，腹中刺痛不止，吸吸少气，或苦少腹中急，摩痛引腰背，不能食饮，产后一月，日得服四五剂为善，令人强壮内补方。"

原方组成：当归四两，桂心三两，甘草二两（炙），芍药六两，生姜三两，大枣十二枚（擘）。

煎服法：上六味，咬咀，以水一斗，煮取三升，分为三服，一日令尽。

主治：产后腹痛。

【方证解读】

原方主治中有"腹中疼痛不止"，又或有"小腹拘急挛痛引腰背"，从病位上看，所谓"中"者，并非如宋之后仅指脾胃中气，乃言胸腹中诸脏腑。

"建中"者，建其中气也，与"理中"相同，"建中"也代表一种治法。《医门法律》言："俾饮食增而津液旺，以至充血生精，而复其真阴之不足。"

观之，前有仲景大小建中汤、黄芪建中汤，后有柴胡建中汤、归芪建中汤、十四味建中汤等以"建中"名方的诸多方剂。"仲景为祖，后人为孙，使虚羸之体，服建中之后，可汗可下，诚足恃也。至理中，则燮理之义；治中，则分治之义；补中、温中，莫非惠先京国之义。缘伤寒外邪逼域中，法难尽用，仲景但于方首，以小之一字，示其微义，至《金匮要略》始尽建中之义。后人引申触类，曲畅建中之旨。学者心手之间，所当会其大义也。"（《医门法律》）

从药物组成上来看，当归建中汤可以看作是由桂枝汤倍芍药加当归组成的。

当归、芍药是《千金翼方》中最常用的药物，且在本方中当归、芍药两药用量偏大，取其补血活血、柔肝滋阴之功；桂枝温通经脉，祛腹中冷痛，助阳化气，且配合滋补之归、芍，有阴中求阳之妙；生姜、大枣补中益气、顾护气血生化之源，有辛甘化阳之效；芍药和甘草是缓急止痛的常用配伍，同时酸甘化阴，滋阴补血。

所以本方主治病证是以产后气血不足、寒瘀内阻而导致的"腹中刺痛不止，吸吸少气，或苦小腹中急，摩痛引腰背，不能食饮"等症状为主的产后虚劳病。

【疑难解读】

《傅青主女科》中治疗产后腹痛、小腹痛均是使用生化汤加味，而当归建中汤主治的亦是产后腹痛、小腹拘急痛引腰背，那两方证之间如何区别使用呢？

生化汤由当归八钱、川芎三钱、桃仁十四粒（去皮尖，研）、黑姜五分、炙甘草五分组成，"唯生化汤系血块圣药也（《傅青主女科》)"，一句旨在强调生化汤的主治证当有血瘀，虽然产后气血亏虚为本，寒凝血瘀为标，但此时血瘀一证已然上升为治疗过程中亟待解决的主要方面，即急则治标，所以方中用川芎、桃仁配伍当归以活血养血，加黑姜入血分温散胞中瘀血，炙甘草和中益气。

所以生化汤重在化瘀血以生新血，而当归建中汤则重在温养气血以散寒行滞、活血化瘀。

【临床应用】

《千金要方》中谈到内补当归建中汤，提到"若大虚，加饴糖六两"。《三因极一病证方论》中"入饴糖一块，再煎消服"，也将饴糖作为本方的组成药物之一。

另外《万氏妇科》《潜溪续编伤寒蕴要》《赤水玄珠》《薛氏医案》《胎产心法》《医碥》《得心集医案》也都将饴糖作为

当归建中汤的固有组成部分。而饴糖在《千金翼方》中注为"若大虚加饴糖六两，汤成纳之，于火上暖，令饴消"，将饴糖作为调整方剂的加减用药。

此外，将阿胶和地黄作为对症调节药物附于方下，如"若其人去血过多，崩伤内竭不止，加地黄六两、阿胶二两，合八种，作汤成去滓，纳阿胶"。因此饴糖、阿胶、地黄都为临证使用当归建中汤的加减例举。

临证使用时还应认识到该方不只局限于妇人产后，不论男女但见血虚腹痛时，皆可适证服用。如《卫生宝鉴》中当归建中汤条下："治妇人一切血气虚损，及产后劳伤，腹中疞痛，少腹拘急，痛引腰背，时自汗出。"

【后世发展】

桂心、甘草、当归、川芎、芍药是《千金要方》中治疗各种妇人产后身痛最常用的药物，针对产后寒瘀错杂之轻重和兼夹证，可灵活加减，《千金要方》中还有十首方剂是在本方的基础上加减而成的。

《太平惠民和剂局方》中治疗妇人诸疾最常用的药味如当归、芍药、桂心、甘草、地黄、川芎、干姜也恰是本方所包含的药物。历代医家在其著作中也有以本方为基础，辨证加减药物治疗经后腹痛、产后寒疝、虚寒崩中带下等妇科病，以及血虚腰痛、久积寒气腹痛、上消之消渴、血虚自汗和饥伤等以气血虚弱为病机的病证的记载。可见本方组成之精当，是温补气血虚损之极虚之体的理想基础方。

张璐《张氏医通》中论述此方时谈道："此即黄芪建中之

变法。彼用黄芪以助卫外之阳；此用当归以调内营之血。然助外则用桂枝，调中则宜肉桂，两不移易之定法也。"

【医案例举】

病案一：叶天士临证中常用当归建中汤治疗脾胃气血虚弱所致的经少、经迟、经闭等病患，除上述主症外，还常伴有腹痛、食少、便溏、久嗽、汗出、形冷、面色无华、脉弱或细等症。

如《临证指南医案·调经》中："王，面色㿠白，脉来细促，久嗽不已，减食腹痛，便溏，经闭半载。"叶氏诊后认为："此三焦脏真皆损，干血劳怯之疴，极难调治。"并在案中批评说："俗医见嗽见热，多投清肺寒凉，生气断尽，何以挽回？"因而用当归建中汤去姜之辛燥，以培补生气，滋养营血。

病案二：《王旭高临证医案·产后门》："毛，产后腹痛，一载有余。营虚木郁，脾胃受戕。时作恶心，时吐酸水。用《千金》当归建中汤法。当归、炮姜炭、炙甘草、肉桂、川椒、白芍（吴萸炒）、橘饼、南枣。"

"营虚木郁，脾胃受戕"，故而在当归建中汤的基础上生姜易炮姜炭，加川椒，一则入血分，二则入肝经，三则加重原方温通之力，原因在于病程较长，"一载有余"。

病案三：杨妇产后三日，恶露猝净，遂致少腹疼痛。医以病历多日，先处以生化汤，后用温经补虚之当归建中汤，痛均不减。越日迎吾以治，脉涩有力，小腹痛而拒按，无片刻停。查病由恶露未尽、瘀血积滞使然，乃实证，非虚证也。治当祛瘀为急，不应畏攻妄补。生化汤固误，当归建中尤误，就证而言，莫若消瘀力强之折冲汤为切合。药为：赤芍、桃仁、红花、牛膝各三钱，归尾五钱，牡丹皮、玄胡各二钱，桂心、川芎各钱半。酒水各半煎服。二时许，少腹痛益甚，病者认为药之误，遣人相询。吾晓之曰："药服而痛增，是逐瘀之力显，瘀下即不痛，今痛乃瘀将下之先兆，亟再进以续药力，何疑为？"后连进3剂，瘀血迭下甚多，痛解人安，未再服药，嘱以饮食营养。

该医案选自赵守真的《治验回忆录》。从本案中我们可以对比分析折冲汤、生化汤、当归建中汤三个方证的主治，从祛瘀之力来讲，折冲汤最强；从补虚之力来看，当归建中汤当为首选。

病案四：患者朱童，就诊时脘腹疼痛喜按，进食后缓解，查其脉象弦迟，舌苔薄白，诊断为中焦虚寒之虚劳里急证。治以温中补虚、缓急止痛，方用小建中汤加味。方药：大白芍9g，炙甘草3g，肉桂心0.5g，云茯苓9g，广陈皮3g，春砂壳2g，乌梅肉2g，全当归6g，煨姜两片，红枣四枚，饴糖（烊冲）12g。

按：本例脘痛喜按、得食则减为中虚，脉弦主肝郁气滞，脉沉主寒证。故仿张仲景小建中汤（桂枝、芍药、炙甘草、生姜、大枣、饴糖）加减，其中桂枝改肉桂、生姜改煨姜以加强温中散寒的作用；砂壳有醒脾开胃之功，加当归、陈皮、乌梅，有当归建中汤、治中汤、理中安蛔汤合用之意。

该医案选自《丁甘仁医案》。虽以小建中汤加味，但方中芍药、当归用量偏大，所以有"当归建中汤之意"。

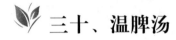

三十、温脾汤

【方证出处】

《备急千金要方·卷十五·热痢》："治下久赤白连年不止，及霍乱，脾胃冷实下消。"

原方组成： 大黄四两，人参、甘草、干姜各二两，附子一枚（大者）。

煎服法： 上五味，㕮咀，以水八升，煮取二升半，分三服。临熟下大黄。

主治： 痢疾。

同名方还出现在《千金要方·卷十三·心腹痛》和《千金要方·卷十五·冷痢》中。分别为"治腹痛，脐下绞结绕脐不止，温脾汤方。当归、干姜各三两，附子、人参、芒硝各二两，大黄五两，甘草三两。上七味，㕮咀，以水八升，煮取二升半，分服，日三。""温脾汤，治积久冷热赤白痢者。方：大黄、桂心各三两，附子、干姜、人参各一两。上五味，㕮咀，以水七升，煮取二升半，分三服。"加减稍有不同，今以卷十五治疗热痢为主进行论述。

【方证解读】

孙思邈在《千金要方·卷十五·热痢》首用了较长的篇幅阐释痢疾的形成、分类及兼见脉象、症状的治疗。其中提到"冷则白，热则赤"，这是告诉后学者通过下利的不同颜色分析病机的寒热，那么原方主治"下久赤白连年不止，及霍乱，脾胃冷，实不消"，既然提到脾胃冷，那如何解释"下久赤白"呢？

其实这里的"下久赤白"，白为"脾胃冷"所致，赤为"实不消"引起。所以白为寒，赤为热，白为虚，赤为实。加之"连年不止，及霍乱"，由此可以看出本方证主治的病证一则病程久，二则症状重，三则虚实兼夹，以实为主。

所以方中用大黄苦寒沉降，荡涤泻下而除积滞，针对"实不消"，附子辛温大热，以散寒凝；针对"脾胃冷"，干姜温中助阳，增附子祛寒助阳之力。脾阳虚弱，其患者脾气亦急，出现运化不利等症，故佐入人参、甘草补益脾气，且二者与附子、干姜相配伍，有助阳须先益气之意。甘草尚能调药和中，又兼使药之能。

从用量来看本方证泻下之功较温中力量为重，所以原书中方后提到"须大转泻者，当用此方神效"。因本方证属于典型的中医治法当中的"通因通用"之法。

【疑难解读】

方中大黄用量偏大，会不会加重"脾胃冷"？

不会。因大黄虽苦寒，但与大辛大热的附子、干姜同用，则其寒性去，而泻下作用仍然存在，使冷积得从大便排出，即所谓"去性取用"之义。孙思邈在篇首谈到"下利脉迟而滑者，实也，利为未止，急下之"。所以用量大之大黄急下，待实已消，则去大黄。

温脾汤与大黄附子汤的异同？

温脾汤与大黄附子汤都能温散寒凝，泻下冷积，治疗寒凝阻滞于肠中所致的腹痛便秘，均以附子配大黄作为方中的主要部分，其中大黄附子汤配细辛之辛温宣散，助附子温散寒凝止痛，主治寒实凝滞所致的腹痛便秘或寒凝于肝经所致的胁下偏痛而中气未虚者；温脾汤配干姜之辛热，以助附子温中散寒，并有人参、甘草益气健脾，主治脾胃虚寒而又有冷凝阻滞，虚中夹实的便秘或久痢赤白。

【后世发展】

自《千金要方》之后温脾汤广为历代医家所沿用，并得到了延续和发展，后世医家根据其所治疗的不同病证，在温脾汤原有的五味药的基础上进行了处方药物的增减来达到治疗效果。

对温脾汤的历史沿革进行梳理后发现，相比于温脾汤原方，《千金要方》第十三卷中的温脾汤偏重于泻下之功，《千金要方》卷十五附方和《千金翼方》卷十五中的温脾汤偏重于温里之功，而《千金翼方》卷十五、《外台秘要》《普济本事方》，以及《卫生宝鉴》中的温脾汤则在功效上增加了行气、燥湿、止泻之功。

《千金翼方》卷十五还有一张温脾汤方，由半夏、干姜、赤石脂、白石脂、炙厚朴、桂心、当归、川芎、炮附子、炙甘草、人参组成。观其药物，此方当具有温中补虚、调和气血、燥湿止泻的作用，用于治疗"脾气不足，水谷下痢，腹痛食不消"的病证。此方与上述具有温下作用的温脾汤相比，虽均使用了人参、附子、干姜、炙干草等温中补虚药物，但未用大黄等通泻之品，而是配伍调和气血、燥湿止泻的当归、川芎、半夏、石脂等药，故此温脾汤当属补益止泻之剂，而非"温下"之方。

宋代《太平圣惠方》记载由人参、白术、诃黎皮、木香、黄芪、茯苓、藿香组成的温脾散。明代徐用宣《袖珍小儿方》将其更名为温脾汤，主治"小儿脾气不和、食少乏力"。本方在四君子汤的基础上加味而成，具有补气健脾、化湿止泻的作用。

宋代许叔微《普济本事方》也有一张温脾汤，由附子、干姜、桂心、甘草、厚朴、大黄组成，该方与《肘后方》温脾汤比较，少人参而多厚朴、桂心、甘草，温散行气之力较强，主治"锢冷在肠胃间，泄泻腹痛"。

清代王子接《绛雪园古方选注》所载的温脾汤，是在许氏温脾汤基础上加枳实，王氏明言方属"通因通用"之法。

宋代陈无择《三因极一病证方论》也有一张温脾汤，由当归、干姜、黄连、黄柏、地榆、阿胶、茴香、石榴皮组成。主治"小肠虚寒、苦头偏痛、耳颊疼、下痢赤白、肠滑、腹中疞痛，里急后重"。方剂寒温并用，清热燥湿，调和气血，止泻痢。此方用药与以上诸温脾汤相距甚远，虽陈氏也云："小肠虚寒"，但以药测证，该方偏于治疗寒热错杂，温热伤阴之泻痢。

《千金要方》卷十八记载的温脾汤，由甘草、大枣二药组成。孙思邈将其列入治疗咳嗽的诸方剂之中，主治"饱食而咳"。甘草具有良好的止咳化痰作用，大枣温补脾肺，二药并用，构成一张较为温和的止咳化痰方剂。

这些加减方将传统温脾汤的功效从原来的"脾寒腹痛泄泻"延伸至脾寒所致的胀满、呕吐及消化不良等。因此，以温脾汤为基础方，对后世方剂的发展，以及该复方制剂的临床定位有着深远的指导意义。

【医案例举】

王某，男，37岁，医生，1993年4月26日初诊。

反复发作性腹痛、腹泻，黏液脓血便1年余，伴里急后重，进行性消瘦，经乙状结肠镜、实验室检查，确诊为：慢性非特异性溃疡性结肠炎，慢性复发型，轻度，活动期。曾用抗感染药、激素、免疫抑制剂等治疗未愈，遂邀中医治疗。刻诊除上述症状外，伴纳差乏力，畏寒喜热，四肢不温，形体消瘦，舌质淡，苔白滑，脉沉细。化验：大便肉眼黏液脓血便。

辨证：脾阳不振，下焦寒积。

治疗：健脾温阳，温下积滞。

方药：温脾汤加味。

大黄6g（后下），人参9g，干姜9g，熟附子12g（先煎），炙甘草g，炒白术12g，砂仁9g，木香9g，焦三仙各12g。水煎服，日1剂。

上方服用3剂后，大便反多，但腹痛、畏寒有所减轻，考虑为积滞排除之故。继用 5 剂，诸症好转。后以该方加减调治月余，诸症悉除。化验大便常规（－）。服健脾丸善后。随访 5 年未再复发。

脾胃为腐熟运化水谷之关键，气机升降之主宰；三焦为水液运行之通道，今脾虚火衰则腐熟不利，升降失常；邪滞三焦则运行失畅；脏腑失调则气血失和，故腹痛、腹泻、脓血便、里急后重诸症悉见。该方以大黄导其积滞、祛其邪，人参、白术、甘草益助脾气、扶其正，干姜、附子温中散寒、复其阳，更配砂仁、焦三仙和胃进食，木香通理三焦气滞，通因通用，攻补兼施，疗效满意。

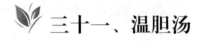

三十一、温胆汤

【方证出处】

温胆汤最早记载于南北朝姚僧垣的《集验方》，经唐代孙思邈《备急千金要方》及王焘《外台秘要》等著作抄录后被广为传之。因而《千金要方》为现存最早收录温胆汤的中医文献。

原方组成：半夏、竹茹、枳实各二两，陈皮三两，生姜四两，甘草一两。

煎服法：上六味，㕮咀，以水八升，煮取二升，分三服。

主治：不寐，大病后虚烦不得眠，此胆寒故也。

宋代陈无择《三因极一病证方论·卷十》中温胆汤即用《千金要方》原方加茯苓、大枣，生姜则由原来的四两减为五片。指征不再说是"胆寒"，而说是"气郁生涎，涎与气搏变生诸证"，主治也扩充为"心胆虚怯，触事易惊，或梦寐不详，或异象眩惑……或短气悸乏，或复自汗，或四肢浮肿，饮食无味，心虚烦闷，坐卧不安"。《三因极一病证方论》这一调整，遂使温胆之性由温而平，临床运用也更广泛了，后世所沿用的温胆汤，也大都为《三因极一病证方论》的温胆汤。

【方证解读】

"胆寒"，在汉语中意思为"惶恐、害怕"。《千金要方》中，"虚则寒""若腑虚则为阴邪所伤"与"实则热""若脏实则为阳毒所损"，是孙思邈对脏腑寒、热、虚、实病机的表达，故孙氏"胆寒"即含有胆虚的意思。借助"胆寒"一词，方名为温胆汤，亦有壮胆之意。

清代张璐在《千金方衍义》中解释"胆寒"为"虚则胆气不充，寒则痰气相搏"，将胆虚与痰气病机相关联。

其后《成方便读》云："胆为甲木，其象应春，今胆虚则不能遂其生长发陈之令，于是土不能得木而达也。土不达则痰涎易生。"胆为甲木，喜条达恶抑郁，虚则升发之性被郁，郁而积痰，提出了"胆虚生痰"的根本内涵。

后世渐以温胆汤治疗痰证，明代汪机指出本方"治一切痰郁以作惊悸"，徐春甫言："治胆郁者，宜用竹茹、生姜、温胆汤之类。"因此，温胆汤主治"胆寒"的内涵变化，正是体现了"痰"理论与温胆汤临证应用的交叉递进式发展。对"胆寒"的认识已经完成了从"胆寒"原旨到"胆虚气郁生痰"即"胆痰"意义的转变，因此温胆汤的功效及应用认识也随之发展。

正如费伯雄《医方论》中所言："非因胆寒而与为温之也，正欲其温而不热，守其清静之故常。"罗天益言："方以二陈治一切痰饮，加竹茹以清热，加生姜以止呕，加枳实以破逆，相济相须，虽不治胆而胆自和，盖所谓胆之痰热去故也。命名温者，乃谓温和之温，非谓温凉之温也。"

所以原方主治气虚血弱，痰湿内扰，胆胃失和之证。虽然有气血的亏虚不足，但是治疗当下应着眼于痰湿，如果顾及正虚，采用补益之法，痰湿势必会化火化热。

因此方中用半夏燥湿化痰、和胃降逆；脾虚易生湿，胃虚易生痰，痰湿又易犯胃上扰心神，生姜和胃止呕、竹茹止呕除烦；枳实、陈皮理气行滞，甘草益脾和胃，调和诸药。从组成来看，温胆汤实由二陈汤加味而来，它立足脾胃，侧重祛邪，疏利气机，调畅三焦，常用于治疗痰气郁滞所致诸症。

清代医家费伯雄在《医方论》中谈到二陈汤时，说过一段很精彩的话，有助于后学对温胆汤运用的理解。他说："痰之为病最烈，痰之为病亦最多。积湿与郁火二者为生痰之大源。其余或因风，或因寒，或因气，或因食，变怪百出，随感而生，难可枚举。治痰大法，湿则宜燥，火则宜清，风则宜散，寒则宜温，气则宜顺，食则宜消。二陈汤为治痰之主药，以其有化痰理气、运脾和胃之功也。学人随症加减，因病而施，则用之不穷矣。"

【疑难解读】

虽然方书中多把温胆汤归属于治痰剂，但其临证应用非常广泛，适应于临床各科疾病。能够治疗如此多的疾病的根本原因是什么？痰阻气滞。

《素问·六微旨大论》中提道："出入废则神机化灭，升降息则气立孤危……是以升降出入无器不有。"人体之气升降出入运动称为"气机"。人体生命活动的根本在于气的升降出入运动。三焦主持诸气，为元气通行于全身的道路，三焦气化失常，气血、津液化生不足及升降出入畅阻不通，从而内生湿、痰、瘀、浊毒诸邪。

许多疾病多由人体气机的升降出入障碍引起，而疾病又进一步影响气机的升浮降沉，因此恢复气机的升降出入乃治病之准则。气滞是最为常见的气机紊乱，而气滞最初的病理产物为痰湿。温胆汤可通过理气化痰解肝胆之郁，通过降胃气补脾气促进中焦气机恢复，从而达到调畅全身气机的作用。升降障碍的主因在于邪滞，温胆汤化痰、除湿、泻浊，治疗痰气郁滞、气机不降而致的各类疾病。

当我们把温胆汤作为一张调畅三焦的方子后，就不难理解它可以治疗多种病证的原因。通过祛痰来恢复三焦气、津液运行输布。所以温胆汤的功用虽以中焦脾胃为基础，但不拘于中焦，可通过调畅三焦治疗全身性病证。

【临床应用】

后世医家在陈无择的基础上又进行了化裁，如心虚神怯者加人参，烦热者加黄连，失眠者加酸枣仁，痰滞者加胆南星，痰蒙神窍加远志、石菖蒲等。

黄连温胆汤是后世非常常用的一个加减方，《本草正义》亦有言："黄连苦寒，所主皆湿积热郁之证。"故而医家多选择于温胆汤中加入黄连以清或因感邪或因郁久而生的火热之邪。

【后世发展】

元代朱丹溪于《丹溪心法》中记载温胆汤："半夏、枳壳各一两，甘草四钱，茯苓三分，陈皮一两半，上㕮咀，每服四钱，水盏半，姜七片，枣一枚，竹茹一块，煎七分，去渣，食前热服。"且提到主治"梦遗，俗谓之夜梦鬼交"。与《备急千金要方》中温胆汤相比，此方中另加入有利水渗湿，健脾宁心安神之功的茯苓与能补中益气、养血安神的大枣，且枳实由枳壳替代。主治病证也随之改变，由治疗胆寒证变为主治梦遗。

由元代危亦林所编撰的《世医得效方》中记载的温胆汤为"半夏、竹茹、枳实（麸炒去穰）各二两，陈皮三两，甘草（炙）一两，茯苓一两半，人参一两"。上七味锉散，"每服三钱，水一盏半，生姜五片，枣一枚煎，食前服"。"治大病后虚烦不得眠，此胆寒故也，此药主之。又治惊悸，自汗，触事易惊"。该温胆汤是在孙思邈《备急千金要方》中温胆汤的基础上，另加入茯苓、大枣和人参。

陈修园在《医学从众录》中提到"伤寒病后，燥渴虚烦，乃竹叶石膏汤证，非温胆汤证……若少阳胆经余热，则口苦呕烦惊悸，是温胆证也，即半夏、茯苓、陈皮、甘草、枳实、竹茹也。形气俱虚，或因汗吐下后，及气虚者，均加人参；渴去半夏，加麦冬、花粉以生津也；有热加黄芩、黄连以清热也。"

陈修园《医学实在易》："骆氏《内经拾遗》云：癫狂之由，皆是胆涎沃心，故神不守舍，理宜温胆，亦治痫病。"即二陈汤加枳实、鲜竹茹各二钱，或调下飞矾分半。

【医案例举】

病案一：王某，女，42岁，干部，1990年夏就诊。其夫代诉：患者近一年来，做事总是反反复复、迟疑不决，事后口中念念不忘，如洗脸后毛巾反复挂 2～3 次，出门常往返 3～5 次，或疑门窗未关好，或疑炉火未熄等。乃送精神病院诊治，反而激起病人呵责。此后病情逐日加重。经医院多项检查，未查出任何病证。诊见：舌淡红，苔薄白，脉细，口中痰多。询其还有何不适，答曰：略感胆小惊悸。询其是否口中有苦味，答无。

这是《从经典到临床——熊继柏〈内经〉与临证治验十三讲》中熊继柏教授的一则医案。主诉为"做事反复、迟疑不决"，没有再多的明显不适，在这种几乎无证可辨的情况下，熊继柏教授通过进一步询问患者兼见症状，从"口中痰多""胆小惊悸""口中无苦味"等症状中辨析出"胆虚痰阻"这一证候。后用温胆汤调治，月余而愈。

病案二： 孙某，女，48 岁，家庭主妇，2007 年 3 月 26 日初诊。

自诉近半年来时有烦躁，胸憋气紧，每日凌晨 4～5 时汗出。纳食尚可，二便调，精神尚可。3 年前发现有高血压病、冠心病。诊见舌质淡红，舌苔薄白腻，脉缓。

辨证：痰阻气滞，气血失和。

治法：化痰行气，调和气血。

方药：温胆汤合四逆散。

制半夏 12g，陈皮 12g，茯苓 15g，枳实 12g，竹茹 12g，柴胡 9g，赤芍 12g，炙甘草 3g。5 剂，水煎服。

二诊（2007 年 4 月 4 日）：近一周来烦躁、汗出明显减轻，胸憋、气紧尚时轻时重。舌质暗红，舌苔转为薄白，脉缓。依法继进，上方稍做调整。

方药：制半夏9g，陈皮9g，茯苓15g，枳实12g，竹茹9g，柴胡9g，赤芍12g，郁金12g，石菖蒲12g，浮小麦12g，炙甘草3g。5剂，水煎服。

三诊（2007年4月17日）：药后胸憋气紧及凌晨汗出都已缓解，只是偶有心烦。舌质暗红，舌苔薄白，脉缓。上方去浮小麦，加桑寄生30g，7剂，水煎服。药后痊愈。

中医秉承中国传统文化的整体恒动观，认为人体是一个有机的整体，整个机体内部时刻不停地在运功、变化着。一旦某一局部失去运动之常，甚或转为静止，机体就会出现病变。整体静止，也就意味着死亡。人体内运行着诸多物质，但毫无疑问，气、血、津液当是主要的物质，三者无处不到。一旦气、血、津液运行失常，气停为气滞，血停为血瘀，津液停滞为痰、为饮、为湿，病变即生。同时三者又可彼此影响，如气滞可引起瘀阻、痰滞，痰滞可引起气滞、瘀阻，瘀阻可引起气滞、痰滞。治疗时需分清主次、先后。临床上，较气滞血瘀而言，痰阻气滞每每引不起医者的重视。本案气、血、津液运行皆已受累，但以痰阻为关键因素，判断依据为苔腻、脉缓。治疗应以化痰为主，切不可多用活血药。案中值得注意的是，凌晨4~5时汗出，机理何在？前医百治不效，却以一张普通的温胆汤方加减，竟能在较短时间内使其汗减直至不汗出，且之后不复发，也实属意料之外。

该医案选自高建忠所著《临证传心与诊余静思》一书，为完整摘录。

三十二、小续命汤

【方证出处】

小续命汤载于《千金要方·卷八·诸风·论杂风状第二》:"治卒中风欲死,身体缓急,口目不正,舌强不能语,奄奄忽忽,神情闷乱,诸风服之皆验,不令人虚方。"

"治中风冒昧,不知痛处,拘急不得转侧,四肢缓急,遗失便利,此与大续命汤同,偏宜产后失血并老小人。"

"治风历年岁,或歌或哭或大笑,言语无所不及。"

原方组成:麻黄、防己、人参、黄芩、桂心、甘草、芍药、芎䓖、杏仁各一两,附子一枚,防风一两半,生姜五两。

煎服法:上十二味,㕮咀,以水一斗二升,先煮麻黄三沸,去沫,纳诸药,煮取三升。分三服,甚良。不瘥,更合三四剂,必佳。

主治:治疗卒中风,症见不省人事,口眼歪斜,半身不遂,语言謇涩;亦治风湿痹痛。

【方证解读】

孙思邈对"中风"的认识。

孙思邈在其《千金要方·卷八·诸风·论杂风状第一》

中列举中风有四种类型,"岐伯曰,中风大法有四,一曰偏枯,二曰风痱,三曰风懿,四曰风痹"。

其中,偏枯以半身不遂为主症,有肌肉疼痛,无意识障碍;风痱以四肢不收为主症,身不痛,有轻度意识障碍;风懿以不知人,舌强不能言为主症,有重度意识障碍;从疾病发展阶段来看,偏枯、风痱当属于中经络的层面,风懿当属于中脏腑的层面。风痹则归属"痹证"范畴。孙思邈《千金要方》当中的中风,既包括外风,也包括后世所说的内风,既有中经络导致的肢体偏枯、半身不遂,也有中脏腑导致的神志不清,同时还包括痹证。

小续命汤的组方意义。

小续命汤由麻黄、防己、人参、黄芩、桂心、甘草、芍药、川芎、杏仁、附子、防风、生姜组成。即小续命汤由麻黄汤加防风、防己、生姜、人参、附子、白芍、川芎、黄芩而成。方中麻黄汤疏风解表散寒,主治风寒束表证;防风、防己、生姜祛风解表,散寒化湿,主治风寒湿证;人参益气补阴,主治气阴两虚证;附子回阳救逆,补火助阳,散寒止痛,主治亡阳虚脱,寒湿痹痛;白芍养血调经,敛阴止汗,柔肝止痛,主治阴血亏虚证;川芎活血行气,主治气滞血瘀证;黄芩清热燥湿,泻火解毒,止血,安胎,主治火热内蕴证。

其针对的病机主要是正气亏虚(气血阴阳),兼有风寒湿邪束表,经络瘀阻,郁而化热。

【疑难解读】

小续命汤为何以麻黄汤为基础？

麻黄汤又名还魂汤、追魂汤，最早出自《金匮要略·杂疗方第二十三》，原文谓："救卒死，客忤死，还魂汤主之方。《千金方》云：主卒忤、鬼击、飞尸，诸奄忽气绝，无复觉，或已无脉，口噤拗不开，去齿下汤。汤下口不下者，分病人发左右，捉搤肩引之。药下复增取一升，须臾立苏。"此即，麻黄汤是古代的急救药，为古人治疗猝死、晕厥等突然意识丧失的方剂。

在现代医学中，"卒死，客忤死……卒忤、鬼击、飞尸，诸奄忽气绝，无复觉，或已无脉，口噤拗不开"等传统病名，可能是脑源性疾病（脑梗死、脑出血、短暂性脑缺血发作等），也可能为心源性疾病，或其他源性疾病。因小续命汤以麻黄汤为基础，以药测证，小续命汤主治"卒死，客忤死"等疾病，可"还魂、追魂"。

小续命汤中使用风药的临床意义？

中风病常为气血同病，风药可引活血化瘀药上行发挥作用。风药多入肺经，升散走窜。麻黄可发散风寒、通行脉络、通利九窍；防风味辛走肺，为升阳之剂；防己可平风木而消风痰；川芎主入脑，可引诸药上行。风药多入肝经，可畅达气机，顺应肝木条达之性。

【临床应用】

小续命汤用于治疗急性脑梗死、急性脑出血、脑出血后遗症等脑血管疾病之外，还可以用于面神经炎、不明原因的四肢无力、颈椎病、急性脊髓炎、急性神经根炎、格林巴利综合征、多发性硬化、重症肌无力、运动神经元病、皮肌炎、低钾麻痹、末梢神经炎等疾病。

唐宋以前，小续命汤因治疗中风收效显著，被当时的医家奉为"诸汤之最要"，在《备急千金方》《外台秘要》等书籍中一直处于治风剂之首。唐宋之后，"非风说""内风说"开始盛行，直接导致小续命汤不再是治疗中风的首选之方。虽然小续命汤备受争议，但仍有不少医家始终坚持用小续命汤治疗中风，《医学正传》《医学入门》《太平惠民和剂局方》等都肯定了小续命汤治疗中风的重要作用。

【后世发展】

孙思邈对小续命汤推崇备至，曰"大良"，曰"甚良"，曰"必佳"，曰"诸风服之皆验"，位列《备急千金要方·卷第八·诸风》之首，堪称治疗中风"第一方"。自宋始，小续命汤治疗脑卒中的地位下降，金元之后，众多医家开始对外风入侵的理论提出了质疑，着重以"内风"立论，如刘完素重热极生风，李东垣主气虚生风，朱丹溪创痰湿生风，皆从内风立论。

至明清时期，不少医著更是不再收录此方作为治风之剂，张景岳、张山雷等医家甚至直接抨击小续命汤治疗中风是"速其危耳"。

后世医者畏用小续命汤，可能由于对其功效的错误认识，以及囿于内风、外风之说的缘故。近代乃至当今医者用之治疗脑卒中多有获效。小续命汤重视风药在中风病中的应用，治法为"治风活血扶正"，中风急症宜"标本兼治"的理论高度，强调指出中风病位在脑，"高巅之上，唯风可到"，风药有确切的活血、止血之功，可直接入脑发挥治血作用。有着他药无法代替的优势。随着对小续命汤药理研究的不断深入，一些新的适应证也逐渐被发现，使得这个古老的复方焕发出蓬勃的生机。

【医案例举】

包某，男，62岁，2009年4月7日初诊。病人既往有高血压病史10余年，曾有脑梗死史。头颅MRI提示：双侧额顶叶、侧脑室旁、基底节及脑干多发缺血梗塞灶。现症见：左下肢乏力，但略可抬高，平卧时也能翻身，左手活动功能下降，右侧手足瘫痪，大便不畅，入夜难寐，脉细缓，舌红苔薄白。证属气虚血瘀。治以益气活血，化瘀通络。方以小续命汤加味。方药：生麻黄6g，桂枝5g，细辛3g，防风10g，防己10g，杏仁9g，黄芩6g，党参9g，熟附子6g，川芎9g，鹿角10g，肉苁蓉15g，菟丝子10g，赤芍15g，白芍15g，当归10g，厚朴10g，炙甘草5g。

二诊：服上方近1月后，左下肢已能活动，右下肢也有所恢复，胃纳一般，大便仍不畅，口干不明显，痰少，舌红苔薄黄，脉小弦。即以原方去当归，加炙黄芪15g、龟板胶10g，治疗近3个月后两下肢乏力症状较前明显改善，左下肢已能起步，右侧手足亦能稍微活动，大便通畅，其他症状也递次减轻。

此为国家级名老中医颜乾麟教授的一则医案，刊载于《贵州中医药大学学报》2010 年第 2 期。该病人年过六旬，正气日虚，风邪趁虚侵袭脉道，血脉经络受阻，血液日渐滞行成瘀，阻塞脉道，"瘀血不去，新血不生"，不能通荣四肢肌肉，则肢体牵掣疼痛；中风之后上盛下虚，虚阳上亢，相火不能复位，肾阳亏虚于下，不能温润肠道，常辅以温助肾阳之品，以期上下同调，顺畅气机。故尊师用小续命汤祛风活血通络的同时酌加温阳益肾的鹿角、肉苁蓉、菟丝子，温肾益精，暖腰润肠。后加炙黄芪、龟板胶以取益气滋阴，固本清源收效。

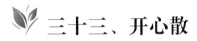

三十三、开心散

【方证出处】

开心散出自唐代孙思邈的《备急千金要方》："开心散，主好忘方。"

原方组成：远志、人参各四分，茯苓二两，菖蒲一两。

煎服法：上四味，治下筛。饮服方寸匕，日三服。

主治：健忘。

【方证解读】

开心散主治相对来说比较简单，就是我们现在常说的健忘。那么健忘是什么原因引起的呢？

从方中四味药物的功效来看，远志养心安神，茯苓利水渗湿兼能宁安心神，菖蒲开心窍以宁心神，三药从安心神论治健忘，奠定了开心散通过养心安神、宁心安神治健忘的基调，同时配伍人参补益元气，充养心气，安定心神。

所以远志的养心安神，茯苓的宁心安神，菖蒲的开窍宁神，都是从安心神的角度用药，由此可见心神被扰是健忘主要的发病原因，从安心宁神的角度治疗健忘是重要方法。

人参为补益药中补气之要药，性微温，味甘、微苦，归心、肺、脾经。主要功效为大补元气，补脾益肺，生津止渴，安神益智。主要用于治疗气血亏虚诸症。对于人参可治疗健忘的作用，诸多本草书中均有明确记载。如《神农本草经》："主补五脏，安精神，定魂魄，止惊悸，除邪气，明目，开心益智。久服轻身延年。"《名医别录》："疗肠胃中冷，心腹鼓痛，胸胁逆满，霍乱吐逆，调中，止消渴，通血脉，破坚积，令人不忘。"《本草从新》："开心益智，心气强则善思而多智。"由此可知，人参在治疗健忘方剂中的频繁使用，是取其补脾益气、补气生血、濡养心神的作用，心神安定则智慧开，健忘除。

据统计，远志在治疗健忘方剂中的使用频数仅次于人参。远志归属于养心安神类药，性微温，味苦、辛，归心、肾、肺经。主要功效为宁心安神，祛痰开窍，强志倍力。适用于心神不宁，痰浊郁阻产生的病证。对于远志能够治疗健忘的作用，益智慧，早在《神农本草经》就有记载："主咳逆伤中，补不足，除邪气，利九窍，益智慧，耳目聪明，不忘，强志，倍力。久服轻身不老。"李时珍在《本草纲目》提到远志，归心、肾二经，因此古代医家认为本品既善开心气而宁心安神，又能通肾气而强志不忘，具有"交通心肾"之专长，其在治疗健忘方剂配伍中的意义也在于此。

茯苓在治疗健忘方剂中出现的频数位居第三。茯苓虽归属于利水渗湿药，但其健脾安神的作用不容忽视。茯苓性平，味甘、淡，具有渗利作用，归心、脾、肾经。脾为燥土，喜燥恶湿，茯苓之淡渗以益脾土。土为火之子，补脾亦能安心神，心神安则惊悸、健忘转消。茯苓能止忘的功效历代本草书中也均有说明。如《日华子本草》："补五劳七伤，安胎，暖腰膝，开心益智，止健忘。"

石菖蒲归属开窍药中，性温，味辛、苦。归心、胃经，主要功效为开窍宁神、化湿和胃。多用于痰浊蒙蔽心窍或湿阻中焦诸症。石菖蒲芳香走窜，在治疗健忘方中，多用其开心窍、祛痰浊、醒神志。这一点在诸多本草著作中均有体现。如《神农本草经》："主风寒湿痹，咳逆上气，开心孔，补五脏，通九窍，明耳目，出音声。主耳聋，痈疮，温肠胃，止小便利，久服轻身，不忘，不迷惑，延年。"《日华子本草》：石菖蒲能"除风下气，丈夫水脏，女人血海冷败，多忘，除烦闷"。《遵生八笺》将其列为养生之品，认为常服可"镇心益气，强志壮神，填髓补精，黑发生齿"。《重庆堂随笔》："石菖蒲，舒心气，畅心神，怡心情，益心志，妙药也。"

有人统计古代医籍治疗健忘方的高频中药，如开心散、定志丸、六味地黄丸、归脾汤、生脉散等名方的组成药物。其中排在前三位的药物是人参、远志、茯苓，频数排名在前六位的药物分别是人参、远志、茯苓、甘草、茯神和石菖蒲，如果将甘草隐去，茯苓、茯神归为一种，这正是开心散的药物组成。在查阅历代治疗健忘的方剂时也可以发现，许多方剂均由开心散化裁而来。

本方"开心"冠以方名，并非心情舒畅之意，而是开通心窍，治疗由心失所养，痰阻心窍，心肾不交所致之善忘，即今之健忘，临床主要表现为记忆力减退，遇事多忘。

【疑难解读】

开心散方中有补益之人参、泄浊之茯苓、石菖蒲，远志亦补亦泻，那么该方主治病证为虚证还是实证？

古人常以"好忘多虚"立论，而开心散全方重用茯苓以渗湿化痰，宁心益智；菖蒲与茯苓配药入伍，增强开窍利湿之效；远志与茯苓为伍，交通心肾以化痰浊；远志、人参配伍，增强益气养心安神之功。

综上，全方配伍，具有养心开窍、健脾安神、交通心肾之功，可治疗心失所养，痰阻心窍，心肾不交所致之善忘。该方突破前人"好忘多虚"的思想，认为"好忘"不仅是正虚所致，亦有痰湿，故而开心散重用茯苓以祛湿化痰，辅以益气安神开窍，实乃"标本兼治"之意。

【后世发展】

历代医家以开心散为主方，经过加减化裁，变化出诸多"好忘"之方证。

《千金要方》以开心散合茯神一味，名为"令人不忘方"。

《外台秘要》定志丸则重用人参（三两），加强益气养心之功。

《杂病源流犀烛》一同名方以开心散合茯神、朱砂二药，以补心益智、镇怯安神。

《三因极一病证方论》小定志丸即开心散原方，以朱砂为衣，使补心益智、镇惊安神之力更著。

《古今医鉴》之加味定志丸，以开心散去茯苓，合四物汤，养心血、益心智，主健忘；书中还载方以开心散加地骨皮、巴戟天二味，开心通窍、定智宁神，主健忘，名为状元丸。

《赤水玄珠》则在状元丸的基础上加肉桂、甘草，名读书方，谓服之可"读书日记千万言"。

《寿世保元》则用开心散加酸枣仁、柏子仁、朱砂、乳香为衣，益气养心、安神定志。

《医心方》以开心散合龙骨、蒲黄，益阴潜阳、镇静安神，名为孔子练精神聪明不忘开心方；书中又载开心丸，在原方基础上加大远志用量（四两），使交通心肾之力更强。

《圣济总录》远志散则用开心散加黄连一味，以引心火下行济肾，治健忘，补心气，强力益志。

《重订严氏济生方》之远志丸、《医学心悟》之安神定志丸，均以开心散合茯神、龙齿、朱砂三药，有固摄精气、交通心肾、宁神定志之功，适用于因事有所大惊，夜多异梦，神魂不安，惊悸恐怯之症。

《辨证录》创制生慧汤（石菖蒲、远志、人参、茯神、熟地黄、山茱萸、生酸枣仁、柏子仁、白芥子），主治心肾不交之健忘。

现代临床对开心散的应用逐渐广泛，用于治疗神经衰弱、神经官能症、老年痴呆、儿童智力障碍综合征等疾病均有较好疗效。

【医案例举】

江某，女，64 岁，2018 年 3 月 12 日初诊。

主诉：智能障碍 5 年，加重 1 个月。

现病史：患者 5 年前无明显诱因出现表情呆滞，智力衰减，查头颅 CT 示大脑萎缩，于当地某医院住院治疗，效果不佳。出院后遗留健忘、痴呆，或哭笑无常，或终日不语，呆若木鸡。1 个月前上述症状加重，为求中医治疗，遂来门诊。刻诊：表情呆滞，寡言少语，思路不清，智力、记忆力、计算力、定向力、理解力均下降，口多涎沫，纳眠可，二便可。舌质暗，苔厚，脉滑。

中医诊断：痴呆（痰浊蒙窍）。

治疗原则：豁痰开窍，健脾益智。

方药：开心散合涤痰汤加减。

远志 10g，石菖蒲 12g，人参 15g（另煎兑服），茯苓 12g，胆南星 6g，陈皮 12g，半夏 12g，甘草 6g，枳实 10g，竹茹 12g，川芎 30g。10 剂，水煎服，日 1 剂，早晚两次分服。

二诊（2018 年 3 月 26 日）：诸症稳定。舌质暗、苔白，故守上方，加红景天 30g，益气活血，通脉化瘀。10 剂，水煎服，日 1 剂，早晚两次分服。本欲加麝香通络散瘀，考虑患者为一般家庭，故用红景天代替。红景天被《神农本草经》列为药中上品，具有益气活血、通脉益智及抗衰老之功效。

三诊（2018 年 4 月 5 日）：诸症好转，神志大有改善，精神欠佳，表情灵活，纳眠可，二便调。舌质淡，苔白腻。守 2018 年 3 月 26 日方，10 剂，水煎服，日 1 剂，早晚两次分服。

四诊（2018 年 4 月 14 日）：诸症明显改善，神志清，精神可，纳眠、二便均调。舌质淡红，苔白腻，脉滑。守 2018 年 3 月 26 日方，10 剂，水煎服，日 1 剂，早晚两次分服。随访 1 年，病情稳定。

该医案是河南省全国名老中医王新志教授的一则医案。

患者既往体健，无糖尿病、高血压病、高脂血症等基础病。5年前无明显诱因突然出现痴呆症状，家人及患者本人一时都难以接受，必生郁，又因病程较久，久病入络，必有血瘀，气滞血瘀，心智不明；患者心脾不足，风邪乘之，而风痰塞其舌络，故舌本强而难语也；患者痰气郁结，心窍被蒙，则郁郁寡欢。故给予开心散安神、补气、利湿化浊，涤痰汤豁痰开窍、祛湿醒脑。方中人参、茯苓、甘草补心益脾而泻火；陈皮、胆南星、半夏清热燥湿而祛痰；竹茹清燥开郁；枳实破痰利膈；远志、石菖蒲开窍通心，从而使痰消火降，经通而舌柔矣；川芎活血行气。正如王教授自编道："开心散千金方，痰浊阻滞除暴良，菖蒲一两茯苓二，参志四分治健忘。"开心散加茯神即不忘散，"不忘散千金方，菖蒲远志人参当，茯苓茯神五分良，至死不忘是妙方"。旨在令人过目不忘，可改善记忆力下降、痴呆等症状，临床治疗痰浊型痴呆效果尤佳，同时还可开达解郁，强心益智，延年益寿。涤痰汤常被用来治疗中风痰迷心窍，舌强不能语，王教授巧用此配合开心散加减，常用来治疗痴呆、健忘、郁证等，疗效确切。

王教授认为，痴呆多由于老年肾精不足，心、肝、脾三脏失调，正虚邪犯，包括精神刺激，则肝郁脾虚，痰浊、瘀血阻滞心窍脑络，神机失用。治则从扶正祛邪入手，临床多选用开心散加减。此案例用涤痰汤辅助开心散驱逐痰邪，共奏开窍益智之功。王教授一向重视患者的日常调摄，常嘱患者家属鼓励患者多运动手部，并进行一些简单的计算、书写练习，饮食多咀嚼；同时，积极预防便秘，使患者病情逐步得到控制。

三十四、槐花散

【方证出处】

槐花散出自南宋许叔微所著的《普济本事方》：槐花散，治肠风脏毒。

原方组成：槐花（炒），柏叶（炼杵焙），荆芥穗，枳壳（去穰细切，麸炒黄）。

煎服法：右修事了，方秤等分，细末，用清米饮调下二钱，空心食前服用。

主治：风湿热毒，壅遏肠道，损伤血络便血证。

《普济本事方》，又名《类证普济本事方》《本事方》，宋代许叔微撰，约刊行于绍兴二年（公元1132年）。该书成于许氏晚年，为其生平历验有效之方、医案和理论心得的汇集之作，取名"本事"，意其所记皆为亲身体验的事实。全书共10卷，分为23门，囊括内、外、妇、儿、五官科诸证，伤寒时疫证等。每门分列数证，证下系方若干，每方均简述主证、病因、病机、用药、炮制等，或载有关医论、医案、灸治、煨治法等内容。

【方证解读】

关于"肠风脏毒"。

"肠风脏毒"病因在《灵枢·百病始生》中记载："卒然多食饮则肠满，起居不节，用力过度，则络脉伤……阴络伤则血内溢，血内溢则后血。"

"肠风"的主要病因在《疡科心得集》中云："夫大肠之下血也，一曰肠风，一曰脏毒。肠风者，邪气外入，随感随见，所以色清而鲜。"

"脏毒"的主要病因在《疡医大全》中云："脏毒有内外阴阳之别。发于外者，由醇酒厚味，勤劳辛苦，蕴注于肛门两旁，肿突形如桃李，大便秘结，小水短赤，甚者肛门重坠紧闭，下气不通，刺痛如锥，脉数有力，多实多热，属阳易治。发于内者兼阴虚，湿热下注，肛门内结壅肿，刺痛如锥，大便虚闭，小水淋漓，寒热往来，遇夜尤甚，脉微细，为虚为湿，属阴难治。"

"肠风"和"脏毒"的区别。"肠风"与"脏毒"从病程上区分：肠风者，"邪气外入，随感随见"，病程较短；脏毒者，"蕴积毒久而始见"，病程较久，且多由肠风日久而来。从程度区分："轻曰肠风，甚则脏毒"，脏毒重于肠风。从症状区分：肠风具有"直射四出"的特点。从与大便的先后关系上区分："肠风皆由便前而来"，脏毒则"多在粪后"。而清代医家王旭高在继承前人观点的基础上，从血色上亦进一步区分：认为"血色清鲜，谓之肠风；血色污黯，谓之脏毒"。

槐花散的组方意义。

槐花散由槐花、侧柏叶、荆芥穗、枳壳组成。槐花清肠止血，侧柏叶凉血止血，荆芥穗理血疏风，枳壳行气以宣通大肠，诸药配伍，共奏理气疏风、清肠止血的功效。

张秉成《成方便读》卷二：“槐花禀天地至阴之性，疏肝泻热，能凉大肠；侧柏叶生而向西，禀金兑之气，苦寒芳香，能入血分，养阴燥湿，最凉血分之热；荆芥散瘀搜风；枳壳宽肠利气。四味所入之处，俱可相及，宜乎肠风、脏毒等病，皆可治耳。”

【疑难解读】

脏毒与现代疾病的联系。

脏毒作为一个古代疾病概念，在中医文献中有便血污浊色暗、肛门肿块、疼痛重坠、流脓溃烂等症状描述，故在现今医学著作及论文中常常被引述。

一般是指肛门直肠周围脓肿，《外证医案》中说：“肛痈者，即脏毒之类也，始起则为肛痈，溃后即为痔漏。”其二是指溃疡性结肠炎，临床上以腹痛、腹泻、便下黏液、脓血等为主，且有反复发作、迁延难愈的特点，与脏毒症状有相似之处。再就是指大肠癌肿，从其晚期表现为肠腔和肛门肿物，溃烂流出污血，难以治疗等情况，与脏毒症状也有相吻合之处。其他如急性出血性坏死性肠炎，其腹痛、腹泻、便血暗红色或鲜红色，大便腥臭，呈糊状，也有将其归属中医“脏毒”范畴的。

【临床应用】

槐花散主治风热湿毒，壅遏肠道，损伤血络证。便前出血，或便后出血，或粪中带血，以及痔疮出血，血色鲜红或晦暗，舌红苔黄脉数。临床常用于治疗痔疮、结肠炎或其他大便下血属风热或湿热邪毒，壅遏肠道，损伤脉络者。肠癌便血亦可应用。

若便血较多，荆芥可改用荆芥炭，并加入黄芩炭、地榆炭、棕榈炭等，以加强止血之功；若大肠热甚，可加入黄连、黄芩等以清肠泄热；若脏毒下血紫暗，可加入苍术、茯苓等以祛湿毒；若便血日久血虚，可加入熟地黄、当归等以养血和血。

【后世发展】

槐花散在历代医籍皆有收载，历史上虽仍有许多同名异方者，在组方、炮制、剂量及主治方面稍有出入，但都以槐花为君药，以其他药味相辅，用以治疗肠风脏毒下血之证。《兰室秘藏》《丹溪心法》《洁古家珍》都记载有槐花散：

《兰室秘藏》槐花散，由槐花、川芎、青皮、熟地黄、荆芥穗、白术、当归、升麻组成。功能清肠止血。主治肠澼下血，湿毒下血。

《丹溪心法》槐花散，由厚朴、苍术、陈皮、当归、槐花、枳壳、甘草、乌梅组成。功能宽肠止血下气。主治肠胃不调，胀满下血。

《洁古家珍》槐花散，由槐花、青皮、荆芥穗组成。功能清肠止血。主治血痢久不止，腹中不痛，不里急后重。

总的来说，宋朝槐花散及其类方的主治主要为因胃气上逆而致的热吐、肝火上乘及气不摄血而致的衄血、血渗外溢所致的肠风脏毒等病证；金元时期，增加了气血亏损导致的脱肛等病证；发展至明代，主治拓展了湿热蕴积肠胃所致酒病便血、痔漏及肛门肠肿等；清代时，其主治又拓展了湿热邪毒壅滞大肠所致的痢疾。

【医案例举】

黄某，男，72岁，离休干部，2006年2月10日就诊。患糖尿病伴高血压病近20年，便血反复间断发作约5年。经西医诊断为"慢性溃疡性结肠炎"。平素喜食肥甘辛辣，便血3~5月，并伴有里急后重，每次便血发作服氟哌酸加黄连素处理，清淡饮食调理。此次便血发作于春节前，按以往服氟哌酸加黄连素处理无效，便血量不减反增，出血量大过以往乃至便下纯血。入院经结肠镜检，见结肠处有约3.0cm×2.5cm大小溃疡面，出血不止。西医欲予以手术处理，又恐其年高并伴有糖尿病、高血压病，加大手术风险，遂以止血钳予以局部止血并对症支持治疗。无奈之下转而求治于中医，就诊时神志清楚，精神尚可，言语清晰，面色略黄，体肥，纳可，大便少，仍可见血，血色鲜红，约100ml/天，舌苔薄，略黄，脉弦略数。诊断为：便血（肠风）。辨证属大肠湿热，处以槐花汤加味，药物如下：槐花20g，侧柏叶20g，荆芥穗10g，枳壳10g，地榆30g，栀子15g，黄芩10g，黄连6g，白芷10g，白及15g，阿胶15g，仙鹤草15g，血余炭10g，陈棕炭10g。其中，荆芥炒炭，阿胶以蛤粉炒成珠，槐花、侧柏叶、地榆与栀子四味一半炒炭入药，一半生用。7剂之后，血量明显减少，可不用止血钳局部止血。又7剂，血止，肉眼几乎不见出血且里急后重亦得解除。效不更方，又嘱以原方继续服1周，唯槐花、侧柏叶、地榆与栀子四味无须炒炭，全部生用。痊愈后病人唯恐复发，又要求加服2周。两年后，在一次宴会上遇到该患者，见其体貌如前，精神饱满，问其旧病，自述愈后至今未曾复发过。

此为刊载于《中外医疗》2008年第25期的一则医案。此例慢性溃疡性结肠炎患者病程之长，年龄之高，出血量之大实属少见，估计和其高血糖及不良饮食习惯有关。究其病因为嗜食肥甘辛辣厚味，日久酿为湿热，湿热蕴结化为湿毒，灼伤大肠，迫血外行。湿热湿毒为本，溃疡出血为标。因此，治以清热凉血、解毒祛湿、止血生肌。

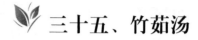

三十五、竹茹汤

【方证出处】

竹茹汤出自宋代许叔微《普济本事方》。

原方组成：干葛三两，甘草三分（炙），半夏三分（姜汁半盏，浆水一升煮，耗半）。

煎服法：上粗末，每服五钱，水二盏，生姜三片，竹茹一弹大，枣一个，同煎至一盏，去滓温服。

主治：胃热呕吐。

【方证解读】

从原方组成和用法来看，有葛根、姜半夏、竹茹、甘草、生姜、大枣共六味药，其中葛根用量最大。原方主治胃热呕吐，那么什么原因可以引起胃热呕吐呢？

《三因极一病证方论·卷十一》："病者胃中央热，烦躁，聚结涎沫，食入即吐，名曰热呕。或因胃热伏暑，及伤寒伏热不解，湿疸之类，皆热之所为也。"

由此可见外感邪气、饮食内伤、情志不遂均可致胃热而病发呕吐。

虽然《本草汇言》中说道："葛根……泻胃火之药也。"但临证中清胃止呕的首选药绝不是葛根，那为何方中会重用葛根？黄连亦能清胃火，止呕吐，治疗胃热呕吐。黄连和葛根两药的区别？

《本草正义》："葛根，气味皆薄，最能升发脾胃清阳之气……又主呕吐者，亦以胃气不能敷布，致令食不得入，非可概治胃火上逆之呕吐。"

这里涉及胃火和胃热的问题。火宜泻、宜降，热宜升、宜散，所以黄连苦寒，主沉降，功在清泄胃中实火；而葛根辛凉，主升浮，力在升散胃中郁热。

竹茹为胃热呕逆之要药。《本草经疏》："《经》曰：诸呕吐酸，皆属于热。阳明有热，则为呕哕温气，寒热亦邪客阳明所致。甘寒解阳明之热，则邪气退而呕哕止矣。"《药品化义》："竹茹，轻可去实，凉能去热，苦能降下，专清热痰……主治胃热噎膈，胃虚干呕，热呃咳逆，痰热恶心，酒伤呕吐，痰涎酸水，惊悸怔忡，心烦躁乱，睡卧不宁，此皆胆胃热痰之症，悉能奏效。"

半夏，燥湿化痰、降逆止呕，临证中可随证配伍他药，治疗寒热虚实引起的呕逆。如胃热伍竹茹、黄连；胃寒佐生姜；胃阴虚加麦冬、石斛；胃气虚配人参。另半夏性温，在方中亦有反佐之意。

生姜、大枣、甘草调和中焦脾胃。

《医方考》从胆胃之热解读竹茹汤："阳明，胃也；少阳，胆也。有辨焉，口渴者热在胃，口苦者热在胆也；兼而有之，则二经均有留热矣。是方也，干葛清胃，竹茹清胆，半夏破逆，甘草调阳。"

《本事方释义》从酒热解读："干葛气味辛微温，能解酒毒，入足阳明；甘草气味甘平，入足太阴；半夏气味辛温，入足阳明；竹茹气味甘寒，入足阳明；姜、枣以和荣卫。胃热呕吐不止，亦必因胃中酒气蕴热，故以微辛温之药令其入胃，引入甘寒之品，则酒热稍解，气得下降，胃气安而病自已也。"两说可参。

【疑难解读】

竹茹汤和槐花散的区别？

在《普济本事方》原书中竹茹汤方下，又出了一张治疗"热吐"的方证——槐花散。组成为"皂角去皮，烧令烟绝，白矾熬，槐花炒黄黑色，甘草炙。上四味等分，为末。每服二钱，白汤调下。"

皂荚味辛性温，功在祛风痰，除湿毒，杀虫。治中风口眼歪斜，头风头痛，咳嗽痰喘，肠风便血，下痢噤口，痈肿便毒，疮癣疥癞。在槐花散中主要是用来祛痰。

白矾酸、涩，寒。归肺、脾、肝、大肠经，外用解毒杀虫，燥湿止痒；内服止血、止泻，祛除风痰。在槐花散中亦是用来祛痰。

槐花苦，凉。归肝、大肠经。功效为清热，凉血，止血。治肠风便血，痔血，尿血，血淋，崩漏，衄血，赤白痢下，风热目赤，痈疽疮毒。在槐花散中主要用来清中焦热。

"大凡吐多是膈热，热且生涎，此药能化胃膈热涎，特有殊效。"（《普济本事方》）明言槐花散主治为"胃膈热涎"引起的呕吐。

【临床应用】

竹茹汤主治胃热呕吐，临证中胃中之热常借有形之邪互结于中焦胃脘。有形之邪或为痰积，或为湿浊，或为食积，当然也可并见两种或三种邪。

若痰湿内蕴者，加石菖蒲、瓜蒌、浙贝以化痰利湿；气滞者，加陈皮、青皮、厚朴以行气化滞；若气逆者，加枳实、枳壳以降逆理气；若肝气不舒者，加柴胡、枳实以疏肝降泄浊气；若大便干结者，加大黄、枳实以理气通便；若有食积内停者，加山楂、莱菔子以消积导滞等。

【后世发展】

除了《普济本事方》之外，后世同名的竹茹汤共34首，通过对34首方剂的整理和分析得知，竹茹汤的变化主要在药味组成、药味剂量和功效主治方面。

在药味组成方面来看，后世方书记载的竹茹汤中出现了加减生姜与大枣的情况。34首方剂中有12首减少了大枣，而这12首方剂中有2首是同时减少了生姜的使用。在使用剂量方面，主要分为两部分：第一，葛根、半夏和甘草的药用比例及每剂用量；第二，估量值的变化。

《普济本事方》中记载竹茹汤的功用为胃热呕吐，其后宋代方书均沿用了此功效记载，到元代危亦林《世医得效方》中更为详细地描述了其主治胃受邪热而致的心烦喜冷、呕吐不止之症，直到李梴《医学入门》中又扩展了其功效，用于治疗酒呕，此之后的《万氏家抄济世良方》《济阳纲目》也出现了治疗酒后呕吐的功效记载。

【医案例举】

病案一：《普济本事方》："政和中一宗人病伤寒，得汗身凉，数日忽呕吐，药与饮食俱不下，医者皆进丁香、藿香、滑石等药，下咽即吐。予曰，此正汗后余热留胃脘，孙兆竹茹汤正相当尔。治药与之，即时愈。"

病案二：《伤寒九十论》："胃热呕吐证。丁未岁夏，族妹因伤寒已汗后，呕吐不止，强药不下，医以丁香、硝石、硫黄、藿香等药治之，盖作胃冷治也。予往视之曰：此汗后余热留胃脘，若投以热药，如以火济火，安能止也？故以香薷汤、竹茹汤，三服愈。"

上两则医案均起于伤寒汗后，"正汗后余热留胃脘""汗后余热留胃脘"，再加之前医误治，引起胃热呕吐，用竹茹汤方证对应，效如桴鼓。

后一则医案加用香薷汤乃天人相应（丁未岁夏）的用药法。

三十六、辛夷散

【方证出处】

辛夷散出自南宋严用和所著的《严氏济生方·鼻门病》："治肺虚，风寒湿热之气加之，鼻内壅塞，涕出不已，或气息不通，或不闻香臭。"

原方组成：辛夷仁、细辛（洗去土叶）、藁本（去芦）、升麻、川芎、木通（去芦）、防风（去芦）、羌活（去芦）、甘草（炙）、白芷各等分。

煎服法：上为细末，每服二钱。食后茶清调服。

主治：鼻齆。

【方证解读】

《灵枢·脉度》："肺气通于鼻，肺和则鼻能知香臭矣。"而今在内有肺气亏虚，在外有风寒湿外袭于肺，肺失宣降，鼻窍不利，见"鼻内壅塞，涕出不已，或气息不通，不闻香臭"诸症。

加上服用方法中的"茶清调服"的话，原方组成其实一共十一味药，用到了羌活、防风、藁本、辛夷、细辛、川芎、升麻、白芷八味辛散主升的风药，木通、茶清两味苦寒下行清泻之品，甘草和缓调中。用风药辛散风寒湿邪气、宣通肺气，苦寒药降浊，恢复肺之宣降，祛除肺之邪气，从而使"肺和则鼻能知香臭矣"。

明代医家吴昆在其著作《医方考·鼻疾门第六十三下》有同名方，组成为严氏方去羌活，每次用量改为三钱，主治提到"鼻生息肉"引起"气息不通，香臭莫辨"。病机和方解阐释如下："鼻者，气之窍，气清则鼻清，气热则鼻塞，热盛则塞盛，此息肉之所以生也。故治之宜清其气。是方也，辛夷、细辛、川芎、防风、藁本、升麻、白芷，皆轻清辛香之品也，可以清气，可以去热，可以疏邪，可以利窍；乃木通之性，可使通中；甘草之缓，可使泻热。"

清代汪昂在其著作《〈汤头歌诀〉新义》中对辛夷散的方证解读如下："鼻为肺窍，鼻中息肉者，肺经功能失调为病。盖肺主宣降，肺属金而主皮毛，肺气外行可宣达于肌表，肺气内降可敛浊下行。今肺经生病，为肺气外不得宣邪而内不得降浊，浊邪上阻而致鼻息。治宜宣肺降导为法。升麻、白芷、防风、藁本、辛夷，清疏宣达，辛香走窜，能开肺窍，升清阳而辟秽浊；川芎、细辛，活血行郁可通清窍；甘草、木通、青茶，导上源之浊邪从膀胱下出，使上窍得清，下窍得通，肺气宣降，故治肺热鼻息之证。"

肺悬上焦，气禀清肃，相傅之官，治节出焉，且肺为气之主，通窍于鼻。鼻中息肉是由肺中郁热上蒸于脑而致，所以用辛夷、升麻、白芷轻浮上升之性引胃中清阳上行于脑，防风、藁本上入巅顶而能搜剔风热，细辛、川芎散郁通窍，以上均属上行升散、清热通窍之品，治巅顶风热湿热自是对证，但恐辛燥太过，故加木通以利湿泻火下行，甘草甘缓调和诸药，绿茶降火调服末药。

清代吴仪洛《成方切用》记载："天气通于鼻。若胃中无痰火积热，是平时上升，皆清气也。由湿火内焚，风寒外束，气血壅滞，故鼻生息肉，而窒塞不通也。辛夷、升麻、白芷，辛温轻浮，能升胃中清气，上行头脑；防风、藁本，辛温雄壮，亦能上入巅顶，胜湿祛风；细辛散热破结，通精气而利九窍；芎藭补肝润燥，散诸郁而助清阳。此皆利窍升清，散热除湿之药。木通通中，茶清苦寒，以下行泻火；甘草和中，又以缓其辛散也。"可见，阳明胃脉挟鼻上行，治以手太阴、足阳明药也，综观全方，升降并用，使得诸药相合，则诸症自愈。

清代费伯雄《医方论》中亦记载有辛夷散方，药物组成为去羌活，并在方后提到此方"辛散太过，疏风散寒则宜用之，非泻火门中之法"。

【疑难解读】

关于药物的去芦问题。原方当中数种药物都标注"去芦"，何谓去芦？

芦头一般指残留于根及根茎类药材上的残茎、叶茎、根茎等部位。历代医家对去芦要求的变化是长期反复实践的结果，前期去芦是因为有医家认为芦头入药易引起患者呕吐，所以去芦使用。《修事指南》总结说：去芦者免吐。而今有可能是在实际应用中发现药材是否去芦对药效并无显著影响，且为了避免造成对药材和人力的浪费，所以均带芦入药。

《医宗金鉴·幼科心法要诀》初生门下中清胃散有黄连、升麻、生地黄、当归、丹皮各半钱，煅石膏、灯心草无剂量。主治"胎中有热蓄于胃中，故牙根肿如水泡，名曰重龈"。此方在东垣清胃散基础上加了煅石膏、灯心草，针对"胃火上攻"导致的"重龈"，故用石膏增加清热凉血之功，伍以甘淡寒之灯心草清心降火、引热下行。加用煅石膏、灯心草照顾了小儿脏腑娇嫩、稚阴稚阳之体，符合儿科的生理特点。

关于原方用法为"茶清调下"的问题。

按惯例，服用中药时一般忌茶酒和一切发风动气之物，然此方偏用茶清调下，《汤液本草》记载："茶苦，经云：苦以泄之，其体下行，如何是清头目？"《古今医统大全》曰："茶苦，阴中之阳，所以清头目。"故辛夷散用茶清调下取其苦寒降火以清上之性，既可清利头目，又能制约诸风药过于温燥与升散，降浊降火，升中有降，与辛夷、细辛、藁本、升麻、川芎、防风、羌活、白芷等共奏祛风解表、清热解毒之功。

关于原方当中用的是"辛夷仁"，和辛夷的区别？

《本草衍义》中明确指出，辛夷"入药，去毛苞"；《本草经集注》曰："（辛夷）用之去中心及外毛，毛射入肺，令人咳。"

可见，不用辛夷外苞片的目的主要是为了降低和消除外苞片细小茸毛对患者咽喉和肺部的刺激。

现代研究表明，挥发油是辛夷的主要药效部分，且一直作为辛夷药材的质量控制指标，该类成分主要存在于花蕾内芯，在外苞片及枝梗层中的含量甚微。然明清代之后，各医家多以辛夷替代辛夷仁入药，其原因可能是辛夷剥去外苞片的手工制取过程烦琐且费工费时，故多以辛夷入药，去毛加工，如《本草备要》《本草分经》《本草正义》等均记载辛夷"去外皮毛"用。

发展到现代，辛夷的入药方式为"除去杂质，残留的枝梗及灰屑"，未明确提及去毛、去心等，只要求煎煮时"包煎"以减弱细小茸毛的刺激性。

辛夷散主治的属内伤病还是外感病?

"鼻窍不利"这一症状，外感病可见，内伤病亦可见。面对以鼻塞不利，不闻香臭为主诉的患者，我们需要分清内伤病还是外感病，这是医生需要首先做的，也是极其重要的一步。

这一步的重要意义在于直接指导下一步的辨证治疗。正如金元医家李东垣所说："伤外为有余，有余者泻之；伤内为不足，不足者补之。"

对外感和内伤的辨别与治疗，"差之毫厘，谬以千里"。那么辛夷散主治应当属于内伤病还是外感病?

大部分学者认为应属内伤病，治疗应当以补为主。但从方证分析来看，辛夷散主治应当属于内伤病基础之上的外感病，治疗首要的任务是祛邪，因此羌活、防风、藁本、辛夷、细辛、川芎、升麻、白芷等药，皆为祛邪而设。而补益之人参、黄芪、熟地黄、补骨脂等药不宜早投。

【临床应用】

《严氏济生方》记载："辛夷散治肺虚，风寒湿热之气加之，鼻内壅塞，涕出不已，或气息不通，或不闻香臭。"

之后，历代医家对辛夷散的主治病证进行了进一步的总结及扩充，如明代吴昆的《医方考》较具体地描述了其主治

"鼻生瘜肉，气息不通，香臭莫辨"；清代景日昣的《嵩厓尊生》记载辛夷散可治"无感鼻塞"；清代陶承熹的《惠直堂经验方》曰其"治脑漏如神"。

可见，辛夷散的主治病证涉及鼻窒、鼻衄、鼻渊、鼻息肉等诸多鼻病。处方组成方面，多在原方基础上加减羌活、苍耳子、防风、薄荷等。

【医案例举】

病案一：鲍十七，两三年鼻塞不闻，清涕由口呛出，而气窒仍然。大凡头面诸窍，皆清阳交会通行之所，就外邪来乘，亦必雾露无质清邪。邪郁既久，气血失其流畅，进药攻治，必不效验。欲治其疴，须查手太阴自少商穴起，施针刺以泄邪流气。乃一法也，无方。

病案二：徐四十，头面诸窍，皆清阳游行之所，邪处于中，则为堵塞。阳气不司流行，必畏寒形頯，内痹必郁而成热，有鼻柱衄䶢矣。论理当用通圣散。远处江外，仓猝就诊，不可轻投。用轻可去实。予以苦丁茶、干荷叶边、蔓荆子、连翘心、飞滑石、白芷。

上述两则医案均选自《临证指南医案》。第一个医案中虽无方药，但用针刺手太阴经腧穴治疗，正如书中所说的"泄邪流气"，从而恢复肺之宣降、气之流通。第二个医案中叶天士认为"头面诸窍，皆清阳游行之所，邪处于中，则为堵塞"，提出"用轻可去实"的治疗原则，用荷叶、滑石祛湿，蔓荆子、白芷辛散，苦丁茶、连翘心苦降，意在祛邪以通鼻窍。

三十七、当归饮子

【方证出处】

当归饮子出自南宋严用和所著的《严氏济生方》：治心血凝滞，内蕴风热，见皮肤遍身疥疮，或肿，或痒，或脓水浸淫，或发赤疹瘰疬。

原方组成： 当归（去芦）、白芍药、川芎、生地黄（洗）、白蒺藜（炒，去尖）、防风（去芦）、荆芥穗各一两，何首乌、黄芪（去芦）、甘草（炙）各半两。

煎服法： 上㕮咀，每服四钱，水一盏半，姜五片，煎至八分，去滓，温服，不拘时候。

主治： 血虚有热，风邪外袭。皮肤疮疥，或肿或痒，或发赤疹瘙痒。

【方证解读】

一般认为，痒证的产生有三种机理：一是毛孔开阖不利，仲景曰"以其不能得小汗出，身必痒"，治疗大法为祛风止痒；二是血中有毒，由于饮食辛辣发物，难以消化，浊阴发至肌表，浊毒难出，故痒不止，治疗大法为降浊止痒；三是因身体血脉不充实，不能饱满地在管道流通时，虚邪贼风就会乘虚而入，与气血相搏，局部会出现瘙痒。故痒自风而来，止痒必先疏风，风又因血虚而来，所以"治风先治血，血行风自灭"。

当归饮子由当归、生地黄、川芎、白芍药加荆芥穗、防风、何首乌、白蒺藜、黄芪、甘草组成。该方以四物汤为基础方，当归补血活血，润燥止痒，为主药。熟地黄改为生地黄，滋阴清热，凉血生津；白芍养血敛阴，柔肝潜阳，共为臣药。何首乌滋阴养血，润燥止痒，滋润肌肤；荆芥、防风祛风解表，使外风从表而解；黄芪扶助正气，抵御外邪，防止外风入里；白蒺藜平肝祛风，增强荆芥、防风的祛风之力，共为佐药；甘草调和诸药，解何首乌之毒。诸药配伍，使养血活血而不滞血，固表祛风防外风内扰，滋阴养肌。

【疑难解读】

当归饮子与消风散的鉴别。

消风散用了生地黄、知母、石膏、苦参、牛蒡子等寒凉药，热象要相对明显，体力方面也要充实许多；当归饮子所用的药物以补益为主，其人体质偏虚，热证不明显。

二者所代表的病理状态可以用夏天与秋天的土地来形容。消风散证为湿热内蕴，就像炎热的夏天，空气湿度与温度都很大，地上很容易长出杂草；当归饮子证为血虚生风，就像秋天，气候干燥，地面起了一层薄薄的茧子，只有几株耐旱的植物，白天地面是干燥的，但夜间有了露水则略有潮湿。如果地球是一个人，地表就是人的皮肤，那么，这种状态无疑就是形象的比喻了，对于前者来说要清热除湿，后者则要浇水保湿。

【临床应用】

当归饮子在补益气血的基础上，既疏外风，又息内风，祛邪而不伤正，通常用于各类主要表现为气血不足、津液损伤、皮肤干燥（分泌物不多）、瘙痒等症状的慢性皮肤病。

根据中医古籍记载，当归饮子可用于治疗疥疮、瘾疹、血风疮、手足皲裂、肌肤枯槁、顽癣、风痒等皮肤疾病，总以血燥、风热为病机要点。现代用于治疗老年性瘙痒症、荨麻疹、玫瑰糠疹、湿疹、银屑病、神经性皮炎等皮肤病。

（1）瘙痒症：周身皮肤干燥，皮疹色暗红，双下肢肌肤甲错，夜间瘙痒明显，舌瘀紫，脉涩，可投本方治疗，特别是老年患者应用机会尤其多。

（2）慢性荨麻疹：风团肤色或淡红色，患者面色微黄，虚胖，周身皮肤干燥，双下肢肌肤甲错，夜间病情尤重，舌瘀，脉涩，可投本方酌加荆芥、防风、路路通、白鲜皮、地骨皮等中药治疗。

（3）银屑病：周身皮肤干燥，皮疹以暗红色斑块，干燥性鳞屑为主，双下肢肌肤甲错，舌瘀，脉涩，可投本方酌加乌梢蛇、乌梅、土茯苓治疗。

（4）结节性痒疹：四肢散在或密集坚实之暗红色结节，双下肢肌肤甲错，夜间瘙痒明显，可投本方酌加全蝎、白鲜皮、白术治疗。

（5）慢性湿疹、神经性皮炎、异位性皮炎：周身皮肤干燥脱屑，皮疹以苔藓样变或斑块为主，双下肢肌肤甲错，舌瘀，脉涩，可投本方酌加白鲜皮、地骨皮等中药治疗。

【后世发展】

（1）《妇人良方大全》用本方治疗湿毒燥痒，疥疮风癣。

（2）《外科正宗》用本方治疗血燥皮肤作痒的顽癣、疥疮、风痒等以瘙痒为主要表现的皮肤病，并提及当归饮子可用于治疗血燥引起的手足皲裂。

（3）《医宗金鉴》将本方用于夜间瘙痒明显加重的瘾疹。

（4）《外科证治全书》用本方化裁治疗沙疥、干疥。

【医案例举】

病案一：患者女，29 岁，2019 年 9 月 2 日初诊。患者 3 年前产后哺乳期出现全身风团伴瘙痒，遇热或遇风加重。当地医院诊断为"荨麻疹，予抗组胺药物后缓解，停药后症状反复。近日因外出遇风后，症状加重，红色风团泛发全身，瘙痒剧烈，无胸闷气促，无腹痛腹泻。刻诊症见：全身大小不一红色风团样皮疹，略高出皮肤表面，部分融合成片，并可见抓痕，伴心烦易怒，手足心热，舌红，苔薄白，脉沉细数。证属血虚风燥证。方药：当归、炒白芍各 15g，川芎 6g，生地黄、制何首乌各 9g，白蒺藜 15g，防风 10g，荆芥 12g，黄芪 20g，炒白术 10g，炙甘草 6g，地肤子 10g，蝉蜕、桂枝各 6g。日 1 剂，水煎服。1 周后复诊，皮疹及瘙痒症状明显缓解，心烦及手足心热减轻，继续以此方治疗 2 个月后愈，随访 1 个月未复发。

此为浙江省名医曹毅教授的一则医案，刊载于《中国乡村医药》2020 年第 10 期。慢性荨麻疹大多因机体表虚不固，加之风寒、风热之邪外袭，致使营卫失调而发，故治疗上需合用玉屏风散益气固表，如偏风寒者加麻黄、桂枝、肉桂、陈皮，偏风热者改白芍为赤芍，加牡丹皮、桑白皮、地骨皮、紫草、薄荷。

本案患者因荨麻疹反复发作 3 年就诊，发作时皮损以红色风团为主，伴有瘙痒，手足心热，心烦易怒，结合其舌红苔薄白，脉沉数的舌脉表现，四诊合参，患者出现红色风团是风邪郁结于肌表，致使营卫不和的表现，瘙痒是气血不和、气滞血虚，血不足以荣养肌肤，进而生风化燥，导致瘙痒，久病亦耗伤阴血，故病情反复发作。

病案二：患者女，29 岁，银行职员。项部出现皮疹伴瘙痒 3 个月。外院以"神经性皮炎"予先后服药 60 余剂未见好转。刻下见食欲不振，烦躁多梦，小便调，大便偏稀，月经量少、色淡，周期常延迟，项部起皮疹，呈淡褐色，皮纹粗糙，皮损肥厚，上可见鳞屑，瘙痒明显。舌淡，白苔厚腻，脉细。诊断为"血虚风燥型神经性皮炎"。处以当归饮子加减：当归 15g，白芍、熟地黄、白蒺藜、制何首乌和茯苓各 10g，川芎、砂仁、防风、生黄芪、炙甘草和炒酸枣仁各 6g，党参 5g，生白术和苍术各 3g。日 1 剂，早晚饭后分服。上方服 7 天后皮疹颜色变淡，肥厚较前减轻，瘙痒明显减轻，纳食增加，睡眠好转，大便转常，加用合欢花 15g 疏肝安神。继服 14 剂，皮疹完全消退，全身症状基本消失。上方去防风、白蒺藜，继服 30 剂以养血健脾善后。随访半年内未复发。

此为北京中医药大学东方医院李元文教授的一则医案，刊载于《皮肤科学通报》2017 年第 2 期。本患者久服清热解毒寒凉之品，病情未见缓解，反而损伤脾胃阳气，出现纳差、多梦、便溏诸症。久病本就容易耗伤气阴，失眠多梦则更加重心血的损耗，而脾胃为气血生化之源，"中焦受气取汁，变化为赤"，此时阳气受损，化源不足，故而血虚之证缔也。可见月经量少、周期推延，心悸怔忡，失眠烦躁等症。患者皮损表现亦为典型的血虚风燥型，肥厚粗糙似牛皮，色泽黯淡如枯木，故治以当归饮子。

三十八、实脾散

【方证出处】

南宋严用和《严氏济生方》："水肿为病，皆由真阳怯少，劳伤脾胃，脾胃既寒，积寒化水。盖脾者土也，肾者水也，肾能摄水，脾能舍水，肾水不流，脾舍湮塞，是以上为喘呼咳嗽，下为足膝跌肿，面浮腹胀，小便不利，外肾或肿，甚则肌肉崩溃，足胫流水，多致不救……治疗之法，先实脾土，脾实则能舍水，土得其政，面色纯黄，江河流通，肾水引矣，肿满自消。"

原方组成：厚朴（去皮，姜制，炒）、白术、木瓜（去瓤）、木香（不见火）、草果仁、大腹子、附子（炮、去皮脐）、白茯苓（去皮）、干姜（炮）各一两，甘草（炙）半两。

煎服法：上咬咀，每服四钱，水一盏半，生姜五片，枣子一枚，煎至七分，去滓温服，不拘时服。

主治：脾肾阳虚，水气内停之阴水。身半以下肿甚，手足不温，口中不渴，胸腹胀满，大便溏薄，舌苔白腻，脉沉弦而迟。

【方证解读】

实脾散病机解析。

《严氏济生方》中对实脾散的记载为"治阴水，先实脾土"，可分为两个层次进行病机分析。

第一层次分析"先实脾土"。《严氏济生方·水肿论治》："水肿为病，皆由真阳怯少，劳伤脾胃，脾胃既寒，积寒化水。盖脾者土也，肾者水也……""真阳怯少，劳伤脾胃"即脾肾阳虚，但本方侧重于脾阳虚累及肾阳虚，最终脾肾阳虚，意为脾肾同病，以脾为主。

第二层次分析"阴水"。《严氏济生方》主张水肿论治须辨阴阳："《经》云：治水之法，腰以上肿宜发汗，腰以下肿宜利小便，此至当之论。然肿满最慎于下，当辨其阴阳。"即严用和提出，水肿分阴水和阳水，当辨证论治。阴水证多为寒湿引起的阳气不足、水不化气，最终造成水湿内停、泛滥体表造成水肿，说明实脾散的第二层基本病机为"阴水阻滞气机"。

综上，实脾散的主治病机可以概括为"脾肾阳虚，以脾为主；阴水阻滞气机"。

实脾散的组方意义。

实脾散由厚朴、白术、木瓜、木香、草果仁、大腹子、附子、白茯苓、干姜、甘草、生姜、枣子组成。附子、干姜为君，其中附子温脾肾，助气化，行阴水之停滞；干姜温脾阳，助运化，散寒水；二者合用，温养脾肾，扶阳抑阴。茯苓、白术健脾燥湿，淡渗利水，使水湿从小便而利；木瓜芳香健脾，化湿利水，以兴脾主运化之功；厚朴、木香、大腹子、草果仁下气导滞，化湿行水，使气行则湿邪得化。使以甘草、生姜、大枣调和诸药，益脾和中。诸药合用，共奏温暖脾肾、行气利水之效。然本方温补脾土之功偏胜，确有脾实则水治之功，故以"实脾"名之。

《成方便读》："夫水有阴阳，治宜各别。阳水者，其人素禀阳盛，或酒饮蓄聚，或湿热蓄留，久则脾胃日虚，不能运化，或发于内，或溢于外，为肿为胀，所由来也。阴水者，纯是阳虚土败，土不制水而然。经云：湿胜则地泥。故脾旺则运化行而清浊分，其清者为气、为血、为津、为液；浊者则为汗、为尿，而分消矣。则知治水当以实脾为首务也。白术、甘草补脾之正药，然非姜、附之大辛大热助火生土，何以建其温补健运之功？而后腹皮、茯苓之行水，厚朴、木香之快气，各奏厥功。草豆蔻芳香而燥，治太阴独胜之寒；宣木瓜酸涩而温，疏脾土不平之木。祛邪匡正，标本得宜耳。"

【疑难解读】

实脾散与真武汤的鉴别。

真武汤与实脾散同用熟附子、白术、茯苓、生姜组方，同具温阳利水作用，同治阳虚水停之阴水。

真武汤重用附子、生姜，长于温肾化气；实脾散伍炮干姜，长于温阳暖脾。真武汤茯苓、生姜量重，散水利水力强，重在开源导流以祛邪；实脾散茯苓、生姜量轻，利水力弱。真武汤以白术配伍茯苓培土制水，重在祛邪；实脾散以白术配伍茯苓、甘草、大枣，重在益气健脾以扶正，兼以利水。真武汤以白芍养阴缓急，破阴利水，治在血分，合茯苓水血同治以破阴凝；实脾散以木瓜、厚朴、木香、草果仁行气化湿，醒脾导滞，治在气分，使气化则湿化。

真武汤适用于肾阳虚衰、气化不行，水气泛溢之阴水；实脾散适用于脾阳虚弱、运化无权，湿盛气滞之阴水。两方证一为肾阳虚衰，一为脾阳不足；一为水泛而阴伤，一为湿盛而气滞。

【临床应用】

治疗阳虚水停气滞证。症见肢体水肿，身半以下肿甚，手足不温，口淡不渴，胸腹胀满，大便溏薄，舌苔厚腻，脉沉迟。

现代医学之肝硬化腹水、慢性肾小球肾炎、肾病综合征、心源性水肿、急慢性胃炎、胃及十二指肠溃疡、功能性消化不良、慢性肠炎、慢性阑尾炎、胃黏膜病变等病的临床表现符合阳虚水停气滞证。

1. 辨治肾源性水肿、心源性水肿、肝源性水肿、营养不良性水肿、内分泌失调性水肿、功能性水肿、肿瘤腹水、结核腹水、病毒性肝炎、血吸虫病、丝虫病引起的淋巴腹水和乳糜腹水、慢性缩窄性心包炎、肾病综合征属于阳虚水气阻滞证，以腹大胀满、全身水肿、舌苔腻为基本特征。

2. 辨治急慢性胃炎、胃及十二指肠溃疡、功能性消化不良、慢性肠炎、慢性阑尾炎、胃黏膜病变属于脾肾水湿内盛证，以胃脘疼痛、大便不畅、呃逆、口淡不渴为基本特征。

【后世发展】

1. 南宋许叔微《普济本事方》就有"实脾散"的记载："实脾散，治脾虚浮肿，大附子一个（炮，去皮脐）、草果（去皮）、干姜（炮）各二两、甘草一两（炙），大腹皮（连皮）六个，木瓜一个（去穰，切片）。"严氏在此基础上加厚朴、木香行气导滞，又加茯苓、白术健脾渗湿，使水湿从小便去，即在《普济本事方》实脾散基础上更注重温补脾土、行气导滞。

2. 明代王肯堂《证治准绳·类方》中称为"实脾饮"，其方药组成、主治病证与制法、用法皆与《严氏济生方》中实脾散相同，二者异名同谓。

3. 明代《奇效良方》和《景岳全书·古方八阵》较严氏实脾散少白术、茯苓。且《景岳全书》提出实脾散治水肿须先知"塞因塞用"之理，认为水肿乃肺、脾、肾三脏气虚不能化，水道不通而为水肿。治则主张填补、补而不滞、利而不伐为法，故在严氏实脾散的基础上去白术和茯苓，以防其渗利太过而削减补力。

4.《幼科折衷》所载实脾散在严氏方基础上加香附，去厚朴、附子，当是考虑小儿脏腑柔脆且阳气充足，去辛热有毒之附子和辛温下气力度过大之厚朴，换用性平之香附以理气调中。

【医案例举】

张男，65 岁。患乙型肝炎 3 年，1 个月来自觉纳减，腹胀。诊见腹胀如鼓,脐突,腹部青筋显露,倦怠乏力,尿少便溏,四肢消瘦,面色苍黄,舌淡胖,边有齿印,苔白厚腻,脉沉细弦。彩超示:肝硬化并大量腹水。西医诊断:乙型肝炎,肝硬化(失代偿期)合并腹水。

此为甘肃名医陈永祥的一则医案,刊载于《新中医》1999年第9期。该病中医诊为"臌胀",证属脾胃虚寒,气滞水停,治以温运脾阳,行气导水,拟实脾饮加味。方药:干姜6g,附子6g,白术15g,厚朴15g,木香10g,木瓜10g,大腹皮10g,益母草30g,怀牛膝30g,车前子(包煎)30g,茯苓30g,炙甘草3g。服3剂,尿量增加,腹胀大减;续服6剂,自觉疲乏,肝区隐痛,食后腹胀,大便稀,舌淡、苔薄白,脉沉细弦。易以扶脾养肝、活血软坚之法。

三十九、温经汤

【方证出处】

《金匮要略·妇人杂病脉证并治第二十二》："问曰：妇人年五十所，病下利数十日不止，暮即发热，少腹里急，腹满，手掌烦热，唇口干燥，何也？师曰：此病属带下。何以故？曾经半产，瘀血在少腹不去，何以知之？其证唇口干燥，故知之。当以温经汤主之。"

原方组成：吴茱萸三两，当归、川芎、芍药、人参、桂枝、阿胶、牡丹皮（去心）、生姜、甘草各二两，半夏半升，麦冬一升（去心）。

煎服法：上十二味，以水一斗，煮取三升，分温三服。

主治：妇人病。冲任虚寒，瘀血阻滞证。

【方证解读】

温经汤主治冲任虚寒、瘀阻胞宫证。

从药物组成来看，温经汤方中有桂枝汤，桂枝、芍药、甘草、生姜，去大枣，可调和营卫；有胶艾汤，川芎、阿胶、甘草、当归、芍药，去艾叶、地黄，治瘀阻胞宫；也可以理解为有四物汤，当归、川芎、芍药，去地黄，加阿胶、牡丹皮，为妇科圣药，可调理一切血证；有吴茱萸汤，吴茱萸、人参、生姜，去大枣，重用吴茱萸，配伍生姜，温中散寒，可以暖肝；有麦冬汤，麦冬、人参、半夏、甘草，去大枣，益气养阴……

对于本方的配伍，《金匮玉函经二注》解释说："必开痹破阴结，引阳行下，皆吴茱萸主之，益新推陈。又芎、归、芍为臣，牡丹皮佐之。然推陈药固多，独用丹皮者，易老谓其能治神志不足；血积胞中，心肾不交，非直达其处者，不能通其神志之气，用半夏以解寒热之结；阿胶、人参补气血之不足；麦冬助丹皮引心气入阴，又治客热唇口干燥；桂枝、生姜发达生化之气；甘草益元气，和诸药。"

对于本方，不同的医家解读角度不同。

有学者从治肝、治脾角度解读本方，如经方大家曹颖甫在《金匮发微》中说："今病者暮即发热，病在血分可知，加以少腹里急，则瘀当在膀胱、血海、腹满为脾湿下陷，手掌烦热、唇口干燥，脾精不得上行之象也。以病原论，当用大黄䗪虫丸，以现状论，当用附子理中丸，然则师何以指为带下证？所用者乃为温经汤，治远因而不据近因，不可不求其故也……方中芎、归、芍、胶、丹皮，以和血而通瘀；桂枝以达变而通阳；生姜、半夏以去水；麦冬、人参、甘草以滋液而润上燥；吴茱萸疏肝燥脾，温中除湿。故不治利而利可止也。"本方主治血寒湿盛证，重用吴茱萸温中除湿，疏肝健脾。

有学者从治胃角度解读本方，如胡希恕先生。胡老认为："本方为吴茱萸汤合用麦冬汤温胃补虚，从胃上下手……方中用吴茱萸汤温胃，用麦冬汤养阴……胃喜温不喜寒。所以，以温经为主。"丁甘仁先生也从阳明胃来解释本方。

　　《丁甘仁临证医案》中有这样一则记载："经停九月，胃纳不旺。《经》旨月事不以时者，责之冲任，冲为血海，隶于阳明，阳明者胃也，饮食入胃，化生精血，营出中焦，阳明虚，则不能化生精血下注冲任，太冲不盛，经从何来。当从二阳发病主治，拟《金匮》温经汤加味。全当归二钱、阿胶珠二钱、紫丹参二钱、赤白芍各一钱五分、小桂枝四分、吴茱萸四分、仙半夏二钱、炙甘草五分、茺蔚子三钱、大川芎八分、粉丹皮一钱五分、生姜二片、红枣二枚。"丁甘仁在《金匮要略》温经汤的基础上加活血调经的丹参、茺蔚子和养血的大枣，补阳明之虚。

　　有学者从温中、温下的角度解读本方。如清代医家高学山在《高注金匮要略》中说："名之曰温经汤者，血气得寒则凝，得温则畅也。以辛温之姜、桂为主，而以善降之半夏、善敛之芍药佐之，则温下而适所以去下焦之瘀也。因瘀而肝血阻于血室之络，以致血不得由血室而外达上供，故下陷而带下，渐成烦热干燥之候。故以芎、麦之上滋者，补上焦之血；胶、归之下滋者，补下焦之血；而以善行阴阳之丹皮，分走而各注之。所以治暮热掌热、唇口干燥等候也。又血虚气寒而至于下利，究当责之阳明之腑。故用苦温之茱萸，甘温之人参，而托以守中之甘草，则胃腑之阴阳起复。"

　　有学者从寒热错杂角度解读本方。如李翰卿认为："温经汤，为妇科常用而有效之方，其着眼点为寒热夹杂证的情况，用之为宜，而非单纯的寒证。"

【后世发挥】

宋代医家陈自明《妇人大全良方》中也记载有温经汤，与《金匮要略》温经汤方的主治相同，都是治疗冲任亏虚、寒凝气结、瘀阻胞宫所引起的病证。《妇人大全良方》中温经汤的药物组成：当归、川芎、芍药、桂心、牡丹皮、莪术各半两，人参、甘草、牛膝各一两。与《金匮要略》温经汤相比，《妇人大全良方》温经汤去了温经散寒的吴茱萸、生姜，补血的阿胶，降逆的半夏，养阴的麦冬，加了牛膝、莪术，偏重于活血，而温经散寒、补血养阴的力量减弱。焦树德先生说："《金匮要略》温经汤偏于暖肝养血而温经散寒，调经、补血、止漏的效果比较好；《妇人大全良方》温经汤偏于暖肾、活血而温经散寒，活血化瘀，除血室寒凝，效果较好。"

《证治准绳》中有小温经汤，"治经候不调，脏腑冷痛"。方中仅有两味药，当归、附子，各等分。本方单纯温经，无活血之功。

孙思邈《千金翼方》中也有温经汤，"主妇人小腹痛方""茯苓六两，芍药、土瓜根各三两，薏苡仁半升"。本方已与《金匮要略》温经汤无关系，此方应为《金匮要略》土瓜根散。土瓜根散出现在温经汤方条下："带下经水不利，少腹满痛，经一月再见者，土瓜根散主之。"原方组成：土瓜根、芍药、桂枝、䗪虫各三两。《千金翼方》于此方中去桂枝、䗪虫，重用茯苓行水，加薏苡仁通痹止痛。以方测证，本方主治瘀水互结证。

临床中，温经汤被广泛用于妇科多种疾病的治疗。另外，根据《金匮要略》关于妇科病总述性的条文，凡"因虚、积冷、结气"所引起的各种病证，如肺痿、胸痹、胁痛、寒疝、痿病、臌胀、肌肤甲错等，均可用温经汤加减进行治疗。

山西名医门纯德先生用温经汤治疗慢性前列腺炎，他在《名方广用》中写道："慢性前列腺炎是男性生殖系常见病，且中老年居多。久病此患，下焦气血瘀阻，往往误用清热解毒及抗生素类，使其局部瘀滞加甚。""慢性感染系局部瘀血阻散日久所致，其本乃属血滞寒凝。固多采用温经汤，温经散寒、养血祛瘀。"基于此理，用温经汤治疗妇人宫寒不孕、男子精冷不育等症，也可取得很好的效果。

南京中医药大学黄煌教授用温经汤治疗神经性皮炎，即《金匮要略》所说的"肌若鱼鳞"。

【医案例举】

周某，女，51岁。患者已停经3年，半年前偶见漏下，未予治疗，1个月后，病情加重，经水淋漓不断，经色浅，夹有血块，时见少腹疼痛。诊断为"功能性子宫出血"。用止血针后，血止，但少腹胀满时痛。停药后又漏下不止。多方治疗无效，身体日渐消瘦。就诊时患者面色㿠白，五心烦热，午后潮热，口干咽燥，大便秘结。舌质淡红，苔薄白，脉细涩。自诉7年前曾小产一次。证属冲任虚损，瘀血内停。治以温补冲任，养血祛瘀。投以温经汤：吴茱萸9g，当归9g，川芎6g，白芍12g，党参9g，桂枝6g，阿胶9g（烊化），牡丹皮6g，半夏6g，生姜6g，炙甘草6g，麦冬9g。服药7剂，漏下及午后潮热减轻，继服上方，随症稍有加减。服药20剂后，漏下忽见加重，夹有黑紫血块，血色深浅不一，腹满时轻时重。患者甚感忧虑。再次就诊，患者脉象转为沉缓，五心烦热、口干咽燥等症明显减轻。脉、症好转，下血增多，是体质增强、正气渐充之后，瘀血下行之兆。瘀血不去，则新血不生，这是疾病好转的征象。嘱继服原方6剂，隔日1剂。药后连续下血块5日，之后下血渐少，血块已无。腹胀痛基本消失。又服原方5剂，隔日服。药后下血停止。追访10年，未见复发。

这是《岳美中医案集》中的一则案例。

这是温经汤在临床中的典型应用，案中所载和《金匮要略》温经汤条下所记载的内容基本相符。患者年过五旬，下血不止，少腹满，掌心烦热，口舌干燥。曾经半产，温经汤主之。但这个案例进一步阐述了服用温经汤之后的病情变化：先是症状减轻，后下血加重。此时病情加重，需要根据舌脉、临床症状综合判断。是用错了药需要换方，还是病情好转需要坚持原方？临床中经常会碰到这种情况。患者服药后"漏血"一症加重，但是脉象好转且其他症状均有减轻，说明此时的下血和之前的下血已经不同，这是祛瘀生新的一个过程，是病情好转的标志。

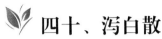

四十、泻白散

【方证出处】

泻白散，又名泻肺散。钱乙所著的《小儿药证直诀·卷下》："小儿肺盛，气急喘嗽。"

原方组成：地骨皮、桑白皮（炒）各一两，甘草（炙）一钱。

煎服法：上锉散，入粳米一撮，水二小盏，煎七分，食前服。

主治：肺热咳喘证。气喘咳嗽，皮肤蒸热，日晡尤甚，舌红苔黄，脉细数。

【方证解读】

原方主治病证为"小儿肺盛"所致的"气急喘嗽"。

《黄帝内经》中云："肺气虚，则鼻塞不利，少气，实则喘喝，胸盈仰息。"盛者，实也，实则泻之，故方名为泻白散，方证相应，似无不妥。但细究无论是《黄帝内经》中的"实则喘喝，胸盈仰息"，还是钱乙所述的"肺盛""气急喘嗽"，都未能明言"肺盛""肺气实"为何邪所盛？何气致实？

临证中寒、热、痰、火均能致肺实、肺盛。张元素在《医学启源·卷之上》论述肺之经病证时亦说："凡虚实寒热,则皆使人喘嗽。"

后世医家对此多从火热立论,如费伯雄在《医方论》中泻白散条下说道:"肺金有火,则清肃之令不能下行,故洒淅寒热,而咳嗽喘急。"

另《古今名医方论》中载季楚重所说:"经云:肺苦气上逆。上逆则上焦郁热,气郁生涎,火郁生热,因而治节不行,壅甚为喘满肿嗽。"

重新回到《小儿药证直诀》,发现钱乙在书中一开头论述脉证法治时,谈到"肺热"的治疗用的却是甘桔汤,而非泻白散。在《肺盛复有风冷》条下写道:"胸满短气,气急喘嗽上气,当先散肺,后发散风冷。散肺,泻白散、大青膏主之。"在《肺虚热》条下写道:"唇深红色,治之散肺。虚热,少服泻白散""先散肺,后发散风冷",此处的"散肺"也就是后世所说的肺中伏火、肺家伏热。从上述可得出钱乙在论述泻白散时认为其既可治疗肺实热证又可治疗肺虚热证。

对于"伏火"及"肺伏火证",既有肺实热证又有肺虚热证的表现,郑寿全在《医理真传·伏火说》中这样比喻:"如今之人将火煽红,而不覆之以灰,虽焰不久即灭,覆之以灰,火得伏即可久存。"言下之意,"伏火"的本质是实火,但因伏火是潜藏之火,是被气机围困之火,会在不知不觉中耗损阴液,故又有阴虚证的表现。且钱乙主治的对象为患儿,小儿为稚阴之体,肺中一有积热,极易伤阴,清泻肺中伏热的同时需注意养阴。

故方中以桑白皮为君,"味甘、涩、辛,微寒",相对重用一取其性寒而清内热，二取其味甘而补不足，三取其味辛而泻有余之肺气。配伍地骨皮甘淡而寒，一助桑白皮泻肺之伏火，二能入肝肾，取"实则泻其子"之意，三可凉平而调不足之阴，能清阴中之火，滋肾以清肺。炙甘草、粳米养胃和中，培土生金，以扶肺气。

通过对药物的分析，可看出本方的配伍特点是以清肺为主，清中有润，泻中有补，充分照顾正气，充分照顾小儿特点。既不是清透肺中实热以治标，也不是滋阴润肺以治本，而是"泻肺中伏火以消郁热"。提示我们后学者在治疗小儿或者体弱之人时，遣方用药方面不可单纯攻邪，而应于祛邪之中伍以扶正之品，使祛邪而不伤正。钱氏深得此法，此即创制泻白散之本旨。

在临床应用此方时一定要对症加减使用，临证体会对肺热不太盛，同时伴有汗出、夜间发热的喘咳可能更为适宜，同时随症加减，才能更好地应用此方，取得较好疗效。

【疑难解读】

为何方中清肺泻肺药选用的是桑白皮而非黄芩等苦寒清肺药呢?

对于方中清肺泻肺首选桑白皮而非黄芩等苦寒之药，王子接《绛雪园古方选注》中的论述较为精辟："肺气本辛，以辛泻之，遂其欲也。遂其欲当谓之补，而仍云泻者，有平肺之功焉。桑皮、甘草其气俱薄，不燥不刚，虽泻而无伤于娇脏……然肺虚气逆，又非大苦大寒如芩、连、栀、柏辈所宜，故复以地骨皮之苦，泄阴火，退虚热，而平肺气……使以甘草、粳米，缓桑、骨二皮于上，以清肺定喘，非谓肺虚而补之以米也。"《本草纲目》亦记载："世人但知用黄芩、黄连苦寒以治上焦之火，黄柏、知母苦寒以治下焦阴火，谓之补阴降火，久服致伤元气，而不知枸杞、地骨，甘寒平补，使精气充而邪火自退之妙，惜哉！"

原方中用量为地骨皮、桑白皮各一两，甘草一钱，粳米一撮。粳米用量为一撮，一撮为多少呢？

《说文解字注·卷十二》曰："撮，四圭也……一曰两指撮也。"而后世有学者考究古代一撮实为三指撮，乃拇指、食指、中指。那具体有多少呢，有人专门研究说对于粳米用量而言，百粒与三指撮所示用量基本吻合，大约为1g，三分多。清代的《麻科活人全书》和《血证论》中则是以糯米入方，可借鉴。

钱乙在药物之下未给出泻白散单次用药剂量，于是有学者考证该书中单次用药剂量多为一到三钱，这一用量与对《小儿药证直诀》全书的考证结论基本一致，也供我们临证参考。我们临证时使用煎剂可视病者年龄、体质等具体情况而定。

泻白散煎煮剂型是煮散，原文云："为散，入粳米一撮，水二小盏，煎七分。"煮散法最早见于《五十二病方》，不同于传统汤剂和细末冲服之散剂。散剂起于先秦，兴于汉代，大盛于宋代，衰落于明清。"煮散法"受到各代医家的重视，因为煮散方具有服用药物量少、节省药材、制剂方便、调配灵活、应用广泛的特点。原书中未提及泻白散制散粒度，只说明了"为散"，但结合对《小儿药证直诀》全书的考究，可以认为泻白散制散粒度为"细末"或"末"的可能性较大，因为

"细末"或"末"的颗粒度小，一方面利于小儿服用，另一方面可提高药物煎出率。泻白散煮散加水量为"水二小盏，煎七分"，"盏"在宋代是一个新的剂量单位。二小盏是多少呢？《太平圣惠方·第二卷》记载："一小盏者，约三合也。"据考证，古时 1 升约等于宋时 1 大盏，古时 5 合约等于宋时 1 中盏，古时 3 合约等于宋时 1 小盏。据有关专家对量器实测数据和文献进行互佐，宋代 1 小盏约为 60ml。

综上可知，钱乙运用泻白散时桑白皮、地骨皮、炙甘草剂量大约为 30g、30g、3g。剂型为"细末"或"末"，每次依据患者体质和病情取药散 3～10g，同时加入百粒粳米，煎水用量约 120ml，煎取服用药量约 80ml。

伏火是如何形成的？

有学者将伏火的成因归结为内因和外因两个方面，内因为正气虚弱，而外因则是六淫、饮食或情志等因素[1]。当正气虚弱遭遇邪气时最易形成伏火证，正不足以鼓邪，邪不足以压正，致使邪气留于经络或传入脏腑，再由其他因素触发而发病。还有例如经过治疗的一些内伤杂病，病情虽然得到控制，但邪气未尽，病邪潜伏，酝酿成火；某些疾病达到了临床治愈却未能祛除病根，导致邪气伏藏成火遇诱因引动而反复发作。至于伏火伏于哪脏，发于何时，《黄帝内经》云："邪之所凑，其气必虚"，邪气更易伏于虚脏，形成伏火，在正气强于邪气时伏而不发，一旦受六淫、七情过激及饮食劳倦影响，邪气胜于正气，则触动伏邪，发为伏火之证。

伏火以慢性迁延、缠绵日久、反复发作为致病特点。临床上以脾胃、肺中伏火多见。历代医家对脾胃伏火的论述最多也最全面，《医方集解·泻火之剂》指出脾胃伏火，口燥唇干，口疮口臭，烦渴易饥，热在肌肉。口为脾窍，唇为脾之外候，口唇干燥、口疮口臭，皆为脾火；脾热故有烦渴易饥；脾主肌肉，故热在肉分，不轻不重乃得之。肺中伏火常由前证日久不愈、除邪未尽及素有夙根引起，肺为娇脏，易受外邪侵袭或因劳复引动伏火。常见咳嗽、咯血、实喘、冬嗽、小便不通等症状或外感后咳逆上气，发则连绵不止，脉来寸口大，尺内微或见沉数。另外常见的还有心肝伏火，易出现肝郁气滞、失眠少寐等症，女性还见乳房胀痛、月经不调等症。

伏火匿藏于体内，不得宣泄，郁而化火，故伏火的治疗宜以升散宣泄为主，忌大剂苦寒清解，以升发清宣伏匿之火，且须慎用苦寒药物，以免冰抑伏火，使其不得宣散。伏火有缠绵反复之性，治疗不求迅速控制症状，而重在消除伏火积热，避免复发。治则当遵循《黄帝内经》"火郁发之"之旨。脾胃伏火的治疗以钱乙的泻黄散为代表方。肺内伏火的治疗以泻白散为代表方，多用桑白皮、地骨皮、麦冬、紫菀、款冬花、白芷、桔梗、杏仁、瓜蒌、前胡、百部及枳壳等宣降肺气的药物为主。心肝伏火则重在疏肝解郁、调畅气机、安定心神。神清气顺则郁火自解。多用柴胡、白芍、川芎、羌活、防风、当归、枳壳、香附、薄荷等，少佐牡丹皮、栀子、百合、生地黄、黄连、朱砂即可。"伏火"原属无形，但常与有形之邪结合，当随症加减。

【临床应用】

本方由四味药组成，临床使用时可根据具体症状灵活加减。如肺热较盛时，可加黄芩、石膏等清泻肺热；肺热较盛，伤津明显时，可加天花粉、知母等养阴生津；伴有痰热可加桔梗、瓜蒌等清热化痰。

泻白散主治的症状有发热、气急而喘；而白虎汤的主治症中也可见发热、气喘、口渴等症。且临证中泻白散也常有加石膏、知母的机会，两方证的区别是什么？

根据两方的药物组成分析，泻白散功在治火、治肺，治火需泻，治肺需清，火易伤阴，因此治疗以清、泻、润为法，用药以甘、寒为主。白虎汤功在治热、治气，治热需清，治气需散，热易扰心，因此治疗以清、泻、散为法，用药以辛、寒为主。

民国名医王雨三的《治病法轨》一书从火证结合表里气血、脉证将两方进行鉴别。他认为："脾胃火，见证肢倦头晕、呕吐、泄泻、赤痢，口渴不眠，能食易饥，或火不杀谷，而不食者……若弦长且数，是火在气分也，用白虎汤……肺与膻中火，见证胸膈胀满作痛，或咳吐脓痰，口觉腥气辛辣，咽喉燥，咽中梗梗然，气急作喘，鼻孔干燥，鼻衄失音，小便不利等证……若中候洪数，是气分之火也，宜用泻白散。"此说可参。

【后世发展】

从后世的文献记载来看，与泻白散同名方多达20余首。可以看作泻白散的临证加减应用。在后世诸多医著中，凡论及肺热喘咳，皆多有摘录和引用，在组成及主治方向上也基本直接照搬，但也有部分同名方与钱乙原方有较明显的差异，甚至于仅取"泻白"之意而组成全异。

如宋代《杨氏家藏方》中所载的泻白散仅有桑白皮、甘草同钱氏泻白散，主治差异较大，此处命名应为取"泻白"之意。

《严氏济生方》则在钱乙方的基础上去粳米增加了桔梗、半夏、瓜蒌、升麻、杏仁、生姜。

元代《丹溪治法心要》较钱乙方多一味黄芩，而粳米则在加味的行列。

张元素直接于方中加用黄连。而罗天益则是力斥本方之非，认为泻白散"无泻肺之理"并主张在方中加黄连一味，则可泻肺，与张元素认识相同。

《脉因证治》中所载的泻白散为在钱乙方的基础上加青皮、五味子、茯苓、人参、杏仁、半夏、桔梗、生姜。

《幼科发挥》在钱乙方的基础上去粳米，增加了桔梗、陈皮。

《证治准绳·疡医》将泻白散定为"泻肺邪消毒之剂"，组成为在原方的基础上去粳米，加贝母、紫菀、桔梗、当归、瓜蒌仁。

《症因脉治》载有加减泻白散，为桑白皮、地骨皮、甘草。风，加防风、荆芥；寒，加麻黄、桂枝。加味泻白散组成为桑白皮、地骨皮、甘草、防风、荆芥，热盛加黄芩、石膏。

《幼幼集成》以钱乙方加茅桔梗、广陈皮来着重治疗"小儿久嗽，两眼黑肿，白珠如血"。

《医方一盘珠》中的泻白散组成为桑白皮、甘草加杏仁、川贝母、黄芩、胆南星。

《杂病源流犀烛》泻白散的组成为桑白皮、地骨皮加黄芩、灯心草、马兜铃、栀子、黄连、桔梗、竹叶、大青叶、玄参、连翘，扩展为治疗不寐。

《医方考》："肺火为患，喘满气急者，此方主之。肺苦气上逆，故喘满；上焦有火，故气急，此丹溪所谓气有余便是火也。桑白皮味甘而辛，甘能固元气之不足，辛能泻肺气之有余；佐以地骨之泻肾者，实则泻其子也；佐以甘草之健脾者，虚则补其母也。此云虚实者，正气虚而邪气实也。又曰：地骨皮之轻，可使入肺。生甘草之平，可使泻气，故名以泻白。"

由上可知，泻白散最早记载于宋代钱乙的《小儿药证直诀》，后世发展的泻白散同名方有20余首，然其与钱乙组方的差异与联系主要可总结为两点，一为钱乙方基础上的加味，体现后世对钱乙组方思想的一种继承和发展；二为方名相同而组成和主治悬殊，虑其仅取"泻白"之意。

【医案例举】

病案一： 府佐张五桥先生夫人，患喘嗽，夜分气壅不能仰卧，体素弱，脉右滑大，左细弱，每咳嗽，必连连数十声，痰不易出，甚至作吐。以东垣人参平肺散加减治之。人参、桑白皮、地骨皮、青皮、茯苓、五味子、知母、滑石、麦芽、天麻、粳米、甘草，水煎服。

这是《孙文垣医案》书中的一则医案。

从本案中所用的药物可以看作在泻白散的基础上加用人参、青皮、茯苓、五味子、知母、滑石、麦芽、天麻等组成，所加药物有补虚之人参，泻湿浊之茯苓、滑石，滋阴润燥之知母、五味子，理气之青皮等，虽较为繁杂，但符合临证之时随症加减的用药理念。

病案二： 梁济民，因膏粱而饮，因劳心过度，肺气有伤，以致气出腥臭，唾涕稠黏，口舌干燥，以加减泻白散主之。《难经》云：心主五臭，入肺为腥臭，此其一也，方以桑白皮三钱、桔梗二钱，地骨皮、甘草（炙）各一钱半，知母七分，麦冬、黄芩各五分，五味子二十个。上哎咀，作一服，水二盏，煎至一盏，去渣温服，食后。忌酒面辛热之物，日进二服。论曰：梁氏膏粱之子，因洪饮大热之气所伤，滋溢心火，刑于肺金。故以桑白皮、地骨皮苦微寒降肺中伏火而补气，用以为君；黄芩、知母苦寒，治气息腥臭，清利肺气，用以为臣；肺欲收，急食酸以收之，五味子之酸温以收肺气。麦冬甘苦寒，治涕唾稠黏，口舌干燥，用以为佐；桔梗体轻辛温，治痰逆，利咽膈，为使也。

——《卫生宝鉴》

四十一、清心莲子饮

【方证出处】

《太平惠民和剂局方》："心中蓄积，时常烦躁，因而思虑劳力，忧愁抑郁，是致小便白浊，或有沙膜，夜梦走泄，遗沥涩痛，便赤如血；或因酒色过度，上盛下虚，心火炎上，肺金受克，口舌干燥，渐成消渴，睡卧不安，四肢倦怠，男子五淋，妇人带下赤白；及病后气不收敛，阳浮于外，五心烦热。药性温平，不冷不热，常服清心养神，秘精补虚，滋润肠胃，调顺血气。"

原方组成：黄芩、麦冬（去心）、地骨皮、车前子、甘草（炙）各半两，石莲肉（去心）、白茯苓、黄芪（蜜炙）、人参各七钱半。

煎服法：上剉散。每三钱，麦冬十粒，水一盏半，煎取八分，去滓，水中沉冷，空心，食前服。

主治：心火偏旺，气阴两虚，湿热下注，遗精淋浊，血崩带下，遇劳则发。

【方证解读】

从原书中论述来看，本方所主病证主要有三个方面：一是因心烦思虑、忧愁抑郁，以致小便白浊，以及夜梦走泄、遗沥涩痛、便赤如血。即心火亢盛，膀胱湿热。二是因酒色过度，上盛下虚，心火炎上，肺金受克，所致的口舌干燥、渐成消渴、睡卧不安、四肢倦怠、男子五淋、妇人带下赤白。即心火亢盛、肺阴亏虚、下焦湿热。三是病后气不收敛，阳浮于外，五心烦热。即气虚阳浮。

所以方中用石莲肉针对心火亢盛，用车前子、茯苓针对膀胱湿热，用人参、黄芪、炙甘草针对气虚阳浮，而黄芩、地骨皮、麦冬则是针对肺金受克、肺阴亏虚。

方名虽是饮剂，但在应用时则是汤散合剂，饭前服用。

《医方考》中将本方视为从火热论治劳淋的主要方证："劳淋者，此方主之。遇劳即发者，名曰劳淋。此以体弱，故不任劳。然五脏各有劳。劳者动也，动而生阳，故令内热，内热移于膀胱，故令淋闭。是方也，石莲肉泻火于心，麦冬清热于肺，黄芩泻火于肝，地骨皮退热于肾，黄芪、人参、茯苓、甘草泻火于脾，皆所以疗五脏之劳热也；唯车前子之滑，乃以治淋去着云尔。"

【疑难解读】

为何方中清心火药选用的是石莲肉而非黄连？

石莲肉和黄连虽然均能清心泻火，但与黄连相比，石莲肉还归肾经，有补脾益肾安神、固精止带止泻之功，从清心莲子饮的主治来看，方中用石莲肉应较黄连更为适宜。当然如果患者心火亢盛为甚，也可以在原方的基础上酌加黄连。

后世诸多医家谈及本方证病机时，常常提到"心肾不交"，为何方中无补肾阴之品？

心肾不交责之心火亢盛、肾阴亏虚，或者二者兼而有之。清心莲子饮主治以心火亢盛为本，涉及肾阴亏虚的症状不明显，所以方中未用滋补肾阴之品。

【临床应用】

《医方集解》："参、芪、甘草，所以补阳虚而泻火，助气化而达州都，地骨退肝肾之虚热，柴胡散肝胆之火邪。黄芩、麦冬清热于心肺上焦，茯苓、车前利湿于膀胱下部，中以石莲清心火而交心肾，则诸证悉退也。"《寿世保元》曰："上盛下虚，加酒炒黄柏、知母各一钱。"

《证治准绳》："小便涩而脉无力者，用清心莲子饮加炙甘草"，又说："口苦燥，血沸而成……或清心莲子饮加竹沥、生地黄汁。"

《古今医彻》："一妇人心火炽甚，烦热脉数，经水过多，清心莲子饮加山栀。"

《张氏医通》："白浊者，浑浊如脓，此膀胱经热，失治当生痛疽，清心莲子饮加萆薢。"

《医方论》中的清心莲子饮加了一味柴胡，并解释道："柴胡散肝胆之阳邪，木不助火，则心气亦安。"

临证应用时若兼风热者，加金银花、连翘；若兼排尿不畅可加萹蓄、瞿麦；若湿热较盛可加白花蛇舌草、蒲公英；口渴可加天花粉清热生津；尿血则加白茅根。

【医案例举】

《景岳全书》载有一案:"一男子,玉茎肿痛,小便如淋,自汗,甚苦,时或尿血少许,尺脉洪数,按之则涩,先用清心莲子饮加牛膝、山栀、黄柏、知母、柴胡。数剂少愈,更以滋肾丸一剂而痊。"

"小便如淋",病在下焦;"玉茎肿痛",病及肝经;故在清心莲子饮中加柴胡引药入肝经,加牛膝引药下行。"尺脉洪数,按之则涩",加山栀、黄柏、知母养阴泻火,兼清里热。

四十二、甘露饮

【方证出处】

《太平惠民和剂局方》："丈夫、妇人、小儿胃中客热，牙宣口气，齿龈肿烂，时出脓血，目睑垂重，常欲合闭；或即饥烦，不欲饮食，及赤目肿痛，不任凉药，口舌生疮，咽喉肿痛，疮疹已发未发，皆可服之。又疗脾胃受湿，瘀热在里，或醉饱房劳，湿热相搏，致生疸病，身面皆黄，肢体微肿，胸满气短，大便不调，小便黄涩，或时身热，并皆治之。"

原方组成：枇杷叶（刷去毛）、干熟地黄（去土）、天门冬（去心，焙）、枳壳（去瓤，麸炒）、山茵陈（去梗）、生干地黄、麦冬（去心，焙）、石斛（去芦）、甘草（炙）、黄芩。

煎服法：上等分，为末。每服二钱，水一盏，煎至七分，去滓温服，食后，临卧。小儿一服分两服，仍量岁数加减与之。

主治：胃中客热，湿热在里。

【方证解读】

甘露饮主治的疾病与病机。

甘露饮证主治疾病除口疮外，还包括牙宣、口臭、针眼、消渴、咽痛、喉痹、黄疸等疾病。其主治证候主要集中在胃中有热，脾胃中有湿热两方面。

甘露饮组方配伍特点。

甘露饮方药组成为：枇杷叶、干熟地黄、天门冬、枳壳、山茵陈、生干地黄、麦冬、石斛、甘草、黄芩。方中生地黄、熟地黄、天冬、麦冬、石斛养胃阴生津液，且生地黄、麦冬、石斛还善于除胃热。如《本草汇言》中麦冬"（治）或虚劳客热，津液干少；或脾胃燥涸，虚秘便难"。《本草求真》中石斛"入脾而除虚热"。生干地黄既可养胃阴，除胃热，又可祛脾胃湿热。《药性赋》述生地黄"其用有四：凉心火之血热，泻脾土之湿热，止鼻中之衄热，除五心之烦热"。甘露饮中的生干地黄便是用到了"泻脾土之湿热"这一功效。茵陈、黄芩苦寒折热又祛湿，清利脾胃湿热；枇杷叶、枳壳降上行火热，宽中理气，宣通脾胃气机。

陈修园《时方歌括》："足阳明胃为燥土，喜润而恶燥、喜降而恶升。故以二冬、二地、石斛、甘草之润以补之，枇杷、枳壳之降以顺之。若用连、柏之苦，则增其燥；若用芪、术之补，则虑其升；即有湿热，用一味黄芩以折之，一味茵陈以渗之，足矣。盖以阳明之治，最重在'养津液'三字。此方二地、二冬等药，即猪苓汤用阿胶以育阴意也。茵陈、黄芩之折热而去湿，即猪苓汤中之用滑、泽以除垢意也。"

【疑难解读】

口腔疾病"从脾论治"机理探析。

从甘露饮的主治证候来看，该方主要用于胃火热盛，脾胃湿热交阻引起的口腔疾病的治疗，体现了口腔疾病"从脾论治"的思想。分析其机理主要如下：

脾开窍于口，阳明经脉，夹唇环口，络于牙龈，故肺、脾、肾三脏阴津亏虚，阴不制阳，则虚火上炎；湿浊困脾，滞于中焦，壅滞化热，清气不升，浊气不降，浸淫唇舌则口腔溃烂。但因湿浊黏腻，不易速除，脾失健运，则湿浊难化，故该病易反复发作，难以根治。

阴虚湿热证探讨。

甘露饮主治证候主要包括阴虚、湿热两个方面，对于阴虚且湿热证的认识探讨如下。

①阴虚湿热证并非阴虚证与湿热证的简单相加，而是两者存在内在联系，相互影响，互为因果，最终形成阴愈虚、湿热愈盛，胶结难解的局面，故可视为一个独立证候。

②阴虚湿热证病因病机有二：一为素体阴精不足，外感湿热之邪；二为湿热久羁，伤及阴分。

③历代治疗阴虚湿热证的名方有猪苓汤（张仲景《伤寒论》）、甘露饮（《太平惠民和剂局方》）、化阴煎（张景岳《景岳全书》），这三首方子虽出自不同医家，组方亦不同，但其配伍原则均为滋阴养液与淡渗利湿之品合用，体现了滋阴与利湿并举的基本方法，为后世提供了治疗思路。

【临床应用】

甘露饮多用于治疗牙龈炎、慢性咽炎、口腔溃疡、慢性结膜炎、慢性胃炎、糖尿病等。

【医案例举】

患者，男，38岁，2017年5月21日初诊。主诉：口舌溃疡1个月。患者为阴虚体质，1个月前因嗜食辛辣开始出现口腔溃疡，口唇部出现多个大小不等的圆形或椭圆形溃疡，表面覆盖灰白或黄色假膜，中央凹陷，边界清楚，周围黏膜红而微肿，曾服抗生素、维生素C暂时缓解，久之则无效。现自觉口腔内多个溃疡处有疼痛灼热感，进食、说话时加重，脸上长痘，口臭，乏力，手足心热，盗汗，眠差，夜间燥热，大便3日一行，味臭秽，小便短涩，色黄，舌质黯红，苔薄黄有裂纹，脉细数。西医诊断：口腔溃疡。中医诊断：口疮，阴虚湿热型。治以滋阴清热，行气利湿，方用甘露饮加减。方药：生地黄15g，麦冬15g，天冬15g，石斛15g，北沙参10g，玉竹15g，枇杷叶10g，竹茹10g，茵陈15g，甘草片10g，黄芩片15g，连翘15g，栀子5g，淡豆豉5g，天花粉15g。4剂，水煎服，日1剂，分3次服。嘱患者多饮水，注意休息，放松心情，禁食辛辣食物。服用4剂后，患者痊愈。

此案为成都中医药大学景明夷的一则医案，载于《中国民间疗法》2018年第6期。本病属于中医"口疮"范畴，阴液不足，胃中客热，脾胃受湿，湿热蕴结，熏蒸于上焦，故口舌生疮。《诸病源候论·热病口疮候》记载："此由脾脏有热，冲于上焦，故口生疮也。"认为是脾热上熏所致。《太平惠民和剂局方》总结口疮病机多由胃火炽盛、脾胃湿热交阻所致。甘露饮有滋胃阴、泻胃火、除脾胃湿热之功，适用于脾胃阴虚，胃中热盛，兼夹湿热型口疮。甘露饮主要由枇杷叶、生地黄、熟地黄、枳壳、茵陈、黄芩、天门冬、麦冬、石斛、甘草组成。枇杷叶、枳壳宣通脾胃气机，茵陈、黄芩祛脾胃湿热，天冬、麦冬、生地黄、熟地黄、石斛养胃阴，生津，麦冬、生地黄、石斛除胃热效佳，生地黄可泄脾土之湿热，石斛则入脾而除虚热，甘草多为生甘草，养阴生津。

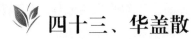

四十三、华盖散

【方证出处】

《太平惠民和剂局方》："肺感寒邪，咳嗽上气，胸膈烦满，项背拘急，声重鼻塞，头目眩，痰气不利，呀呷有声。"

原方组成： 紫苏子（炒）、赤茯苓（去皮）、桑白皮（炙）、陈皮（去白）、杏仁（去皮、尖，炒）、麻黄（去根、节）各一两，甘草（炙）半两。

煎服法： 上七味为末。每服二钱，水一盏，煎至七分，去滓，食后温服。

【方证解读】

华盖散方名解读。

古时谓帝王的车盖为华盖。《古今注·舆服》曰："华盖，黄帝所作……常有五色云气，金枝玉叶，止于帝上，有花葩之象，故因作华盖也。"华盖散之"华盖"指的是肺脏，由于肺居于诸脏腑之上，其色状宛如华美的车盖，在心之上，"心者，君主之官"，向称肺为五脏六腑之"华盖"，且肺主一身气机之升降，本方主治之病机在宣降肺气，方中集作用于肺经之药于一方，诸药相伍，使表寒解、肺气宣、痰涎化、喘咳平。

华盖散主治病证分析。

《太平惠民和剂局方》言华盖散治疗"肺感寒邪，咳嗽上气，胸膈烦满，项背拘急，声重鼻塞，头目眩，痰气不利，呀呷有声。"可见，华盖散主治寒邪袭肺证，因肺位居高，外邪上受，首先犯肺，且肺主皮毛，开窍于鼻。故外寒袭肺，肺失宣肃，可见咳嗽上气；肺气壅滞于胸膈，可见胸膈烦满；寒邪袭肺，表气不利，筋脉凝涩，而见项背拘急；肺气宣畅不利，出现声重鼻塞。故选用华盖散散寒邪、宣肺气。

华盖散的配伍规律。

华盖散为发散之剂，清代医家徐大椿称该方为"邪遏喘促之专方"，其药物组成为：紫苏子、赤茯苓、桑白皮、陈皮、杏仁、麻黄、甘草。方中麻黄为君，开发肺气以散风寒，杏仁疏降肺气以散痰逆，紫苏子散痰解郁，桑白皮清肺肃金，陈皮利气除痰，茯苓渗湿清肿，甘草缓中气以和胃。纵观全方，降肺药三味：桑白皮偏于清泻，紫苏子偏于泻肺，杏仁偏于通调水道；益气药两味：赤茯苓偏于渗利，甘草偏于生津，方药相互为用，以宣肺解表、祛痰止咳为主。

【疑难解读】

同为发散风寒之剂，华盖散、麻黄汤与三拗汤的异同。

华盖散实由《伤寒论》麻黄汤变易而来，华盖散发汗宣肺之力不及麻黄汤，止咳平喘功效较麻黄汤为强，华盖散是用三拗汤之法，而非三拗汤之用。

三拗汤中麻黄辛散温通以发汗平喘，杏仁苦温降气以化痰制麻黄之太过，甘草约麻黄之升而缓杏仁之降，为二药之枢机，三药合用，共奏祛风散寒、止咳平喘之功。

华盖散借三拗汤逐风寒，更佐陈皮得理气化痰，紫苏子降气消痰，共助平咳喘、振气机，且茯苓健脾化湿，助桑白皮清肺热而尽余邪。

【临床应用】

华盖散的辨证要点是气喘，咳嗽，胸闷，无汗，舌质淡、苔薄白，脉浮或浮紧。可能伴随的症状为：痰多色白，或胸胀，或气急不利，或咽中呀呷有声等。现代多用于治疗上呼吸道感染、流行性感冒、慢性气管炎、慢性支气管炎等。

若咳嗽甚者，加大紫苏子用量，再加款冬花，以宣降肺气；若气喘甚者，加大麻黄用量，再加白果、五味子，以宣降平喘，敛肺止逆；若形寒怕冷者，加附子、干姜，以温阳散寒；若痰甚者，加半夏，加大杏仁、陈皮用量，以燥湿理气化痰；若胸中烦热，加大桑白皮用量，再加黄芩，以清热除烦；若苔腻甚者，加大茯苓、陈皮用量，以渗利化湿。

【后世发展】

古籍中以"华盖散"命名的方剂主要有三首，一是《圣济总录》中所记载的华盖散，药物组成有"赤茯苓（去黑皮）、甜葶苈（隔纸炒）、桑根白皮（锉）、大黄（湿纸裹，煨熟）"，主要治疗肺痈，表现为：气喘咳嗽，胸膈满闷，口干烦热及吐血。二是《太平惠民和剂局方》中所载的华盖散，由"紫苏子（炒）、麻黄（去根、节）、杏仁（去皮，尖）、陈皮（去白）、桑白皮、赤茯苓（去皮）、甘草（炙）"组成，宣肺化痰，止咳平喘。主要治疗：肺感寒邪，咳嗽上气，胸膈烦满，项背拘急，声重久塞，头昏目眩，痰气不利，呀呷有声。第三首是《三因极一病证方论》中的华盖散，由甜葶苈、苦葶苈、人参、茯苓、细辛、桔梗、干姜、杏仁、紫菀、款冬花、炙甘草、陈皮、羊肺组成，功效为宣肺益气、化痰止咳。治疗脏气不足，痰饮内停，咳唾脓血，憎寒发热，渐成肺痿，羸瘦困顿，皮肤甲错，将成劳瘵之病。

《医宗金鉴》中还记载了一首加味华盖散，方由紫苏子、赤茯苓、桑白皮、陈皮、杏仁、麻黄、甘草、前胡、桔梗组成。诸药合用，解表宣肺，化痰止咳。主治风寒咳嗽，频唾痰涎，喷嚏流涕，鼻塞声重等症。

【医案例举】

黄某，男，67 岁，2007 年 9 月 22 日就诊。见症：咳嗽，鼻塞，一身尽痛，咳吐黄痰，气短，乏力，尿时胀痛，舌红苔薄白中间黄，脉浮数略弦。方药：柴胡 12g，黄芩 12g，法半夏 10g，麻黄 6g，杏仁 10g，桑白皮 15g，羌活 10g，蒲公英 30g，陈皮 10g，茯苓 15g，紫苏子 10g，炙甘草 6g，白僵蚕 10g。仅服 4 剂即告痊愈。

此案为湖南名医袁长津教授的一则医案，载于《中医药导报》2008 年第 7 期。患者因感冒而致咳嗽，当属外感咳嗽，又有鼻塞、一身尽痛、风寒束表等症，从其舌苔、脉象可知夹有热象，袁教授予以华盖散原方合小柴胡汤中柴胡、黄芩、法半夏、加蒲公英以增强化热之功，加白僵蚕增强化痰之功，用羌活加强解表散寒之功效，辨证准确，加减精当，故服用 4 剂而获得痊愈。

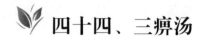

四十四、三痹汤

【方证出处】

《妇人大全良方·卷之三（众疾门）》："血气凝滞，手足拘挛，风痹，气痹等疾皆疗。"

原方组成： 川续断、杜仲（去皮，切，姜汁炒）、防风、桂心、华阴细辛（去叶）、人参、茯苓、当归、白芍药、甘草各一两，秦艽、生地黄、川芎、川独活各半两，黄芪、川牛膝各一两。

煎服法： 上㕮咀为末，每服五钱。水二盏，姜三片，枣一枚，煎至一盏，去滓，热服，无时候，但腹稍空服。

主治： 风、寒、湿三气为痹而致血气凝滞诸症。

【方证解读】

三痹汤主治病证分析。

汪昂《医方集解》："风、寒、湿三者杂合而为痹也。其风气胜者为行痹，寒气胜者为痛痹，湿气胜者为着痹也。以冬遇此者为骨痹，以春遇此者为筋痹，以夏遇此者为脉痹，以至阴遇此者为肌痹，以秋遇此者为皮痹。痹在于骨则重，在于脉则血凝而不流，在于筋则屈不伸，在于肉则不仁，在皮则寒。

"痛者，寒气多也，其寒者，阳气少阴气多也；其热者，阳气多阴气少也，故为痹热；其多汗而濡者，湿也，阳气少阴气盛，故汗出而濡也。"

三痹汤专为妇人而设，妇人产后多为气血虚弱之体，易致风、寒、湿等邪气乘虚而入，邪气留滞经脉，"不通则痛"：气血痹阻而发身体疼痛，留于骨节则关节疼痛；肝肾不足者则滞于肾府而腰膝疼痛；因经脉痹阻，气血运行不畅，气虚血弱者多伴麻木，如《校注妇人良方》所言："产后通身疼痛者，由气虚百节开张，血流骨节，以致肢体沉重不利，筋脉引急。"即三痹汤所致之病证乃气血亏虚之体，复感风寒湿邪，阻滞经络，而发疼痛。

三痹汤的配伍规律。

三痹汤中用独活、防风、秦艽三味药祛风湿，止痹痛；细辛功善发散阴经风寒，搜利筋骨风湿；当归、生地黄、白芍为养血和血之要药；人参、茯苓、甘草为补益正气之要药；川芎、肉桂性温，不仅能够温通血脉，川芎还有祛风之效；生姜尚有发散风寒之功；更加黄芪可加大补气生血作用。诸药合用，使血行风祛，气血得充，肝肾得补，扶正祛邪，标本同治，则诸症自解。

【疑难解读】

同治痹证，三痹汤、独活寄生汤与蠲痹汤有何区别与联系？

三痹汤由独活寄生汤化裁而来，集祛风除湿、散寒止痛、补气和血、益肾滋阴诸药于一剂，专治风、寒、湿三气袭虚所致之行痹、痛痹、着痹，故称"三痹汤"。喻嘉言曾赞誉该方："用参、芪、四物，一派补药内，加防风、秦艽以胜风湿，桂心以散寒，细辛、独活以通肾气。凡治三气袭虚而成痹患者，宜准诸此。"

三痹汤主治风、寒、湿三气杂至，痹阻经络，而气血凝滞，手足拘挛，行、痛、着三痹证状皆有者。与独活寄生汤比较，本方偏治痹证兼有气血虚者；独活寄生汤则偏治肝肾不足，风寒湿邪痹阻于下半身的痹证。与《医学心悟》蠲痹汤相比，三痹汤主治因气血不足而受风寒湿之邪侵袭而成痹，兼有补气血的作用；蠲痹汤则主治上半身痹证，补虚作用较弱。

【临床应用】

三痹汤多用于风湿性关节炎、类风湿性关节炎、强直性脊柱炎、肩关节周围炎等病，以及多种骨伤科疾病，属于气血不足、肝肾亏虚者。

气虚不明显者，人参可替代党参；上肢肩、肘、腕关节疼痛明显，可加片姜黄、桂枝；腰痛明显者，可加补骨脂、川续断、胡桃肉；足踝肿痛及足跟疼痛明显者，可加重牛膝，再加泽兰、生薏苡仁；月经提前或量过多者，可去川芎，加川续断炭。

【后世发展】

《张氏医通》中亦有与《妇人良方大全》同名的三痹汤，方药组成为：人参、黄芪（酒炒）、白术、当归、川芎、白芍、茯苓各3g，甘草（炙）、桂心、防己、防风、乌头（炮）各1.5g，细辛（三分，合0.9～1g），生姜3片，红枣2枚。主要治疗风、寒、湿气合病，气血凝滞而致手足拘挛。

《医方论》记载之三痹汤从药物组成来看，亦为《妇人良方大全》三痹汤之变方，具体药物组成有：人参、黄芪、茯苓、甘草、当归、川芎、白芍、生地黄、杜仲（姜汁炒）、桂心、川牛膝、川续断、细辛、秦艽、川独活、防风。可见，该方以峻补气血为主，将祛风、除寒、利湿之法悉寓乎其中，本末兼顾，诚治痹之上策也。

《冯氏锦囊秘录》三痹汤，药物组成为：川续断、杜仲（去皮，姜炒）防风、桂心、人参、茯苓、生地黄、白芍药、甘草、川芎、当归、黄芪、川牛膝、川独活、细辛、秦艽（各等分）。主治血气涩滞，手足拘挛，风寒湿痹。

【医案例举】

李某，女，60岁，2017年11月10日初诊。患者因"右肩部疼痛2月，加重1日"来诊。患者2月来右肩部疼痛不适，无法抬起，口服止痛药后疼痛稍有缓解，但是右臂日感沉重，日常起居及家务活都难以正常进行，昨日阴雨天气，气温下降，自觉疼痛加剧，遂来就诊。患者平素体质虚弱，近2月来纳差，乏力，夜寐不安，二便可。舌质红苔白腻，脉濡缓。诊断为"肩关节周围炎"，辨证为素体亏虚，风寒湿之邪侵袭机体，经络阻滞，气血不畅。治以温补肝肾、散寒除湿、通痹止痛，方用三痹汤加味治疗。方药：黄芪12g，党参12g，细辛3g，独活6g，防风6g，川芎6g，熟地黄15g，茯苓12g，杜仲12g，秦艽12g，全当归12g，炒白芍10g，桂心6g，川牛膝

6g，甘草 3g。14 剂，水煎服，日 1 剂。

二诊（2017 年 11 月 23 日）：患者诉右肩部疼痛明显减轻，肢体重着感略减，纳食不佳，此乃风寒之邪渐散，而脾虚失运，湿气较盛。原方加用防己 10g、薏苡仁 15g、苍术 6g。14 剂。

三诊（2017 年 12 月 10 日）：患者诉右肩部疼痛显著缓解，肢体重着感不显，纳食可，日常家务及起居生活正常。上方继进 10 剂。嘱咐其适当功能锻炼，配合热敷。近日随访，未见复发。

此案为南京中医药大学第一临床学院毛国庆教授的一则医案，载于《江苏中医药》2018 年第 9 期。肩关节周围炎属中医学"痹证"范畴，多由风、寒、湿三种邪气入侵机体，阻滞经络，致使气血不畅引发疼痛，以三邪合而为痹多见，临床常出现筋骨肌肉与关节疼痛麻木、肢体重着及屈伸不利等症状。本案患者素体亏虚，近来右肩部疼痛不适，阴雨天加重，活动不便，结合舌苔、脉象，此为正气虚弱，风、寒、湿邪乘势侵袭机体，导致筋脉阻滞、气血不通引发疼痛。选用三痹汤原方去续断，改生地黄为熟地黄。方中取独活、秦艽、防风、细辛、川芎、桂心以祛风除湿，散寒止痛；杜仲、牛膝、熟地黄以补肝肾，益精血；黄芪、党参、当归、茯苓、白芍、甘草以健脾益气，养血和血；甘草调和诸药，缓急止痛。全方共奏温补肝肾、散寒除湿、通痹止痛之功。二诊患者风寒之邪气渐去，而脾虚无力运化，纳差乏源，加用防己、苍术与薏苡仁，取其健脾除湿之效，因脾虚而失于运化，水湿滞留于机体，脾健则湿无所生。三诊患者症状基本消失，嘱其适当锻炼，晚间热敷于右肩部，继服原方巩固药效，病渐向愈。

四十五、升阳益胃汤

【方证出处】

《内外伤辨惑论》："脾胃虚则怠惰嗜卧，四肢不收，时值秋燥令行，湿热少退，体重节痛，口干舌干，饮食无味，大便不调，小便频数，不欲食，食不消；兼见肺病，洒淅恶寒，惨惨不乐，面色恶而不和，乃阳气不伸故也。当升阳益气，名之曰升阳益胃汤。"

原方组成： 黄芪二两，半夏、人参、炙甘草各一两，独活、防风、白芍、羌活各五钱，陈皮四钱，茯苓、柴胡、泽泻、白术各三钱，黄连一钱。

煎服法： 上㕮咀，每服称三钱，水三盏，生姜五片，枣二枚，煎至一盏，去渣，温服，早饭后。或加至五钱。

主治： 肺脾气虚证。

李东垣最大成就在于创立了"内伤学说"，而其阐释内伤学说的代表性著作是《内外伤辨惑论》。

《内外伤辨惑论》是李东垣生前唯一成书且有自序的一本著作。全书共分为三个部分：卷上部分主要辨外感病和内伤病的不同；卷中部分为劳倦所伤论；卷下部分为饮食所伤论。其中，卷中部分根据春、夏、秋、冬四季分别列有饮食劳倦论、暑伤胃气论、肺之脾胃虚方和肾之脾胃虚方四部分。

【方证解读】

脾主运化，主升清；胃主受纳，主降浊。脾胃为"气血生化之源"。胃纳脾运功能失调，则"饮食无味""不欲食""食不消"；升清降浊功能失司，则"大便不调""小便频数"；气血化生不足，则"怠惰嗜卧，四肢不收"；"湿热少退"，并非全退，湿热中阻，则见"体重节痛""口干口苦"。脾胃气虚为本，湿热困脾为标，虚在脾胃，实在湿困。

脾胃虚的同时还伴随有肺气的不足。秋燥令行，由夏浮转为秋降，一方面，脾胃气虚，转化不足，致肺虚；另一方面，湿热内滞，肺降不畅。肺主皮毛，肺虚，宣降失和，不能布化于皮毛，温煦皮毛不足，症见"洒淅恶寒，惨惨不乐，面色恶而不和"。肺气不足的原因是脾胃之气不足，阳气不能上升外达，因此说"乃阳气不伸故也"。

升阳益胃汤，"升阳"既包括使阳气上升外达，即"伸"阳，使阳气舒展；也包括恢复中焦气机升降，即恢复"脾升"；"益胃"既包括补益肺气、胃气，也包括运脾和胃，即恢复"胃降"。

升阳益胃汤方证的病机可归纳为：在脾肺气虚、湿热内阻的基础上伴有脾胃的升降障碍和肺气的宣降障碍。

临床中我们使用升阳益胃汤需要同时具备以下四方面的见症：第一，脾胃气虚见症，如周身乏力、精神短少、嗜睡、纳差等；第二，湿热内阻见症，如肢体困重、关节疼痛、口干口苦，或口干而不欲饮，舌苔腻等；第三，脾胃升降障碍，如腹胀、恶心呕吐、打嗝、大便失调（或干、或稀）、小便频数等；第四，阳气不升的肺表见症，如恶寒、身热、面容忧愁、面色或皮肤缺少光泽等。至于是否秋燥令行，仅供参考。

从药物组成分析来看，升阳益胃汤可看作是由补中益气汤去升麻，以当归易白芍，加半夏、茯苓、独活、防风、羌活、泽泻、黄连而组成的。所加药物可分为两组：一组是升清药，独活、防风、羌活；另一组是降浊药，半夏、茯苓、白芍、泽泻、黄连。这两组药合用，升清、降浊、退湿热，加陈皮理气，加黄芪、白术、人参、甘草补气，即成升阳益胃汤。

方中 14 味药，用东垣先生药类法象分析：黄芪、人参、炙甘草、白术、陈皮、半夏 6 味药属"湿化成"类；白芍、茯苓、泽泻 3 味药属"燥降收"类；防风、羌活、独活、柴胡 4 味药属"风升生"类；黄连属"寒沉藏"类。方中以"湿化成"类药物为主以"益胃"，配伍"风升生"类药物"升阳"，佐以"燥降收"类及"寒沉藏"类药物以"降浊"。立足中焦，重在恢复气机的升降出入。

【疑难解读】

升阳益胃汤是李东垣按照春、夏、秋、冬四时制订的四张代表性方剂中应"秋"的一张方剂，出自《内外伤辨惑论·卷中·肺之脾胃虚方》内容中。那么，什么是"肺之脾胃虚"？

李东垣笔下的这类术语不好理解，往往给后学者造成阅读上的障碍。

明代医家周慎斋在《慎斋遗书》中说："胃中阳气，贯于五脏之内。假令胃中阳气不到于肺，即是肺之脾胃虚也。余可类推。"胃中阳气就是李东垣所说的胃气，胃气是贯于五脏之内的。

《脾胃论》中说："脾无正行，于四季之末各旺一十八日，以生四脏。"也就是说，心、肝、肺、肾四脏中都有脾胃，都有胃气。我们可以这样理解，肺中的脾胃虚就是"肺之脾胃虚"。或者说肺中的胃气虚就是"肺之脾胃虚"。

那么，临床中如何体现出"肺中脾胃虚"呢？

肺主秋降。在内伤脾胃气虚的基础上，秋降不及，即是肺中脾胃虚。

秋降不及，既可以是脾胃气虚引起的，也可以是在脾胃气虚的基础上由其他因素如邪阻、气滞等引起的。

"肺中脾胃虚"有什么表现呢？

我们很难用一组脉症把"肺中脾胃虚"界定下来，只能参考升阳益胃汤的主治去明白其中道理，然后以理去指导临床。

【临床应用】

后世医家对于升阳益胃汤多有应用，或原方照用，而更多的是仅取其立方之旨用其法。

王，九岁，久泻，兼发疮痍，是湿胜热郁。苦寒必佐风药，合乎东垣脾宜升、胃宜降之旨。

人参，川连，黄柏，炙草，广皮，白术，神曲，麦芽，柴胡，升麻，羌活，防风。

这是《临证指南医案》中的一则案例。

肺脾气虚，湿热郁滞，气机升降出入障碍。方中用人参、白术、炙甘草补中益气，羌活、防风、升麻、柴胡升清散湿，陈皮、神曲、麦芽和中降浊，黄连、黄柏祛湿热，泻阴火。补中、升清、降浊、泻阴火。所用不是升阳益胃汤，但可以看作是升阳益胃汤法。

【医案例举】

张某，男，46 岁，2018 年 3 月 9 日初诊。主诉头昏 3～4 年，上午较甚，下午较轻，常有头目欠清爽之感。纳食、大小便、睡眠均无异常。舌质暗红，舌苔薄白腻，脉细缓。

证属脾胃气虚，升降失常。治以益气升清、和胃降浊为法，方用益气聪明汤加减。

方药：党参 9g，炙黄芪 15g，葛根 12g，蔓荆子 9g，升麻 6g，钩藤 15g，炒蒺藜 9g，炒鸡内金 15g，焦山楂 15g，炙甘草 3g。7 剂，水冲服。

二诊（2018 年 3 月 16 日）：药后头昏明显减轻，舌苔仍薄腻。上方加陈皮 9g，继服 7 剂。

三诊（2018 年 3 月 23 日）：自诉上午仍有头昏感，较前为轻，补诉时有身热感。舌质暗红，舌苔薄白腻，脉细缓。

证属脾胃气虚，升降出入失和，阴火内生。治以益气和中、升清降浊泻阴火为法，方用升阳益胃汤加减。

方药：人参 3g，炙黄芪 9g，生白术 6g，茯苓 6g，陈皮 6g，姜半夏 6g，生白芍 6g，羌活 1g，独活 1g，柴胡 1g，防风 1g，黄连 1g，泽泻 9g，钩藤 9g，炙甘草 2g。7 剂，水冲服。

四诊（2018 年 3 月 30 日）：药后周身爽快，已无头昏、身热，补诉平素口干，服上药后口干缓解，自觉口内自然有津。舌质淡暗，舌苔薄白，脉细缓。上方去钩藤，继服10剂。

按：头昏属临床常见病证，与眩晕有别。头属清窍，有赖清阳上行。上午为阳气升发时段，首诊以头昏、上午较甚，考虑为脾胃气虚、升清不足。舌苔薄白腻，考虑有浊降不足，故治疗选用益气聪明汤加减益气升清降浊。

因未见明显阴火征象，故不用芍药、黄柏降浊泻阴火，而用炒鸡内金、焦山楂消食和胃以降浊。时值春天，病在头窍，患者常有头目欠清爽之感，故加用钩藤、炒蒺藜辛凉清散以利头目。首诊方见效，二诊着眼于舌苔仍薄白腻，故加用陈皮和胃降浊。

三诊症状进一步减轻，但上午仍有头昏感，舌苔仍为薄白腻，清升浊降仍未完全恢复。根据补诉时有身热感，考虑阴火内生，同时也考虑到气机不仅有升降障碍，而且有出入障碍。故选用升阳益胃汤益气和中、升清降浊泻阴火，加小量钩藤清利头目。药后气机升降出入复常，故头昏、身热全无，周身自觉爽快而口内津润。

本案用方由益气聪明汤改用升阳益胃汤的着眼点在于时有身热感。时有身热感是肺表见症，意味着气机出入障碍、阳气不伸。

这是高建忠老师的一则医案。

四十六、清胃散

【方证出处】

清胃散出自李东垣的《脾胃论·卷下》，在《兰室秘藏·卷中·口齿咽喉门下》亦有记载："因服补胃热药而致上下牙痛不可忍，牵引头脑满热，发大痛，此足阳明别络入脑也。喜寒恶热，此阳明经中热盛而作也"。

原方组成：真生地黄、当归身（以上各三分），牡丹皮（半钱），黄连（拣净，六分，如黄连不好更加二分，如夏月倍之，大抵黄连临时增减无定），升麻（一钱）。

煎服法：上为细末，都作一服，水一盏半，煎至七分，去渣，放冷服之。

主治：牙痛。

【方证解读】

原方主治病证为"因服补胃热药"所致。

常用补胃热药多为甘温补益类，如人参、黄芪、干姜、炙甘草等，此类药物久服，一则助阳生热，二则伤阴动血。故而引起"阳明中经热盛而作"的"上下牙痛不可忍"，以及"阳明别络入脑"的"牵引头脑满热，发大痛"等症。

因此方中选用"治中焦热"的黄连为君，清泻阳明里热，配伍阳明经本经药之升麻，一则引经，二则升清。

张璐在《张氏医通》中将黄连配升麻的功效描述为开提胃热。生地黄、牡丹皮凉血养阴清热，当归养血和血。

【疑难解读】

原方主治病证为"因服补胃热药"所致，那为何使用当归这样一味气温味甘之品？虽然有临床家以当归之温作为方中之反佐使用，那么是不是所有热证在治疗的时候都需要加入反佐药呢？

对于方中当归的使用，历代注家多从"和血"理解。如《古今名医方论》中罗东逸说道："和之以当归。"但对于临床用方者来说，必须明白什么时候需要"和血"，什么时候不需要"和血"。毕竟并不是所有治疗胃热的方中都需要"和血"。王好古在《汤液本草》中引"东垣先生《用药心法》"中有如下记录："如和血，须用当归。凡血受病者，皆宜用当归也。"用"和血"一法的前提是"血受病"，也就是说，血不受病就不需要"和血"。反映到清胃散方证中，如果没有出现热伤阴血的病机，那么当归是没有必要使用的。

至于当归之温作为方中之反佐使用，在临证中未尝不可。但是李东垣在原方中当归确实是用来治疗"血受病"的。

为何方中升麻的用量相对偏大？

虽然原方当中升麻用到了一钱，相对于其他几味药，用量偏大。但李东垣在原方中对黄连的用量做了详细的说明："拣净，六分，如黄连不好更加二分，如夏月倍之，大抵黄连临时增减无定""如夏月倍之"的话，则黄连当然为方中用量最大者。考清胃散所治胃火牙痛，四季皆可见，但以夏月（及其前后）天热时较为多见。原方主治病证为"因服补胃热药"所致，而"服补胃热药"以天凉之秋冬季节多见，故原方仅用六分，这应为东垣"随时用药"的范例。

清胃散主治胃家实火引起的牙痛。那么，方中为什么要选用治疗虚火的生地黄呢？

虽然方书中多从阳明为多气多血之腑作解，阳明胃热，需在清气的同时凉血，生地黄之用在于凉血。那么，是不是治疗所有的胃热病证都需要凉血呢？

当然不是。白虎汤就是清胃热的常用方，方中并不配以血药。这样看来，单从阳明为多气多血之腑作解显然是不够的。

《古今名医方论》中引用罗美的论述："阳明胃多气多血，又两阳合明为热盛，是以邪入而为病常实。若大渴、舌苔、烦躁，此伤气分，热炎大腑，燥其津液，白虎汤主之。若醇饮肥厚，炙煿过用，以致热壅大腑，逆于经络，湿热不宣，此伤血分，治宜清胃。"

理似通畅，但反映到临床上，是不是醇饮肥厚、炙煿过用引起的热壅大腑都会伤及血分而用生地黄一类凉血药呢？

临证所见，醇饮肥厚、炙煿过用所致的胃火病证，多见舌苔厚腻者，而生地黄多不利于舌苔厚腻的消退。

清胃散主治"因服补胃热药而致上下牙痛不可忍者"。常用补胃热药在助热的同时，又有伤阴动血之弊，临证常见牙痛的同时伴有红肿的不在少数，所以此时的热，往往实火、虚火并见，治疗也需黄连、生地黄并用。因此李东垣在方中使用生地黄配以牡丹皮，其作用在于养阴凉血清虚火，说明原方清胃散证中有"内伤"所致的"阴虚血热"。

那么我们在临床中使用清胃散方时，如果病证中没有出现"阴虚血热"，是不需要使用生地黄和牡丹皮的。

【临床应用】

本方由五味药组成，总体剂量偏小，符合李东垣的组方用药特点。临床使用时可随症加减。

如兼有大肠郁热而大便秘结者，可加用生大黄以泻火荡实、导热下行；如有口渴饮冷者，可加天花粉、玄参以清热生津；如属风火牙痛者，可用防风、薄荷配伍以宣泄风热而止痛；对于恣食肥甘厚味，以致胃热太甚，常出现口腔异味、牙龈肿痛、口腔黏膜破溃出血者，可加茵陈、藿香、栀子清散胃热；对于湿热积胃者，少佐白豆蔻以芳香化浊。

明代医家孙一奎在其著作《赤水玄珠》中提到清胃散加减，头脑痛加川芎，甚者加石膏、白芷。

【后世发展】

除《脾胃论》和《兰室秘藏》外，后世诸多医家在书中常取用该方，并附以方论，各自仁智互见，且多有发挥。

《景岳全书》中清胃散的组成及药量同东垣清胃散。

《医方集解》中的清胃散是由黄连六分，升麻一钱，生地黄、当归各三分，丹皮半钱，石膏（方中无剂量）组成，即由东垣清胃散加石膏，增强了清热泻火之功，主治胃中有积热所致头痛、牙痛之重证。

《医宗金鉴·牙齿口舌总括》中清胃散的组成为黄连、升麻、生地黄、当归、牡丹皮、荆芥、防风、细辛。主治"骨槽风、牙疳疮"。方论后附"牙槽龈颊肿硬疼，牙龈腐烂出血脓，牙疳肿硬溃血臭，皆因痘疹癣疾成"。

《医宗金鉴·幼科心法要诀》中清胃散有黄连六分，升麻一钱，生地黄、当归各三分，牡丹皮半钱，煅石膏、灯心草无剂量。主治"胎中有热所致胃火上攻。牙龈红肿起白泡、病重"。此方在东垣清胃散基础上加了煅石膏、灯心草，针对"胃火上攻"导致的"病重"，用石膏增加清热凉血之功，伍以甘淡寒之灯心草清心降火、引热下行。加用煅石膏、灯心草照顾了小儿脏腑娇嫩、稚阴稚阳之体，符合儿科的生理特点。

《医宗金鉴·眼科心法要诀》中清胃散由柴胡、黄芩、车前子、石膏、防风、桔梗、玄参、大黄各一钱组成。主治小儿胞内生赘，"初起如麻子，久则渐长如豆，隐磨瞳仁，赤涩泪出"。

《血证论》中清胃散由黄连二钱，升麻一钱，生地黄、当归、牡丹皮各三钱，甘草一钱组成。主治脏毒、目疾、口舌之风火。方论中强调了该方以升麻为君，"升麻一味以升散为解毒之法，使不下迫，且欲转下注之热、使逆挽而上不复下注，目疾、口舌之风火亦可借其清火升散以解。"

《沈氏尊生书》中清胃散由黄连一钱五分，升麻三钱，生地黄、当归、丹皮各一钱五分，石膏二钱，黄芩一钱二分，细辛三分组成。主治乳食膏粱积热、齿龈溃烂。

《疡医大全》中清胃散由黄连、防风、天花粉、黄芩、熟石膏、厚朴、枳壳、陈皮、甘草组成。主治弄舌、疮疡。多外用。

《张氏医通》中清胃散由升麻钱半、生地黄四钱、牡丹皮五钱、当归三钱、川芎三钱组成。主治"胃中蕴热，中脘作痛，痛后火气发泄"。

附：《兰室秘藏》："治因服补胃热药，致使上下牙痛疼不可忍，牵引头脑，满面发热大痛。足阳明之别络入脑，喜寒恶热，乃是手阳明经中热盛而作也，其齿喜冷恶热。当归身、择细黄连（如连不好，更加二分，夏月倍之）、生地黄（酒制）以上各三分，牡丹皮（五分），升麻（一钱）。上为细末，都作一服，水一盏半，煎至一盏，去渣，带冷服之。"

【医案例举】

病案一：薛己治四明屠寿卿，孟夏，当门齿如有所击，痛不可忍，脉洪大而弦。薛曰：弦洪相搏，欲发疮毒也。先用清胃散，加白芷、金银花、连翘一剂，痛即止。至晚，鼻上发一疮，面肿黯痛，更用前药加犀角一剂，肿至两额，口出秽气，脉益大，恶寒内热。此毒炽血瘀，药力不能骤致。乃数砭患处出紫血，服犀角解毒之剂。翌日，肿痛尤甚，又砭患处与唇上，并刺口内赤脉，各出毒血，再服前药至数剂而愈。若泥尻神，不行砭刺，或全仗药力，鲜不误矣。

这是《名医类案正续编》中明代医家薛己的一则医案。

患者病发齿痛，且痛不可忍，薛己从脉象"弦洪相搏"，辨识为"欲发疮毒"，所以先用清胃散加白芷、金银花、连翘，清热解毒、消肿散结。药后疮发面肿，因此在原方基础上加犀角，增强清热解毒凉血之功。药后肿甚，内热明显，薛己认为"毒炽血瘀，药力不能骤致"，于是采用针药并用的方法而至痊愈。

临床上，若遇此类患者，我们是否能像薛己那样有如此的定力，对中药、针灸有如此的自信，这是需要我们后学者深刻思考的。

病案二：郭职方善饮，齿痛腮颊焮肿，此胃经湿热，用清胃散加干葛、荆、防而愈。

这同样是薛己的一则医案，选自《口齿类要·齿痛》。

患者平素饮酒过多，湿热蕴滞阳明，引起牙痛腮肿，故用清胃散清泄阳明，加葛根清解阳明之热，并散酒毒；加荆芥、防风，加强方中清热药向上升散之力。

四十七、当归六黄汤

【方证出处】

李东垣《兰室秘藏》:"当归六黄汤:治盗汗之圣药也。"

原方组成: 当归、生地黄、熟地黄、黄柏、黄芩、黄连以上各等分,黄芪加一倍。

煎服法: 上为粗末,每服五钱,水二盏,煎至一盏,食前服,小儿减半服之。

主治: 盗汗。

【方证解读】

对于本方的主治,历代医家几乎众口一词,认为主治"阴虚有火,令人盗汗者"(《医方考》)。

对本方的功用,方书中多认为是滋阴泻火,固表止汗。

本方的方解:《医方集解》中的论述最具代表性:"盗汗由于阴虚,当归、二地所以滋阴;汗由火扰,黄芩、连、柏所以泻火;汗由腠理不固,倍用黄芪,所以固表。"

【疑难解读】

既然盗汗由于阴虚,用药时为什么多用苦寒(黄芩、黄连、黄柏）和重用甘温（黄芪）？毕竟，苦燥、温燥具有伤阴之嫌。

汗由火扰，究竟是实火还是虚火？如属阴虚虚火，用药似乎应以甘寒为主，而不宜主用甘温（当归、熟地黄）配苦寒。如属阴虚、实火并见，火扰汗出，泻火即所以止汗，绝没有理由使用且重用甘温益气固表之黄芪，因黄芪可以壅气助热。

如阴虚与实火并见，二者之间有无主次和因果关系？

《医略六书·杂病证治》中，徐大椿说："血气两亏，三焦火迫，故营阴失守，盗汗不已焉……此清补之剂，为血气虚弱、火迫盗汗之嵩方。"这一解释，一改单纯阴虚有火之说，明确提到了气虚和实火。

吴昆在《医方考》中说："阴虚有火，令人盗汗者，此方主之……伤寒盗汗是半表半里之邪未尽，杂证盗汗则阴虚而已。"

这里明确提出本方主治盗汗非外感盗汗。

气虚，内伤，再思及本方出自李东垣之手，难道本方证可以从李东垣内伤脾胃学说中得到解释？

当归六黄汤见于《兰室秘藏·自汗门》，自汗门开篇有一小节"自汗论"，与《脾胃论·阳明病湿胜自汗论》几乎雷同。《脾胃论》中说："或曰：湿之与汗，阴乎阳乎？曰：西南坤土地，脾胃也。人之汗犹天地之雨也，阴滋其湿，则为雾露为雨也，阴湿寒，下行之地气也，汗多则亡阳……《内经》曰：气虚则外寒，虽见热中，蒸蒸为汗，终传大寒，知始为热中，表虚之阳……"

这段文字中，李东垣把汗证的病位定位在脾胃，病机可见气虚、热中。沿着这一思路，我们可对当归六黄汤方证做如下解释：

脾胃内伤，初为热中。气虚不运，升降枢转失常，三焦郁滞，阴火内生。阴火内蒸，迫津外泄，而成盗汗。阴火耗气，也可伤阴；汗多"亡阳（气）"，也能"亡阴"。也就是说，盗汗之起由于气虚，盗汗之成由于阴火，而结果是阴血耗伤（也包括气伤）。

治疗时，泻阴火即可止盗汗，但气虚、阴血耗伤也需同时顾及。何况"火与元气不两立，一胜则一负"，治阴火也需补元气。基于此，李东垣用生地黄、黄柏、黄芩、黄连等苦寒、甘寒药泻阴火，熟地黄、当归甘温补阴血，倍用黄芪甘温补元气，合而组成"治盗汗之圣药"。

当然，苦寒、甘寒泻阴火之品只为"暂用""从权而用"，得效之后需转以恢复正气为要。

或谓黄芪减量或减去黄芪确可治疗阴虚有火之盗汗，但这属方剂加减应用，与原方证有别。

【关于阴火】

李东垣笔下的"阴火"：阴火的病因是饮食劳倦损伤中焦脾胃之气。病机是中焦脾胃之气不足，不能升浮外达，以中焦为中心的上、中、下三焦气机郁滞化火。治疗以补气、升清为主，兼以泻火。

张景岳不理解李东垣所说的阴火。《景岳全书》中说："何不曰寒与元气不两立，而反云火与元气不两立乎？""人参、黄芪、白术、甘草除气虚气脱阳分散失之火。"

不理解阴火缘于不理解李东垣内伤学说。人参、黄芪、白术、甘草配伍升麻、柴胡升散之品，是治疗气虚基础上的郁滞之火，而非"阳分散失之火"。

【后世发挥】

明代医家张景岳在当归六黄汤中，去熟地黄，减黄芪为同量，加等量麻黄根、浮小麦，名生地黄煎，治阴火盗汗。

清代医家吴砚丞将当归六黄汤用于治疗麻疹发热汗出或出血过多的病证。《麻疹备要方论》中记载："初起发热，遍身自汗，此毒从汗解，麻疹易出。若自汗过多，又是火盛内迫，致汗妄流，恐有亡阳之变，宜当归六黄汤加浮麦止之。""麻疹发热时，鼻中血出，此毒从鼻血而解，不可骤然即止。如血出太多，是火毒炽盛，逼迫太过，致血妄行，宜当归六黄汤一剂即愈。"

麻疹是由于外在的疫毒之邪郁闭肺、脾二经引起的，发热是疫毒之邪由里出表的表现，是疾病好转的标志。但是疫毒之邪易耗气伤阴，有余之邪可随汗解，但出汗、出血过多就会伤及人体根本，需要干预。因为是热毒内迫引起的，所以用当归六黄汤。明代医家徐谦在《仁端录》中指出，"毒从汗散，不可止之。但汗出太过恐神脱生变，用当归六黄汤加浮麦"。

近代医家裘沛然用当归六黄汤治疗慢性肝炎、肝硬化等症。裘老认为，"当归六黄汤中，用黄芪、当归、生熟地黄，补气养血益阴，黄连、黄芩、黄柏，清热泻火坚阴，实际是一则补泻并重、阴阳兼调的方剂。对慢性肝炎、肝硬化出现气阴两亏、邪热内盛之证，甚为合拍……裘老治疗慢性肝炎、肝硬化有三张处方，一贯煎、大黄䗪虫丸和当归六黄汤……一贯煎寓泻于补，大黄䗪虫丸寓补于泻，当归六黄汤补泻并重。以这三方为基础，结合气血阴阳之偏颇，湿热、邪毒、瘀血之兼夹，随机权变，可望收到较好疗效"（见《名老中医裘沛然临床经验》）。

祝谌予用当归六黄汤治疗甲亢。祝老认为，"当归六黄汤本治阴虚盗汗，汗出湿衣，淅淅而燥热。临床甲亢病人多见燥热多汗，心烦易怒，心慌失眠等阴虚内热之象，于是用当归六黄汤加沙参、麦冬、五味子、生牡蛎等治疗，可以收到良好的效果"（见《名老中医祝谌予经验集》）。

【医案例举】

丁某，女，15岁，学生。1972年8月来诊。自诉半月前，参加抗旱劳动，冒暑之后，渐觉左侧手足麻木，稍感酸痛，继而手足颤动，左手偏废，掌不能握，指不能摄，左腿麻木痿软，站立不稳，行走不便，虽经治疗而病势犹增。余以为偏枯者，总由风中经络、营卫失调所致，遂循常法，投以王清任补阳还五汤加防风。岂知服药3剂，不仅偏枯未解，反而手足麻木加剧，肢体酸痛，更伴心烦、口苦、舌红、苔黄、脉数等症，且患者亦见身半右侧蒸蒸自汗，而麻木偏废之左侧却无汗。余始悟及，此偏枯得之冒暑，而暑热之性升散，耗气伤津，以致营卫失调，经络不通，于是由手足麻木、颤动发展而为偏枯，其身半汗出与偏枯并见，皆由暑热伤气所致也。治法一以益气养血，一以清热通络，取《兰室秘藏》之当归六黄汤合通络之品治之。

方药：生黄芪 30g，当归 10g，生地黄 10g，熟地黄 10g，黄芩 10g，黄连 3g，黄柏 10g，地龙 12g，忍冬藤 15g，丝瓜络 12g。

此方连进 5 剂，诸症悉减。继进 5 剂，其病痊愈。

这是《古今名医临证金鉴·奇症卷》中所载熊继柏的一则案例。

气血两虚，湿热阻络，汗出偏枯，治以当归六黄汤合通络之品，于理甚合。

四十八、圣愈汤

【方证出处】

《兰室秘藏·疮疡门》："诸恶疮，血出多而心烦不安，不得睡眠，亡血故也。以此药主之。"

原方组成：生地黄、熟地黄、川芎、人参，以上各三分，当归身、黄芪各五分。

煎服法：上㕮咀，如麻豆大，都作一服，水二盏，煎至一盏，去渣，稍热，无时服。

【方证解读】

什么是恶疮？

《诸病源候论》中说："夫体虚受风热湿毒之气，则生疮。痒痛掀肿多汁，壮热，谓之恶疮。"恶疮，疮中较重者，体虚有毒，症状较重，也可能难治、病久。

圣愈汤并不治疗恶疮，而是治疗由恶疮引起的出血之后的"亡血"，表现为心烦不安，不得睡眠。

"恶疮"之发，因于体虚；"恶疮"之成，因于风热湿毒灼腐气血。气血本以耗伤，加之"血出多"，致气血大虚，不得温养心神，引起心烦不安、不得睡眠。

方中以人参、黄芪补气，当归、熟地黄补血，佐用川芎以行血气，佐用生地黄以养阴除烦。气血得补，血气得行，则心神得养，不安神而神自安。

【疑难解读】

本方所治"血出多""亡血"，有熟地黄、当归补血，人参、黄芪益气生血，为什么要用生地黄、川芎？

本方证中有一重要的见症：心烦不安。临床上也常见烦热等，提示在失血之后出现阴血虚引起的内热，故用生地黄养阴血、清内热。

恶疮、出血都会引起气血失和，在补益气血的同时加用川芎调畅气血。但川芎辛温动血，在方中用量宜小。

圣愈汤所治证是血虚证还是气血两虚证？

从原方组成看，圣愈汤补气补血，治疗气血两虚证。但临床应用时，既可用于气血两虚证，也可用于血虚证。因阴血不能独生，补气方可生血。

【后世发挥】

朱丹溪《脉因证治》中，在圣愈汤方中去生地黄加白芍，仍名圣愈汤，即圣愈汤组成变为四物汤加人参、黄芪，治金疮"出血太多"。

明代医家薛立斋在《外科发挥》中载圣愈汤："治疮疡，脓水出多，或疮出血，心烦不安，眠睡不宁，或五心烦热。地黄酒拌蒸半日、生地黄酒拌、川芎、人参各五钱，当归酒拌、黄芪盐水浸炒各一钱。作一剂，水二盅，煎八分，食远服。"

仍然主治疮疡出血后心烦不安、睡眠不宁。在此基础上又增加了脓水出多后。伴随症状可见五心烦热，且方中药物用量明显大于李东垣。东垣方用量以分计，立斋方用量以钱计。

《医宗金鉴》所载圣愈汤组成是四物汤加人参、黄芪，"治一切失血过多，阴亏气弱，烦热作渴，睡卧不宁等证"。还有另一组成是"于四物汤内，加柴胡、人参、黄芪"。多了一味柴胡。"调肝养血宜四物汤""气虚血少，宜加参、芪"，圣愈汤广泛应用于女子月经病的治疗。

【医案例举】

病案一："一男子损臂，出血过多，又下之，致烦热不止，瘀肉不腐，以圣愈汤，四剂少安；以八珍汤加五味、麦冬而安；更以六君子汤加芎、归、黄芪，数剂而溃，又二十余剂而敛。"

外伤，出血过多，加上误下，体内气血阴津俱虚。首诊着眼于烦热，用圣愈汤。烦热少安后二诊着眼于气血双补、气阴两补，用八珍汤合生脉散。三诊益气为主，有托散之意，以六君子汤加味收功。

本案见于《外科发挥》。读本案，似乎能给我们如下启示：圣愈汤往往是起手方而不是善后方；烦热，往往是使用圣愈汤的一个特征性症状；大病、慢病多以脾胃收功，六君子汤加减是常用方之一。

病案二：圣愈汤补养法治肝血虚型慢性肝炎。本案使用圣愈汤治疗内伤病，则与出血及脓疡没有关系，也不着眼于烦热、不眠，只是着眼于内伤气血两虚。原案大意是：41 岁男性患者，慢性肝炎，"医生因舌苔黄白，认为是湿热久郁，频投清热利湿活血化瘀之剂""前后服中药达千余剂之多，未获显效"。诊见"脉左寸关沉紧，舌嫩红有纵横小裂纹，有时渗出稀血水，牙龈亦出少量血，服破血药时更甚，肝掌。自幼有手抖唇颤宿疾"。方药：当归15g，白芍12g，川芎6g，熟地黄15g，黄芪15g，党参9g。水煎服。二诊加丹参，配合每日服大黄䗪虫丸1丸。"服药50余剂，除手抖、唇颤痼疾外，症状均减轻，检查肝功能已完全正常，精神旺盛。"

本案见于《岳美中医案集》。

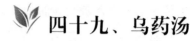

四十九、乌药汤

【方证出处】

《兰室秘藏·卷中》："乌药汤：治妇人血海疼痛。"

原方组成：当归、甘草、木香各五钱，乌药一两，香附子二两（炒）。

煎服法：上㕮咀，每服五钱，水二大盏，去渣，温服，食前。

主治：妇人血海疼痛。

【方证解读】

妇人血海疼痛，是哪里疼痛呢？

通常我们认为冲脉是血海，但冲脉会疼痛吗？

这里所说的妇人血海，当指妇人胞宫所在之处，即小腹和少腹。也就是说乌药汤主治妇人小腹或少腹疼痛。

小腹或少腹疼痛，有寒、热、虚、实的不同。虚证疼痛多为隐痛、间歇性，实证疼痛较甚，可为持续性；寒证疼痛小腹凉，热证疼痛小腹不凉或伴带下。另外，疼痛还有在气、在血的不同。气滞疼痛多呈胀痛，血瘀疼痛多为刺痛，等等。那么乌药汤所治疼痛属于哪一种呢？

从方药组成分析，本方主要由三味理气药香附、乌药、木香和一味和血药当归组成，以治疗气滞为主，兼顾和血，且四药皆温，所治腹痛当为实证、寒证，病变主要在气分，以气滞为主，主要表现为小腹或少腹胀痛，且自觉腹部发凉，遇寒加重，得温症减。

本方方解在后世医书中极少见到。从原方组成分析，方中香附用量最大，疏肝理气、活血调经为君；乌药用量次之，温中下气为臣。香附、乌药相伍，常被用于治疗女子肝气郁滞病证。佐以当归、木香温畅肝脾气机，使以甘草调和诸药。

五药相合，治疗妇人肝郁宫寒、气血失畅之小腹或少腹疼痛，以及痛经、月经不调及不孕等病证。

【疑难解读】

方中使用当归，所治病证中是不是有血虚呢？

当归补血，但又有活血和血之功。当归与熟地黄配，则补血；当归与香附配，则和血。本方中，当归与香附、乌药配伍，且用量远小于香附、乌药的用量，可以认为本方中当归只作和血之用，本方所治病证中也没有血虚。

【临床应用】

本方由五味药组成，为小方，临床使用时可随症加减。如宫寒较甚，可加小茴香暖宫；如郁久化热，可加黄柏清热；如血瘀明显，可加牡丹皮活血；如伴血虚，可加熟地黄补血；如伴气虚，可加党参补气；如伴精亏，可加紫河车补精；如纳食欠佳，可加鸡内金开胃，等等。

临证应用时，乌药汤与温经汤、艾附暖宫丸都可以治疗宫寒腹痛，前者所治实证，后者顾及正虚。乌药汤与少腹逐瘀汤都可以治疗少腹痛，前者所治侧重于气滞，后者所治侧重于血瘀。

【后世发展】

《奇效良方》中有加味乌沉汤，在《济阴纲目》中收载时改名为加味乌药汤，由乌药汤去当归加延胡索、砂仁而成。"加味乌药汤：治妇人经水欲来，脐腹疞痛。乌药、缩砂、木香、玄胡索各一两，香附炒去毛二两，甘草炙一两半。上细剉，每服七钱，生姜三片，水煎，温服"。加入了砂仁以温中散寒理气，主治腹痛，其部位可上及脐腹（脐腹和小腹部疼痛）。加入了玄胡索活血止痛，增强了止痛作用。

《医宗金鉴·妇科心法要诀》中用加味乌药汤治疗经前腹胀痛以胀为甚者。诀曰："经后腹痛当归建，经前胀痛气为殃，加味乌药汤乌缩，延草木香香附榔。血凝碍气疼过胀，《本事》琥珀散最良，棱莪丹桂延乌药，寄奴当归芍地黄。"较《济阴纲目》加味乌药汤多了一味槟榔，加强了降气消胀的作用。主治中与经后腹痛、血瘀腹痛做了对比。

【关于乌药】

《本草纲目》："时珍曰：乌药辛温香窜，能散诸气。"

《本草害利》："〔害〕辛温，散气之品。病属气血虚，而内热者忌之。时医多以香附同用，治女子一切气病。然有虚实寒热，冷气暴气，用之固宜；虚气热气，用之贻害。故妇人月事先期，小便短赤，及咳嗽、内热、口渴、口干、舌苦，不得眠，一切阴虚内热之病，皆不宜服。〔利〕入肺、脾、胃、膀胱，通温三焦，辛温芳馥，下气温中，治膀胱冷气攻冲，胸腹积停为痛，天行疫瘴，鬼犯虫伤。"

【医案例举】

相国之长媳，子禾之夫人也。性颇暴，而相国家法綦严，郁而腹胀，月事不至者两度，众以为孕，置而不问。且子禾未获嗣，转为服保胎药，则胀而增痛。一日子禾公退，偕与往视，诊其左关弦急，乃肝热郁血。以逍遥散合左金丸处之，子禾恐其是胎，疑不欲服。余曰：必非胎，若胎则两月何至如是，请放心服之，勿为成见所误。乃服二帖，腹减气顺，唯月事不至。继以加味乌药汤，两日而潮来，身爽然矣。至是每病必延余，虽婢仆乳媪染微恙，皆施治矣。

这是清代医家王堉所著《醉花窗医案》中的一则案例。

腹胀腹痛，腹大如孕，月经不行，性情急暴，脉见左关弦急。证属肝脾寒凝气滞，郁而化火。首诊以逍遥散合左金丸调畅肝脾，清泻肝火；二诊以加味乌药汤温中理气，疏肝调经。案中所说"肝热郁血"，当为病之标，病之本当为气滞寒凝，首诊侧重治标，二诊侧重治本。本为寒，可有大便不实；标为热，可有口苦、胁痛。

五十、羌活胜湿汤

【方证出处】

羌活胜湿汤出自金元医家李东垣所著的《内外伤辨惑论》，《脾胃论》中也有记载。"肩背痛不可回顾者，此手太阳气郁而不行，以风药散之。脊痛项强，腰似折，项似拔，此足太阳经不通行，以羌活胜湿汤主之。"

原方组成： 羌活、独活（以上各一钱），藁本、防风、甘草（炙）、川芎（以上各五分），蔓荆子（三分）。

煎服法： 上㕮咀，都作一服，水二盏，煎至一盏，去渣，大温服，空心食前。

原方后的加减有"如身重，腰沉沉然，经中有寒湿也，加酒洗汉防己五分，轻者附子五分，重者川乌五分。"

《脾胃论》中对方证的论述与上文稍有出入，主症中有头痛一症，川芎用量为二分，加减中有加黄柏、苍术等。

主治： 风湿犯表之痹证。肩背痛不可回顾，头痛身重，或腰脊疼痛，难以转侧，苔白，脉浮。

【方证解读】

关于羌活胜湿汤的主治，原书中提到"肩背痛""脊痛项强""腰似折""项似拔"。

从经脉循行来看，涉及手太阳、足太阳两条经脉。

所以李东垣在这里说到"手太阳气郁而不行""足太阳经不通行"，病因呢？

《素问·痹论》说："风、寒、湿三气杂至，合而为痹也。"说明痹证发生原因与风寒湿邪密切相关。并且从李东垣的用药来看，用了六味风药：羌活、独活、防风、藁本、川芎、蔓荆子。其中羌活、独活祛风除湿，通利关节；防风、藁本祛风胜湿，善止头痛；川芎活血祛风，取其治风先治血，血行风自灭；蔓荆子祛风止痛；甘草调和诸药。诸药配伍，辛散温燥，轻而扬之，除风湿，止痹痛。所以羌活胜湿汤主治的病因病机为：风、寒、湿邪痹阻太阳经脉、关节，引起经脉、关节气血郁滞不畅。

关于方解，《医方考》中有一段论述颇为经典："外伤于湿，一身尽痛者，此方主之。脾胃虚弱，湿从内生者，二陈、平胃之类主之；水停于膈，湿盛濡泻者，六一、五苓之类主之。水渗皮肤，肢肿黄胀者，五皮、茵陈之类主之。今湿流关节，非上件所宜矣。经曰：风胜湿。故用羌、防、藁、独、芎、蔓诸风药以治之。以风药而治湿，如卑湿之地，风行其上，不终日而湿去矣。又曰：无窍不入，唯风为能。故凡关节之病，非风药不可。用甘草者，以风药悍燥，用以调之，此之谓有制之兵也。"

【疑难解读】

从原方药物的使用剂量来看，羌活、独活（以上各一钱）

换算成我们今天的剂量也就是各 3g，藁本、防风、甘草（炙）、川芎（以上各五分）每味药各 1.5g，蔓荆子（三分）1g，一剂药 13g。这么小的剂量能不能祛除太阳经脉的风寒湿邪？

有学者指出，本方属祛风胜湿剂，用量小的原因是不取其大发汗，需缓缓取微汗，祛湿于外。表面上看，此说非常合理。但验之临证，治疗风湿外袭，原方剂量仍不足用。

有学者指出，本方治疗湿浊蒙阻清窍之头蒙、头痛，确实需用小剂，大剂反而不效甚或引起变证，此说确从临证中来。理论上讲，本方治疗头蒙、头痛而全身症状不显者，并非原方主治，这属于扩大本方的主治范围。此时之头蒙、头痛，一方面与湿浊蒙闭清窍有关，另一方面与清阳不能上走清窍有关，其中清阳不能上走清窍已涉内伤。小剂风药，一方面祛风胜湿，另一方面升阳通窍。

从羌活胜湿汤出现的位置来看，它出自《内外伤辨惑论·饮食劳倦论》之下，补中益气汤之后。李东垣为什么把一个治疗外感病的方剂放在饮食劳倦论之下？

李东垣在卷上明辨外感、内伤，并且反复强调明辨外感、内伤的重要性。在卷中按升、浮、降、沉列举对内伤病的组方治疗，没有道理在阐述内伤病证治的同时随意插入治疗外感病的方证。所以我们认为羌活胜湿汤方证应当为在内伤基础上的外感病。这一点往往被后学者所忽略。

李东垣治疗内伤基础上的外感病，通常情况下善于补益药与祛邪药混处一方，此为李东垣处方特点之一。

但是从羌活胜湿汤组方表面上看，本方只为祛邪而设，为新感而设，并没有使用补益药。只是在治疗新感的同时，关注到内伤，注意恢复内伤中脾气的升清功能。

羌活胜湿汤在《内外伤辨惑论·饮食劳倦论》之下，对应春升，提示本方治疗的病变以升浮不足为主；在《脾胃论·分经随病制方》之下，提示本方是李东垣对经脉病变分经论治的例举方。

【后世发展】

后世历代医家、医籍对羌活胜湿汤引用、论述多是对《内外伤辨惑论》中所载方的发挥，基本遵从《内外伤辨惑论》对该方组成、用量、主治的原始记载。

常见经典古籍如《奇效良方》《丹溪心法》《医学正传》《女科撮要》《景岳全书》《医灯续焰》《金匮翼》等记载的羌活胜湿汤原方组成与《内外伤辨惑论》记载的相同，主治以外感湿气所致病证为主，并有所扩展。这从一方面反映了该方临床上行之有效、流传时间长，故而被作为"祛风胜湿剂"的代表方剂一直延续、传承应用至今。

《普济方》（卷一百四十七）中所载羌活胜湿汤的组成则有十六味药，是在《内外伤辨惑论》方七味药基础上增加了九味药而成，但剂量有所变动。"炙甘草三分，黄芪七分，生甘草五分，生黄芩、酒黄芩各三分，人参、羌活、防风、藁本、独活、蔓荆子、川芎各二分，细辛、升麻、柴胡各半钱，薄荷一分"，其治疗病证为"饮食失节，劳役所伤，病解之后，汗出不止，治需数日，恶寒，重添厚衣，心胸间时作烦热，头目昏愦上壅，食少减，汗出不休……兼见风邪"。结合上下文可知此处虽写用羌活胜湿汤治疗，其实为羌活胜湿汤加减治疗。

【医案例举】

介之田村乔某，年老得痹疾，或手或足，痛发左右无定。医药数辈皆以瘫痪治之，药不啻千百剂，竟罔效。委顿经年，已为治丧具矣，而痛则饮食、二便尚无大害。其里中有商于都者，知余名，因嘱请治。余至其家，未见病人，先问其子曰：遵大人是何病？其子以瘫痪告。余曰：老年人得此病十无二三愈者，恐治之亦无益也。然既来不得不一视之。入其室，则病者拱手称谢，问答数语，口舌便利，视其口眼无歪斜状，神气亦清。乃问手足麻木乎？曰：并不麻木，唯有时作痛，不可忍耳。因诊其脉，六部俱缓而沉，兼带弱象。告之曰，君所患乃湿痹，既非瘫痪，又非痿症。盖寒湿着于皮肤，四肢重滞，每转侧则重不可举，如移山挪石，非人不行。病者曰，不错，不错，先生所认既真，急请施方，必可愈也。余曰，愈则可愈，然无速效，须服药数十付，起居调摄，乃杖而起，早亦在三月外，迟则半年。病者曰：但求病愈，何必急急。乃先以五苓理中汤加附子、苍术进之。五服而痛少止，肚腹宽，饮食进。又易羌活胜湿汤加牛膝、肉桂等类，命多服之，半月痛全止。唯举动艰滞，步履尚难。更以白术附子汤，加松节、萆薢等。命十服后，丸服之。更命每早晚遣人扶掖，往返数十步不必再视也。病者遵之，越三月，趋车备物衣冠而来，见其行走如常，而履阶遇限，尚多不利，急遣还而养之。冬十一月遇于城中酒市，则指挥如意，毫无痛苦矣。此事相隔十余年，辛酉其子来求治眼，谈次具陈本末，乃始忆而录之。

这则医案出自清代医家王堉的《醉花窗医案》一书。

患者以"痹疾，或手或足，痛发左右无定"为主症，而前医皆以瘫痪论治不效。

望诊见其"拱手称谢""视其口眼无歪斜状，神气亦清"，闻诊"问答数语，口舌便利，"知其并非瘫痪，也非痿证。切诊脉沉缓而弱，为湿阻于内之象。于是先予五苓理中汤加附子、苍术温化体内寒湿。待胸腹舒畅而饮食亦进后，用羌活胜湿汤加牛膝、肉桂散经络之寒湿。待疼痛消失后，再用白术附子汤加松节、萆薢温经络之阳气。

整个治疗过程先里后表，先祛邪后扶正。

五十一、当归补血汤

【方证出处】

当归补血汤出自金元医家李东垣所著的《内外伤辨惑论》。

原方组成：黄芪一两，当归酒洗二钱。

煎服法：上㕮咀，都作一服，水二盏，煎至一盏，去渣，温服，空心食前。

主治：治肌热，燥热，困渴引饮，目赤面红，昼夜不息。其脉洪大而虚，重按全无。

【方证解读】

李东垣说："《内经》曰：脉虚血虚。又云：血虚发热。证象白虎，唯脉不长实为辨耳，误服白虎汤必死。此病得之于饥困劳役。"

读东垣原文，很容易误解为脉虚则血虚，血虚则发热。但《内经》原文明言"脉虚血虚"为常，反此才为病。《内经》原文为"气虚身热"，而东垣引文为"血虚发热"。

解读李东垣《内外伤辨惑论》"卷中"，有几个关键词：内伤、气虚、阴火、升降失常。

当归补血汤证得之于"饥困劳役",为内伤无疑。而在李东垣学说理论体系中,饥困劳役所伤为脾胃。脾胃虚损直接导致气虚,即"元气不足"。气虚之后又可导致阴火内生,即"火与元气不能两立,一胜则一负"。

主治中肌热、燥热、渴饮、目赤、面红,一派阴火征象。脉洪大亦为阴火内盛之脉。脉虚,重按全无,为气虚之脉。论中所有脉、证都可用气虚阴火作解,为何提及血虚?如何辨出血虚?

补中益气汤出自《饮食劳倦论》,四季中对应春升;当归补血汤出自《暑伤胃气论》,四季中对应夏浮。两方对比,或许能进一步明白当归补血汤方。

两方所治证都有气虚、阴火。补中益气汤证中"阴火"产生的机理是"血并于阳,气并于阴""上焦不行,下脘不通",即在气虚的基础上,阳气不能升浮外达,导致气偏胜于里,血偏胜于表,气机郁滞而化生阴火。那么,有没有这种可能:当归补血汤证中"阴火"产生的机理是"气并于阳,血并于阴"?"并"作偏胜解,"阴""阳"作表里解。也就是说,在气虚的基础上(加上暑热之外因),阳气浮散太过,相对来讲,在表之气偏胜于血,即在表偏于血虚。

"血虚发热""当归补血",难道是由此而来?

如此分析,阴火因于血虚,本质上仍是气虚,故用大剂黄芪补气为主,佐以当归养血和血。

从药物组成看,当归补血汤可看作补中益气汤的减味方。相对来讲,当归补血汤的病位在表,且阴火的形成主要因于气虚而无明显脾胃升降枢纽障碍表现,故在补中益气汤基础上去掉了补中气之人参、白术、炙甘草和复升降之升麻、柴胡、陈皮。在取用黄芪、当归的同时，使用了较大剂量，盖因于阳气浮散，阴火又盛，加之暑热耗气，非重用不足以实卫，不足以救急，在东垣用药心法中当属从权、暂用之法。

同为治疗暑热伤人之气虚发热，清暑益气汤与当归补血汤两方证的主要区别在于，前者有湿热内滞和升降失常，而后者没有。

近代医家冉雪峰在《冉氏方剂学》中对本方的解读可供体会："……其病理总缘阴阳不相顺接，气血不能融贯，故作上下暌隔，虚实相乘诸现象。此症并非虚寒之气虚，果尔，宜用济生之芪附汤。亦非下焦虚寒之血虚，果尔，宜用圣济之当归附子汤。盖只是气弱不运，化机欲熄，因而鼓之舞之，增加氧化，唤起机能，俾打通隔阂，归于融洽。《金匮》有'针引阳气，令脉和、紧去则愈'之文，和则气血相含，归于融洽。可知黄芪五物汤，为引导阳气，此方亦是引导阳气。方名标出补血，却是补气，方名标出当归，却是侧重黄芪，此项分际，殊耐领略。徐灵胎谓此为补表血之方，犹其浅焉者也。"

【疑难解读】

当归补血汤出自《暑伤胃气论》条下，《暑伤胃气论》的代表方是清暑益气汤。清暑益气汤和当归补血汤都可以治疗暑天身热、汗出、烦渴等症，都有气虚、阴火的内在因素，两方有什么区别？

清暑益气汤方证有湿热内滞和升降障碍的表现，当归补血汤方证无湿热内滞和升降障碍的表现。

【后世发挥】

后世医家将当归补血汤广泛应用于内、外、妇、儿各个领域，尤以清代医家陈修园为甚。陈修园擅长运用当归补血汤，在其著作《女科要旨》《时方妙用》《医学实在易》《医学从众录》《医学三字经》等书中，均有提到当归补血汤。

《女科要旨》："胎犹舟也。血犹水也，水涨则舟浮，血干则胎滞。其彰明较著也，若浆水既行，行之过多而不产，恐十全、八珍之功缓而不及，唯此汤黄芪五倍于当归、借气药以生其血。气行迅速而血即相随，则胎遂得血而顺下矣。然犹恐素体虚弱，必加附子之走而不守以助药力。"

《时方妙用》："妇人血崩……若脱血之顷，不省人事，大汗不止者，宜参附汤。贫者以当归补血汤加熟附子二三钱。""产后血晕……如气血脱而晕者，必唇口手足厥冷。以当归补血汤加参、附、干姜以回其阳。"

《医学实在易》："血虚头痛，诸药不效者，宜当归补血汤加鹿茸一两。"

《医学从众录》："男、妇尿血……亦有气虚者，当归补血汤为主，挟热者加竹叶、栀子主之；挟寒者加附子主之。"

《外科正宗》中有一方名透脓散，方中药物组成：黄芪四钱，当归二钱，炒山甲一钱，皂角刺钱半。"治痈疽诸毒，内脓已成不穿破者宜，服之即破。"

山西名中医门纯德老先生在当归补血汤的基础上加金银花、甘草，自创外科保元汤。他说："当归补血汤亦谓补气托毒，养血生肌之良方。余多年在此方基础上加金银花30g、甘草 9g，自命外科保元汤治疗诸多疮疡疾患，其效益彰。"（见《名方广用》）。

【医案例举】

一女性患者，37 岁。产后 40 余天，发热 1 周，经静滴抗生素，发热不退。诊见：发热，体温可达 39℃ 以上，无明显恶寒，有少许恶风，汗出较多，纳食减少，大便欠畅，精神尚可。恶露已净，腹无不适，乳房无胀痛。口干咽干，不喜多饮。舌质淡红，舌苔白，脉大沉取无力。

证属：气虚发热。

试用：当归补血汤加减治疗。

方药：生黄芪 30g，当归 6g，炒鸡内金 15g，牛蒡子 15g。2 剂，水煎服。

24 小时内服用 2 剂，次日就诊，发热已退，汗出减少，自觉反有疲累之感。舌质淡红，舌苔薄白，脉细缓。处以补中益气汤加减调理脾胃。

方药：党参 9g，炙黄芪 15g，生白术 15g，当归 9g，陈皮 9g，升麻 3g，柴胡 3g，炒鸡内金 15g，枳壳 9g，炙甘草 3g。7 剂，水煎服。

药后无不适，停药。

本案发热、汗出、不恶寒，脉大类于洪脉，首先想到阳明病白虎汤证。但脉沉取无力，没有烦渴、喜冷饮，且为产后，可排除白虎汤证。

本案发热、汗出、恶风，脉大类于浮脉，极易辨为桂枝汤证，或桂枝加附子汤证，或桂枝加黄芪汤证。但发热较甚、汗出较多，而恶风极轻，且不恶寒，总觉与桂枝汤类证不合。倘发热，汗多，恶风甚（恶风程度与汗多程度相关），可考虑用桂枝加黄芪汤；发热，汗多，恶风、恶寒俱甚，可考虑用桂枝加附子汤。

为什么辨为气虚发热呢？

脉大，无明显恶寒，考虑内伤。产后，汗多，考虑气虚。同时，没有明显里热表现，因此辨为气虚发热。

为什么不辨为血虚发热呢？

产后气血俱虚，但患者表现为汗多、脉大，因此考虑气虚，而非血虚发热。血虚发热多见脉细、无汗。

本案为高建忠老师的一则案例。

五十二、厚朴温中汤

【方证出处】

《内外伤辨惑论》："厚朴温中汤：治脾胃虚寒，心腹胀满，及秋冬客寒犯胃，时作疼痛。戊火已衰，不能运化，又加客寒，聚为满痛。散以辛热，佐以苦甘，以淡泄之，气温胃和，痛自止矣。"

原方组成： 厚朴、陈皮各一两，炙甘草、草豆蔻仁、茯苓、木香各五钱，干姜七分。

煎服法： 上为粗末，每服五钱七，水二盏，生姜三片，煎至一盏，去渣，温服，食前。忌一切冷物。

主治： 客寒腹痛。

【方证解读】

天干配五行，戊己对应土，戊土属阳，己土属阴。与脏腑相配，胃为戊土，脾为己土。这里说的戊火已衰，是指胃阳已衰，即胃阳虚。客寒即寒邪外入。

《黄帝内经》中说："寒淫所胜，平以辛热，佐以甘苦，以咸泻之。""湿淫所胜，平以苦热，佐以酸辛，以苦燥之，以淡泄之。"李东垣在这里活用《黄帝内经》中的这些治法，用辛热（如干姜）治寒，苦燥（如苍术）、淡渗（如茯苓）治湿，甘缓中土（如甘草），因此说："散以辛热，佐以苦甘，以淡泄之。"

厚朴温中汤治疗"秋冬客寒犯胃"证，主症为腹满、腹痛，病机为中阳不足，外感寒湿。

从东垣先生"药类法象"理论分析，厚朴温中汤方中，厚朴、草豆蔻仁、干姜、木香属于"热浮长"类，陈皮、甘草属于"湿化成"类，茯苓属于"燥降收"类。厚朴温中汤出现在《肺之脾胃虚方》后，方以"热浮长"类药物为主，重在以味厚发热之品治疗"客寒"，以"湿化成"类药物散滞气，佐"燥降收"之茯苓，以应"秋冬"。

【疑难解读】

治疗寒湿，李东垣最擅长的手法当为风药胜湿，所谓"寒湿之胜，助风以平之"。厚朴温中汤主治寒湿气滞证，为什么方中不用风药胜湿呢？

李东垣在《脾胃论·用药宜禁论》中指出："凡治病服药，必知时禁、经禁、病禁、药禁。"其中，"夫时禁者，必本四时升降之理，汗、下、吐、利之宜。大法：春宜吐，象万物之发生，耕、耨、料、斫，使阳气之郁者易达也。夏宜汗，象万物之浮而有余也。秋宜下，象万物之收成，推陈致新，使阳气易收也。冬周密，象万物之闭藏，使阳气不动也。夫四时阴阳者，与万物浮沉于生长之门，逆其根，伐其本，坏其真矣……如春夏而下，秋冬而汗，是失天信，伐天和也。"

在厚朴温中汤证中，所治病证发生在秋冬，故不宜风药以升浮，反宜"以淡泄之"。当然，如发生在春、夏，也并非绝对不可，李东垣又说："有病则从权，过则更之。""治法已试验者，学者当以意求其的，触类而长之，则不可胜用矣。"方示规矩，活法在人。

李东垣最擅长标本同治，常合寒、热、补、泻于一方，如人参、黄芪与黄连、黄柏同用，生地黄、白芍与苍术、羌活同用，附子、干姜与生地黄、黄连同用等，所谓东垣用药，"如韩信将兵，多多益善"。但在厚朴温中汤方中，论中明言"脾胃虚寒""戊火已衰"，但方中只治邪实，未及正虚，并未标本同治。为什么？

正虚为本，邪实为标，先治其标，后治其本，通常可以这样理解。但李东垣用药常例中并非如此。《汤液本草》中引"东垣先生药类法象"中明确指出，"凡治病者必先治其本，后治其标……除大小便不利及中满三者之外，皆治其本，不可不慎也"。

"戊火已衰"为"宿病"，"又加客寒"为新病，《金匮要略》所谓先治新病，后治宿病。或者说，主症为疼痛，"痛无补法"，先予祛邪，待"气温胃和，痛自止矣"之后再治正虚。这两种理解似也符合临床。

有没有这么一种可能，李东垣补泻同施、标本同治多用于内伤病证，所泻之邪、所治之标多为内生。即使为外感，所治病证也以内伤为主。而厚朴温中汤证所治之邪为外感，即"客寒"，且本证以外感为主，即"客寒"为本，因此组方重在祛邪，也合"先治其本"之意。

赵守真在《治验回忆录》中载一案："刘健英，男，50

岁。零陵芝城镇人。性嗜酒，近月患腹痛，得呕则少安，发无定时，唯饮冷感寒即发。昨日又剧痛，遍及全腹，鸣声上下相逐，喜呕，欲饮热汤。先以为胃中寒，服理中汤不效。再诊，脉微细，舌白润无苔，噫气或吐痰则痛缓，按其胃无异状，腹则膜胀如鼓，痛在腹而不在胃，审系寒湿结聚之证。盖其人嗜酒则湿多，湿多则阴盛，阴盛则胃寒而湿不化，水湿相搏，上下攻冲，故痛而作呕。治当温中宽肠燥湿为宜。前服理中汤不效者，由于参、术之补，有碍寒湿之行，而转以滋胀，虽有干姜暖中而不化气，气不行则水不去，是以不效。改以厚朴温中汤，温中宫则水湿通畅，调滞气则胀宽痛止。但服后腹中攻痛尤甚，旋而雷鸣，大吐痰涎碗许，小便增长，遂得胀宽痛解。其先剧而后缓者，是邪正相争，卒得最后之胜利，亦即古人'若药不瞑眩，厥疾不瘳'之理也。再剂，诸症如失，略事调补而安。"

参、术之补，有碍寒湿之行。这也是需要考虑的原因之一。

【医案例举】

张某，男，54 岁。2010 年 11 月 20 日初诊。近两个月来脘腹胀满，时有胃痛，食后又受凉加重。纳食减少，大便尚调。前医处以附子理中汤加减，不效，反增口干咽燥。舌质淡暗，舌苔白腻，脉细缓。辨证为脾胃虚寒，寒湿内困。治以温散寒湿为先，方用厚朴温中汤加减。方药：厚朴 9g，陈皮 12g，草豆蔻 9g，干姜 9g，茯苓 12g，香附 9g，炙甘草 3g，生姜 3 片。7 剂，水煎服。11 月 27 日二诊：胀减纳增，上方加炒白术 12g，继服 7 剂。12 月 5 日三诊：诸症俱失，处附子理中丸 20 丸善后。

这是高建忠老师《读方思考与用方体会》一书中的一则案例。

50 多岁的男性，身体还算壮实，无既往病史，但是经常饮酒，素体湿盛是潜在因素。用附子理中汤没有考虑到"脾虚湿盛"，人参、白术不利于水湿布化，故用之无效。此案寒、湿、虚共见，虚和湿是疾病的根本，寒是引起腹胀、疼痛的直接因素，寒重于湿，所以用厚朴温中汤，不用平胃散。先用厚朴温中汤温散寒湿是温通法，后加白术，最后再用附子理中汤调理善后是温补法，先祛邪，再扶正，急病治标。

另外，寒湿和寒饮需要鉴别：饮证的舌苔偏润，湿证的舌苔偏腻。如果舌苔偏润，可能会用到茯苓、半夏、附子等。

五十三、地黄饮子

【方证出处】

金元医家刘完素的著作《黄帝素问宣明论方》:"喑痱证,主肾虚。内夺而厥,舌喑不能言,二足废不为用。肾脉虚弱,其气厥不至,舌不仁。经云:喑痱,足不履用,音声不出者。地黄饮子主之,治喑痱,肾虚弱厥逆,语声不出,足软不用。"故后世有"河间地黄饮子"之称。

原方组成:熟干地黄、巴戟(去心)、山茱萸、石斛、肉苁蓉(酒浸,焙)、附子(炮)、五味子、官桂、白茯苓、麦冬(去心)、菖蒲、远志(去心)等分。

煎服法:上为末,每服三钱,水一盏半,生姜五片,枣一枚,薄荷,同煎至八分,不计时候。

主治:喑痱。舌强不能言,足废不能用,口干不欲饮,足冷面赤,脉沉细弱。

【方证解读】

原书提到地黄饮子的主治为"喑痱证"。什么是"喑痱证"?

暗痱证始载于《素问·脉解》篇,首称"瘖俳",至《圣济总录》称"喑俳"，《黄帝素问宣明论方》称"喑痱"，"喑"即"音声不出者"，舌强不能言语；"痱"是"足不履用"，足废不能行走。

喑痱是什么原因形成的呢?

原书中提到病机为"肾虚""内夺而厥""其气厥不至""肾虚弱厥逆"，由此看来病位责之于肾，为肾虚而厥，何为厥?

《素问·厥论》曰："阳气衰于下，则为寒厥，阴气衰于下，则为热厥。"那么喑痱一证的病机当为肾之阴阳气血虚衰，筋骨失养，痿软无力，故致足废不能行走；足少阴肾经循喉咙，夹舌本，肾虚则精气上承不利，见舌强不能语。

从组成来看，地黄饮子由熟干地黄、巴戟天、山茱萸、肉苁蓉、石斛、炮附子、五味子、肉桂、白茯苓、麦冬、石菖蒲、远志、生姜、大枣、薄荷十五味药物组成。从剂量上除了生姜、大枣、薄荷之外都为等量。

对于方解，明代李中梓著《删补颐生微论》说："治肾气虚弱，语言謇涩，足膝痿废……肾之脉，出然谷，循内踝，上腨及股，故虚则足痿不能行。其直者，挟舌本，故虚则舌謇不能言。地黄、巴戟、茱萸、苁蓉，精不足者补之以味也；附子、官桂，阳不足者温之以气也；远志、菖蒲使心气下交也；麦冬、五味壮水之上源也；茯苓、石斛走水谷之府，化荣卫而润宗筋者也。不及肝者，肾肝同治也。诸脏各得其职，则筋骨强而机关利矣，謇涩痿废，夫复何虞!"

方中熟地黄、山茱萸补肾填精，巴戟天、肉苁蓉温补肾阳；附子、官桂之辛热，以助温养下元，摄纳浮阳，引火归元；石菖蒲、远志，宣通心气，交通心肾，开窍化痰；麦冬、五味子滋阴敛液，壮水以济火；茯苓、石斛健脾气益胃阴，化生荣卫之气，以润宗筋。诸药合用，可使下元得以补养，浮阳得以摄纳，水火相济，五脏得调，而筋骨强健，官窍通利，则肾气虚弱，语言謇涩，足膝痿废等症可愈。

再如，清代医家张山雷对地黄饮子方也大为盛赞，称其"自有神效"，正如他在其著《中风斠诠·卷一·中风总论》曰："河间之地黄饮子……以桂、附回阳，萸、戟温养，麦、味敛阴，其意极为周密。菖蒲、远志，则为浊阴上泛、痰塞喘促者开泄之法，果是肾脏阴阳俱脱于下，其方自有神效。"

综观地黄饮子，组方独特，上下兼治，标本并图，尤以治下治本为主；补中有敛，开中有阖。诸药合用，滋肾阴、补肾阳、化痰开窍，对肾之阴阳两虚所致的病证有很好的疗效。

【疑难解读】

对于地黄饮子的煎煮方法，《黄帝素问宣明论方》曰："水一大盏……同煎至八分"，说明煎煮本方用的时间较短。

后世一些古籍也有记载，并做了解释。如清代陈修园著《医学三字经·卷三·中风》曰："地黄饮子……加薄荷叶七叶，水二杯，煎八分服。此方法在轻煎，不令诸药之味尽出。其性厚重，以镇诸逆；其气味轻清，速走诸窍也。"说明陈修园继承了刘氏之制，煎至八分服，他认为，地黄饮子"轻煎"则气味轻清，可速走诸窍，疗效较好。

再如清代医家徐玉台亦强调"浊药轻投"，正如他在其著《医学举要·卷三·杂症合论》篇曰："制地黄饮子一方……

诸药等分，每用五分，加薄荷煎汤。浊药轻投，故云饮子。"

清代王子接著《绛雪园古方选注》也强调："地黄饮子……务在药无过煎，数滚即服。"古方以地黄为主药，药不过煎，数滚即服，不计时候，取其轻清之气，升降通利，疏通经络，流走四肢百骸，以交阴阳，有别于汤剂水煎顿服之法，故名之曰"地黄饮子"。

"饮子"为不规定时间、剂量饮服的中药汤剂。

方中用薄荷的用意何在?

一方面，薄荷轻扬升浮，有清利头目之功。而地黄饮子主治喑痱，故少量用之有引药上行开窍之意。另一方面，薄荷兼有化湿和中。主治下为阴阳两虚，上为虚阳上浮，痰湿随之上泛堵窍。用之有助化湿。

【临床应用】

据后世文献研究记载，地黄饮子的主治病证除了喑痱之外，还有中风。其中，喑痱最多，约占总病证的一半，其次为中风，约占五分之二。对于中风的治疗，大多强调地黄饮子为治少阴气厥之方，这里提到治疗的中风是指类中风，且因肾之阴阳气虚所致，不可不辨，否则会延误治疗，甚则危及生命。

如徐灵胎《兰台轨范》曰："此治少阴气厥之方，所谓类中风也，故全属补肾之药，庸医不察，竟以之治一切中风之症，轻则永无愈期，甚则益其病而致死，医家病家不悟!"

另外，清代蒋宝素著《问斋医案》曰："大便仍然不解，仲景所谓不更衣十日无所苦，转为阴结……总属肾中水火俱亏，肾为作强之官，水火同居一窟，无阳则阴无以生，无阴则阳无以化，大法折其郁气，先取化源，再拟河间地黄饮子略为增减，从阴引阳，从阳引阴，冀其阴阳相引，水火既济。"说明河间地黄饮子还可用于肾中水火俱亏所致之阴结证。综上分析，地黄饮子虽治病证广泛，但论其病机总属"肾中水火俱亏"。

【后世发展】

地黄饮子出自《黄帝素问宣明论方》，对于喑痱的证治描述，早在宋代赵佶等著的《圣济总录·卷五十一肾脏门》瘖俳篇中就有记载。

《黄帝素问宣明论方》记载的地黄饮子与《圣济总录》记载的地黄饮，两方药物组成一样，主治证候也如出一辙，但煎煮方法有所不同，地黄饮子煎煮时除了加入生姜、枣之外，还需加入薄荷叶，以使本方清轻上行宣窍之力益著。由此推知，河间地黄饮子源于《圣济总录》地黄饮方，并有所发挥。

自金代以后，明清有143部中医常见经典古籍记载了地黄饮子方，其药物组成与《黄帝素问宣明论方》记载的基本相同，主治肾气虚弱所致的喑痱、中风、暴喑等病证。

【医案例举】

金，失血有年，阴气久伤，复遭忧悲悒郁，阳夹内风大冒，血舍自空，气乘于左。口喎肢麻，舌暗无声，足痿不耐行走。明明肝肾虚馁，阴气不主上承。重培其下，冀得风息。议以河间法。熟地黄四两，牛膝一两半，萸肉二两，远志一两半（炒黑），杞子二两，菊花二两（炒），五味一两半，川斛二两四钱，茯神二两，淡苁蓉干一两二钱，加蜜丸，服四钱。

这是《临证指南医案》中叶天士的一则医案。

"口喝肢麻，舌喑无声，足痿不耐行走"，其病机在于肝肾虚馁，阴气不主上承，法当"重培其下，冀得风息"，地黄饮子去肉桂、附子、巴戟天、石菖蒲、麦冬，加牛膝、枸杞子、菊花。叶氏以桂枝、附子刚愎，尤为所忌，非阳气大伤，不用此类大热之品，多以温润和缓之苁蓉为用，与河间"凡觉风……慎勿用大热药乌附之类"相似，此案仍遵原方滋下清上之意，菊花清上，牛膝、枸杞培下。

五十四、大秦艽汤

【方证出处】

金元医家刘完素的《素问病机气宜保命集》："中风，外无六经之形证，内无便尿之阻格，知血弱不能养筋，故手足不能运动，舌强不能言语，宜养血而筋自荣，大秦艽汤主之。"

原方组成： 秦艽三两，甘草二两，川芎二两，当归二两，白芍药二两，细辛半两，川羌活、防风、黄芩各一两，石膏二两，吴白芷一两，白术一两，生地黄一两，熟地黄一两，白茯苓一两，川独活二两。

煎服法和方后加减： 上十六味，剉，每服一两，水煎去渣，温服，无时。如遇天阴，加生姜七八片煎；如心下痞，每两加枳实一钱同煎。

主治： 中风。

【方证解读】

本方所治多因正气不足，营血虚弱，脉络空虚，风邪乘虚入中，气血痹阻，经络不畅，加之"血弱不能养筋"，故口眼㖞斜、手足不能运动、舌强不能言语；风邪外袭，邪正相争，故或见恶寒发热、脉浮等。治以祛风散邪为主，兼以养血、活血、通络为辅。

方中重用秦艽祛风通络，为君药。更以羌活、独活、防风、白芷、细辛等辛散之品，祛风散邪，加强君药祛风之力，并为臣药。语言与手足运动障碍，除经络痹阻外，与血虚不能养筋相关，且风药多燥，易伤阴血，故伍以熟地黄、当归、白芍、川芎养血活血，使血足而筋自荣，络通则风易散，寓有"治风先治血，血行风自灭"之意，并能制诸风药之温燥；脾为气血生化之源，故配白术、茯苓、甘草益气健脾，以化生气血；生地黄、石膏、黄芩清热，是为风邪郁而化热者设，以上共为方中佐药。甘草调和诸药，兼使药之用。

吴昆《医方考·卷一》："中风，手足不能运动，舌强不能言语，风邪散见，不拘一经者，此方主之。中风，虚邪也。许学士云：'留而不去，其病则实。'故用驱风养血之剂兼而治之。用秦艽为君者，以其主宰一身之风，石膏所以去胃中总司之火，羌活去太阳百节之风疼，防风为诸风药中之军卒。三阳数变之风邪，责之细辛；三阴内淫之风湿，责之苓、术；去厥阴经之风，则有川芎；去阳明经之风，则有白芷；风热干乎气，清之以黄芩；风热干乎血，凉之以生地；独活疗风湿在足少阴；甘草缓风邪上逆于肺。乃当归、芍药、熟地黄者，所以养血于疏风之后，一以济风药之燥，一使手得血而能握，足得血而能步也。"

费伯雄《医方论·卷二祛风之剂》："此方刘宗厚与喻嘉言俱谓其风药太多，不能养血、益筋骨；汪讱庵又谓：用此方者，取效甚多。各执一见。予谓方中四物咸备，不可谓无血药也，若中风初起，表邪重者，用之尚可取效。然石膏、细辛二味必须减去。"

【疑难解读】

大秦艽汤治以养血荣筋，为何却用诸多风燥之药？

这与刘完素论治中风病的学术思想密切相关。刘氏一则主张中风病"热极生风""五志化火"之说，另则主张"俗谓中，不过尔"的气血阻滞之论。

大秦艽汤的主治病证的主要病机在于"郁火"，因正气不足，营血虚弱，脉络空虚从而致郁，如情志不畅，气血郁结；外邪侵犯，经络阻闭，久而化火，最终肢节经脉不通。

因此，该方理法可主要概括为三大点，其一为散郁、其二为泻火、其三为养阴，其方内风药的特殊用意是疏散郁结。

【临床应用】

本方为治疗血虚受风，初中经络的常用方剂。以口眼歪斜，舌强不能言语，手足不能运动，脉弦细为据。

若无内热者，去石膏、黄芩、生地黄，专以祛风养血通络为治；如遇天阴者，加生姜；心下痞者，加枳实；口眼歪斜者，加全蝎或蜈蚣，以增强疗效。用于风湿性关节炎、面神经炎、脑血管痉挛、脑血栓形成而致语言謇涩、半身不遂属血虚风中经络者。

本方为风邪初中经络而设，汪昂说："为六经中风轻者之通剂也。"若属内风所致者，不宜应用。

【医案例举】

柴某，女，28 岁。1993 年 3 月 10 日初诊。因产后起居不慎，感受风寒，初起双手指尖胀痛，继之则双手指甲向上下折裂，致使疼痛加剧。并见小腹发凉、大便溏泻。一医虑其产后多虚，纯用温补之方，服至 10 余剂而不效。患者形体丰满、面色尚润，视其舌质淡，苔白腻，切其脉弦。

证属产后受风，经脉闭阻，实多虚少。治以祛风通经，兼以养血为宜。方用治经络虚而受风邪的大秦艽汤加减：当归 15g，白芍 15g，生地黄 15g，川芎 10g，茯苓 10g，白术 10g，炙甘草 3g，秦艽 10g，防风 6g，白芷 6g，羌活 3g，独活 3g，红花 3g，丹参 12g，生石膏 12g，鸡血藤 15g，忍冬藤 15g。7 剂。

服药后手指胀痛大减，而又添腹痛、大便溏薄肠胃不和之证。上方停用，改用补中益气汤加味：黄芪 14g，党参 12g，炙甘草 10g，白术 10g，当归 10g，葛根 15g，升麻 12g，炮姜 8g，黄连 6g，生姜 3g，大枣 7 枚。服 5 剂泄泻停止、腹中不痛。继续用大秦艽汤加减调治，又服 10 余剂，手指痛止，新生指甲红润而光泽，病愈。

这是刘渡舟教授的一则医案。

大凡世医治产后病，囿于"产后多虚"之成规，每用补养气血之剂，丹溪即谓："产后当大补气血，即有杂病，以末治之。"

刘老认为，产后属虚属实，当据证而断。果为真虚，断用补法无疑。若有实邪阻滞，则又当率用祛邪之法治疗，辨证论治则产后与否不与焉。吴鞠通对此独有见地，他在《温病条辨》中说："治产后之实证，自有妙法。妙法为何？手挥目送是也。手下所治系实证，目中、心中、意中注定是产后，识证真，对病确，一击而罢。治上不犯中，治中不犯下。目中清楚，指下清楚，笔下再清楚，治产后之能事毕矣。"其言颇耐人寻味。本案虽患于产后，然脉证所现，实多虚少，为风寒之邪痹阻于内，经脉不通，故治疗仍以祛邪为主，佐以养血益气之法。方中用秦艽、防风、白芷、羌活、独活祛风散邪；用红花、丹参、鸡血藤、忍冬藤、当归、川芎以活血通经；用白芍、生地黄、茯苓、白术、炙甘草以养血益气；用生石膏在于制风药辛燥之性，以防伤阴耗血之弊。本方以通为主，佐以扶正之品，使祛邪而不伤正，虽在产后，又何必疑虑？

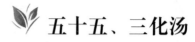 五十五、三化汤

【方证出处】

三化汤出自金元医家刘河间所著《素问病机气宜保命集》。

原方组成：厚朴、大黄、枳实、羌活各等分。

煎服法：上剉如麻豆大，每服三两，水三升，煎至一升半，终日服之，以微利为度，无时。

主治：中风内有便尿之阻格者。

【方证解读】

中风，是中医内科病之一。刘河间论中风，主要分中腑、中脏、在经三途。"其中腑者，面加五色，有表证，脉浮而恶风寒，拘急不仁。或中身之后，或中身之前，或中身之侧，皆曰中腑也。""中脏者，唇吻不收，舌不转而失音，鼻不闻香臭，耳聋而眼瞀，大小便秘结，皆曰中脏也。""若外无留结，内无不通，必知在经也。"

论治疗，"中腑者，宜汗之；中脏者，宜下之""中风外有六经之形证，先以加减续命汤，随证治之。内有便尿之阻格，复以三化汤主之"。但中风的治疗，总"宜以静胜其燥，

是养血也。治须少汗，亦宜少下""中风外无六经之形证，内无便尿之阻格，知血弱不能养筋，故手足不能运动，舌强不能言语，宜养血而筋自荣，大秦艽汤主之"。

在表宜汗，用加减续命汤；在里宜下，用三化汤；不在表里宜养，用大秦艽汤。

三化汤治疗中风见大小便不通者。中风大小便不通，往往伴有神昏躁扰、口气秽浊、腹胀、身热等见症。但只宜暂用，权宜之治，不可过用、滥用。

三化汤由四味药组成。单从药物组成分析，实由小承气汤加羌活而成，用小承气汤通腑泻热，加羌活祛风。

【疑难解读】

方名中"三化"是什么意思？

刘河间在原书中对"三化"未做解释。后世医家有认为"三化"是恢复三焦传化之意。《医方考》："大黄、厚朴、枳实，小承气汤也。上焦满，治以厚朴；中焦满，破以枳实；下焦实，夺以大黄；用羌活者，不忘乎风也。服后二便微利，则三焦之气无所阻塞，而复其传化之职矣，故曰三化。"也有医家认为"三化"是化风、化滞、化痰之意。《增补内经拾遗方论》："三者，风、滞、痰也。化，变化以清散之也。方用羌活以化风，厚朴、大黄以化滞，枳实以化痰，故曰三化。"

临床使用时，是不是四药必须等量？

不一定。总需根据病证来权衡相应的用量。小承气汤原方也并非三药等量。

临床使用时，是不是必须用小承气汤加羌活？可以用大承气汤加羌活吗？

方总是据证而设的。根据腑实的具体情况，大承气汤、小承气汤、调胃承气汤等方都有使用的机会。

方中使用羌活，是用于祛除外感风邪吗？

不一定。有外感风邪可以祛除。很多情况下，羌活辛散温通，起通行经络、流通气血、升发阳气的作用。

【医案例举】

病案一：李思塘令堂，年已周甲矣，身体肥盛。正月间，忽得中风，卒倒不省人事，口噤不能言语，喉如拽锯，手足不随。医者投牛黄丸二三丸，不效，急煎小续命汤灌之，亦不效。予诊六脉，浮洪而滑，右手为甚。盖思塘家事甚殷，且孝事其母，日以肥甘进膳，而其母食量颇高，奉养极厚。今卒得此患，形气犹盛，脉亦有余。《内经》云："凡消瘅击仆，偏枯痿厥，气满发热，肥贵之人，则膏粱之疾也。"又云："土太过，令人四肢不举，宜其手足不随也。"即丹溪所谓"湿土生痰，痰生热，热生风"也。当先用子和法涌吐之。乃以稀涎蔺汁调灌之，涌出痰涎碗许。少顷，又以三化汤灌之，至晚泻两三行，喉声顿息，口亦能言，但人事不甚省，知上下之障塞已通，中宫之积滞未去也。用加减消导二陈汤投之，半夏、陈皮、茯苓、甘草、枳实、黄连、莱菔子、木香、白蔻仁，每日二服。数日后，人事渐爽，腹中知饥，乃进稀粥。第大便犹秘结，每日以润字丸五分，白汤点姜汁送下。自此旬日，手足能运，而有时挛拘。大便已通而常燥，意涌泄消导之后，血耗无以荣筋，津衰无以润燥。用四物汤加秦艽、黄芩、甘草数十帖，调理三月而愈。

这是明代医家陆养愚的一则医案，载于《陆氏三世医验》一书，《续名医类案》中有载录。

中风，体盛证实，吐、泻、消导，依次而用，终以养血收功。案中用三化汤通腑泻实，腑气一通，"喉声顿息，口亦能言"，病证立见转机。

案中所用加减消导二陈汤，也可以看作是保和丸的加减方。所用四物加秦艽、黄芩、甘草，也可以看作是大秦艽汤的加减方。这样分析下来，案中先后使用了治疗中风的常用治法有汗法、吐法、下法、消导法、补养法及清热开闭法，先后使用了治疗中风的常用方有小续命汤、三化丸、大秦艽汤及保和丸、牛黄丸。

病案二：商人穆棣桐，吾介东乡人也。在京为号中司事。体素肥胖，又兼不节饮食。夏有友人招饮，酒后出饭肆，卒然昏噤，口不能言，四肢不能运动，胸腹满闭，命在旦夕，车载而归。其契友南方人，颇知医，以为瘫也，用续命汤治之，数日无效。乃转托其同事延余视之，余诊其六脉缓大，唯右关坚欲搏指，问其症，则不食、不便、不言数日矣。时指其腹，作反侧之状。余曰：瘫则瘫矣，然邪风中府，非续命汤所能疗，必先用三化汤下之，然后可疗，盖有余症也。南医意不谓然，曰：下之亦恐不动。余曰：下之不动，当不业此。因立进三化汤，留南医共守之。一饭之际，病者欲起，肠中辘辘，大解秽物数次，腹小而气定，声亦出矣。唯舌根謇涩，语不甚可辨，伏枕视余，叩头求命。因问南医曰：何如？南医面赤如丹，转瞬间鼠窜而去。因命再服二剂，神气益清。用龟尿点其舌，言亦渐出。不十日铺东逼之归家。余在京供职，今不知其如何也。

这是清代医家王堉所著《醉花窗医案》中的一则案例。

此案患者平素多食体肥，病发于酒食后，不食不便，时指其腹，辨为中风之腑实证。右关坚欲搏指，亦为食积腑实之象。治疗当用三化汤通腑，而不宜误用续命汤开表。

龟尿点舌，《本草纲目》中引用前人的记载有："中风不语：'乌龟尿点少许于舌下，神妙。'"

五十六、清金化痰汤

【方证出处】

明代叶文龄所著的《医学统旨》："清金化痰汤，因火者，咽喉干痛，面赤，鼻出热气，其痰嗽而难出，色黄且浓，或带血丝，或出腥臭。"

原方组成：黄芩、山栀各一钱半，桔梗二钱，麦冬（去心）、桑皮、贝母、知母、瓜蒌仁（炒）、橘红、茯苓各一钱，甘草四分。

煎服法：水二盅，煎八分，食后服。

主治：痰热郁肺所致之咳嗽。

《医学统旨》为综合性医书，明代叶文龄撰，刊于1535年，共八卷。辑录历代医家之论述，结合自己的学习心得与临床经验，编成此书。卷一论脉；卷二至四分述以内科杂病为主的多种病证的证治，兼述妇人、小儿、疮疡、耳、鼻、喉、口齿病证等；卷五至七为治疗方剂；卷八介绍用药、药性及常用中药。书中内容切于临床实用。现存两种明刻本、两种清刻本。

【方证解读】

分析清金化痰汤主治病证。

《医学统旨》言："清金化痰汤，因火者，咽喉干痛，面赤，鼻出热气，其痰嗽而难出，色黄且浓，或带血丝，或出腥臭。"中医认为，六淫之邪皆可化火，伤寒由表及里、温病由卫入气病程中也可化火。火为热之极，其证面赤、发热，火热邪气致病，临证可见汗多、烦躁、口渴引冷，咳嗽痰少、痰色或黄或白，但无论黄痰、白痰，必黏而稠，难咳出，痰中带血，咽痛，声音嘶哑或胸痛，便秘，舌红苔黄，脉洪大滑数等肺经痰热证。

咳嗽有外感、内伤两类。外感者以风寒侵袭、风热犯肺为主；内伤者多因过食肥甘、嗜好烟酒，脾失健运，湿浊内生，久则郁而化热，湿热内阻，上干于肺而致。临床上外感、内伤往往互为因果。多数病人饮食不节，嗜烟酗酒，肥甘不忌，易生湿化热，感受外邪则易寒郁化热，以致痰热犯肺，肺失宣降而出现咳嗽、痰多色黄，或痰多色白质黏，不易咳出等症。治疗以清热化痰为主，方用清金化痰汤。

清金化痰汤配伍规律。

清金化痰汤方药组成为黄芩、栀子、桔梗、麦冬、桑白皮、贝母、知母、瓜蒌仁、橘红、茯苓、甘草。方中有清热药四味：栀子、黄芩偏于燥湿，知母偏于泻火益阴，桑白皮偏于泻肺利水；化痰药四味：瓜蒌仁、贝母偏于降肺润肺，桔梗偏于宣肺利咽，橘红偏于理气和胃；益气药二味：茯苓偏于渗利，甘草偏于和中，麦冬清热益阴生津。

清热药配伍化痰药，以治痰热蕴结；化痰药配伍滋阴药，兼防化痰药伤阴；清热药配伍益气药，既治郁热伤气又兼顾脾胃。方中诸药相互为用，清除外邪犯肺之因，清其气郁所化之热，祛其津液凝集之痰，通其津气郁痹之壅，复其肺气宣降之常。

【疑难解读】

清金化痰汤与清气化痰丸仅一字之差，二者如何区分？

从药物组成区分：清金化痰汤方中橘红理气化痰，使气顺则痰降；茯苓健脾利湿，湿去则痰自消。此二味之设，是根据"脾为生痰之源"而来的。更以瓜蒌仁、贝母、桔梗清热涤痰，宽胸开结；麦冬、知母养阴清热，润肺止咳；黄芩、栀子、桑白皮性寒，可清泻肺火，甘草补土而和中。故全方有化痰止咳、清热润肺之功，适用于痰浊不化，蕴而化热之证。清气化痰丸由二陈汤去甘草、乌梅，加胆南星、瓜蒌仁、黄芩、杏仁、枳实而成。用药可分为三组：一组是清热化痰药，如胆南星、瓜蒌仁、黄芩；一组是燥湿（渗湿）化痰止咳药，如半夏、陈皮、茯苓、杏仁；一组是理气药，如陈皮、枳实。合用则成清热降火、化痰理气并用，以化痰清热为要，故为热痰证伴见气机壅滞之主方。

从主治机理区分：清金化痰汤方中多为清肺化痰之药，仅有橘红与茯苓、甘草辅助健脾化湿祛痰，以杜生痰之源，故用于痰热内盛之证。方名"清金"者，以肺属金，实即清肺也。而清气化痰丸方中除有清热化痰药外，尚有理气、燥湿（渗湿）之品，且比例相当，主要用于痰热内郁而气机被滞者。故名"清气"，以其兼有理气之功，而清肺之力稍弱于清金化痰汤。热痰壅肺，肺气不利，则见咳嗽、咳痰黄稠等，若热痰较盛，则肺津易伤，治当清肺化痰、润肺止咳，此时当用清金化痰汤；若痰热为患，在影响肺脏宣发与肃降功能的同时，还阻碍气机，则可见胸膈痞闷，甚则气逆于上，发为气急呕恶；痰热扰乱心神，可见烦躁不宁。《医方集解》云："气有余则为火，液有余则为痰。故治痰者必降其火，治火者必顺其气也"。治宜清热化痰，泻火降气。此时当选用具有清肺化痰与理气止咳兼顾的清气化痰丸。

从临床主症区分：清金化痰汤临床以咳嗽，咳痰黄稠腥臭或带血丝，面赤，鼻出热气，咽喉干痛，舌苔黄腻，脉濡数为辨证要点；清气化痰丸临床应用以咳痰黄稠，胸膈痞闷，舌红苔黄腻，脉滑数为辨证要点。

【临床应用】

清金化痰汤多用于治疗急性支气管炎、病毒性肺炎、细菌性肺炎、支气管哮喘、间质性肺疾病属于痰热蕴肺夹伤阴证，以咳嗽，咳痰黄稠腥臭，或带血丝，面赤，鼻出热气，咽喉干痛，舌红苔黄腻为基本特征。

若痰多者，加大瓜蒌仁、贝母用量，以清热化痰：若咽干甚者，加大麦冬用量，再加玄参、生地黄以滋阴润燥；五心烦热者，加地骨皮、牡丹皮以清退虚热；若气喘者，加半夏、杏仁以降逆平喘；若食少者，加莱菔子、生山楂以消食和胃；若胸胀闷者，加薤白、枳实以行气宽胸等。

【医案例举】

病案一：刘某，男，6岁。因先天性心脏病1年前行心脏手术，痊愈后，经常感冒咳嗽，冬季易发，发则咳嗽不止，使用大量抗菌素及止咳药效果不著。时值隆冬，咳嗽又作，求诊于中医，询及病史，初起感冒发热，咳嗽，经抗菌、抗病毒及对症治疗好转，但咳嗽不止，夜间加重，有痰，无寒热、头痛等其他症状。查舌尖红，苔黄腻，脉浮略数。辨证为外邪袭肺，郁而化热，痰热蕴结于肺所致。予清金化痰汤加味，3剂咳嗽减轻，6剂痊愈。

此案载于《河北中医药学报》2000年第1期。中医学认为"五脏六腑皆令人咳"，但咳证虽多，"无非肺病"，因此，咳嗽可由各种病因影响肺的宣发肃降功能引起。咳嗽常随外感而发，是寒热袭肺，痰热蕴结，肺失宣降的结果。清金化痰汤出自《杂病广要》引《医学统旨》，其功能重在清热化痰、肃肺止咳。方中桑白皮、黄芩、山栀、知母清泻肺热；贝母、瓜蒌、桔梗清肺止咳；麦冬、橘红、茯苓、甘草养阴化痰。诸药合用使热清火降，气顺痰消，则咳嗽自愈。

病案二：《中医药临床杂志》2009年第6期刊载李德功的一则医案。某男，54岁。8年前因夏季南方出差而发支气管哮喘，此后于夏季时哮喘反复发作。本次因4天前天气炎热旧病复发，服西药疗效不佳。诊见气促胸闷，喉间痰鸣，咳痰白而胶黏，咳出不利，胸闷气短不得卧，大便干，舌红苔黄，脉滑数。X线片示右下部肺炎。热哮，方用清金化痰汤加味。用药：陈皮9g，半夏9g，枳实9g，杏仁9g，蝉蜕9g，炙枇杷叶9g，全瓜蒌 30g，鱼腥草 30g，炙桑白皮 15g，茯苓 15g，炒葶苈子 15g，胆南星 6g，猪牙皂角 6g。服 3 剂，咳嗽、胸闷减轻，喉间无痰鸣音。前方去蝉蜕，加知母 9g，服 9 剂，诸症消失。

五十七、桑白皮汤

【方证出处】

明代张景岳所著的《景岳全书》："治肺气有余，火炎痰盛作喘。外无风寒而唯火盛作喘，或虽有微寒而所重在火者，宜桑白皮汤。"

原方组成：桑白皮、半夏、紫苏子、杏仁、贝母、山栀、黄芩、黄连各八分。

煎服法：水二盅，姜三片，煎八分，温服。

主治：肺热痰盛，喘咳痰多。

【方证解读】

桑白皮汤主治病证分析。

《景岳全书》言桑白皮汤所致的咳喘因"肺气有余，火炎痰盛"或外微（无）寒而肺火盛。即桑白皮汤主要用治痰热壅肺、咳嗽痰多，表现为气喘咳嗽，痰多，黏稠色黄，舌苔黄，脉滑数。

桑白皮汤配伍规律。

桑白皮汤方药组成为：桑白皮、半夏、紫苏子、杏仁、贝母、山栀、黄芩、黄连。方中桑白皮清肺化痰，降气平喘；黄芩、黄连、栀子清肺热；贝母、杏仁、紫苏子、半夏降气化痰，止咳平喘；生姜性温调和诸药，制约药性之寒。方中清热药四味：桑白皮偏于降逆平喘，栀子、黄芩、黄连偏于清热燥湿；降肺药四味：半夏偏于醒脾燥湿化痰，紫苏子偏于降泻化痰，杏仁偏于化痰止逆，贝母偏于清肺化痰止咳。方中用清热药配伍降肺药，以治肺热气逆；降肺药选用寒热配伍，以防寒药凝滞，方中诸药相互为用，以奏清热化痰、降肺平喘之效。

【疑难解读】

桑白皮解说

桑白皮始载于《神农本草经》，名为桑根白皮。桑白皮甘、寒，归肺经。可泻肺平喘，利水消肿。

《神农本草经》言："桑根白皮，味甘，寒。主伤中，五劳六极，羸瘦；崩中；脉绝；补虚益气。"因采剥桑树嫩根之白色内皮故名之，历代本草均沿用此名称。

《名医别录》谓其："主去肺中水气，唾血，热渴，水肿，腹满，胪胀，利水道，去寸白，可以缝金疮。"

《药性论》谓其："治肺气喘满，水气浮肿，主伤绝，利水道，消水气，虚劳客热，头痛，内补不足。"

《本草纲目》谓其："泻肺、降气、散血。"

《中华人民共和国药典》（2020年版）桑白皮炮制规范收载桑白皮、蜜桑白皮两种规格。生桑白皮药性寒凉，功善散热。用蜜炙后可减其凉泻之性，而兼有润肺止咳之功。

《得配本草》载："疏散风热用生，入补肺药用蜜水炒拌。"

临床主治病证如下：

（1）咳喘证。桑白皮味甘寒性降，入肺经，能泻肺火兼泻肺中水气而止咳平喘，固有"泻肺之有余，非桑皮不可"之说。桑白皮长于治疗热邪郁肺、气逆不降而致咳喘之证。

（2）水肿、风水、皮水。桑白皮性寒入肺经，既能泻肺，又能通调水道而利水，有良好的利尿消肿作用，长于治水肿、胀满尿少、面目肌肤浮肿，尤宜于风水、皮水等阳水实证。

【临床应用】

桑白皮汤主治急性支气管炎、大叶性肺炎、病毒性肺炎、支气管哮喘、麻疹肺炎、麻疹、百日咳、嗜酸性粒细胞增多性肺炎属于肺热壅滞咳喘证，以咳喘、胸闷、痰黄为基本特征。

主要症状：气喘或哮喘，咳嗽，胸闷。

伴随症状：胸胁胀痛，或痰夹血色，或胸中烦热，或身热，或口渴，或面赤，或大便干结，或小便短赤等。

辨证要点：痰稠色黄，舌质红、苔薄黄或腻，脉滑或滑数。

若气喘甚者，加大桑白皮、贝母、杏仁用量，再加麻黄以宣降肺气；若咳嗽甚者，加紫菀、百部、款冬花以降肺止咳；若热甚者，加大黄连、黄芩、栀子用量以清泻肺热；若胸闷者，加大紫苏子、半夏用量，再加全瓜蒌、薤白以宽胸通阳；若口渴者，加天花粉、玉竹以清热生津；若痰中带血者，加大黄芩用量，再加白茅根以清热生津止血等。

【后世发展】

明代医家王肯堂《证治准绳》所载的清咽宁肺汤，从药物组成和功能主治来看，也属于《景岳全书》桑白皮汤的变方，药物组成有桔梗、山栀、黄芩、甘草、桑白皮、前胡、贝母、知母。止咳消痰，清热利咽。主治肺热咳嗽，声哑咽痛等症。

《全国中药成药处方集》小儿止嗽金丹也由《景岳全书》桑白皮汤为底方加减化裁而成，药物组成有玄参、麦冬、杏仁、桔梗、竹茹、胆南星、焦槟榔、桑白皮、天花粉、川贝母、瓜蒌仁、甘草、知母、紫苏叶、紫苏子。化痰止咳，清热润肺。主治小儿伤风发热，咳嗽痰黄，口干咽燥，久嗽痰盛，腹满便秘。

【医案例举】

陈某，女，75岁，2016年1月31日初诊。反复咳嗽5年余，加重伴喘10余天。现咳嗽痰多、色白黏腻，气短喘息，微畏风，倦怠乏力，大便稍结燥，舌质偏红，苔薄腻，脉细滑。X线片示双肺肺气肿征象，血常规、C反应蛋白、降钙素原均正常。西医诊断为"慢性支气管炎急性加重期"。治以化痰平喘，益肺健脾，方用桑白皮汤加减。方药：桑白皮20g，杏仁20g，五味子15g，浙贝母15g，茯苓15g，炙款冬花15g，地骨皮15g，金荞麦10g，炙黄芪30g，炒白术15g，防风10g，黄芩15g，僵蚕15g，大青叶30g，太子参30g。5剂，水煎服，日3次，每次150ml。2016年2月10日复诊。咳嗽、咳痰症状明显好转，已停用西药氨茶碱缓释片及抗生素，喘息减轻。原方去僵蚕、地骨皮，加紫菀 15g、葶苈子 10g。服 10 剂后明显缓解。

此案为重庆市名老中医刘立华的一则医案，载于《实用中医药杂志》2017 年第 5 期。患者系久病体虚，运化无权，水湿气化失司，湿聚成痰，痰盛壅肺，肺失宣降而喘息气短、咳嗽咳痰，痰色白黏腻，为本虚标实之证，本虚为肺脾气虚，标实痰湿，故治疗用桑白皮汤加减。桑白皮、葶苈子平喘，杏仁、浙贝母、款冬花止咳平喘，地骨皮、金荞麦、黄芩、大青叶、僵蚕清泻肺热，僵蚕化痰散结，五味子敛肺止咳，茯苓、炙黄芪、炒白术益气健脾，脾健则无生痰之源。

五十八、金水六君煎

【方证出处】

明代张景岳所著的《景岳全书》："治肺肾虚寒，水泛为痰，或年迈阴虚，血气不足，外受风寒，咳嗽呕恶，多痰喘急等证，神效。"

原方组成： 当归二钱，熟地黄三五钱，陈皮一钱半，半夏二钱，茯苓二钱，炙甘草一钱。

煎服法： 水二盅，生姜三五七片，煎七八分，食远温服。

加减： 如大便不实而多湿者，去当归，加山药。如痰盛气滞，胸胁不快者，加白芥子七八分。如阴寒盛而嗽不愈者，加细辛五七分。如兼表邪寒热者，加柴胡一二钱。

【方证解读】

金水六君煎方名由来。

金水六君煎由二陈汤加当归、熟地黄组成，重在调补肺肾，化痰降逆，肺属金，肾属水，该方并非以六君子汤为底方，而是由当归、熟地黄、陈皮、半夏、茯苓、炙甘草六味药组成，故景岳以金水六君煎名之。

金水六君煎的主治病证中最突出的表现是什么？

金水六君煎主治的病证突出"痰"和"虚"两方面。"痰"因肺肾虚寒、正气亏虚而起，咳嗽又因痰而作。故金水六君煎，意在立足补肾中阴亏以固其根本，理脾肺之气以散寒滞，则肾水充固而不逆，中上寒滞易宣通，然后诸症可除。

金水六君煎的配伍规律。

金水六君煎方药组成为：当归、熟地黄、陈皮、半夏、茯苓、炙甘草。半夏辛温，能燥湿化痰，和中止呕；陈皮芳香，理气运脾，燥湿化痰；茯苓甘淡，甘能补脾，淡可渗湿，使已聚之湿从小便渗利而去；更添甘草和中益脾，共奏理气健脾、燥湿化痰之效。

一般认为，湿痰内盛者多兼气虚、阳虚证候，但实际上兼见老年阴虚血气不足之肺肾亏损者亦不少，故加当归、熟地黄滋阴补血，以助肺肾主气、纳气功能恢复，更兼二陈汤理气健脾，燥湿化痰，如此则脾气健运，湿痰不生，肺无浊痰，则清宁肃降，肺肾阴复，则气能归根，而咳喘、呕恶诸症自可渐痊。

【疑难解读】

金水六君煎中使用当归、熟地黄，是否能针对肺肾虚寒的病机？

对于这一点，历代医家质疑声颇多，如清代医家陈修园在《景岳新方砭》中訾其（金水六君煎）立方杂乱，谓："景岳取熟地黄寒润，当归辛润，加此二味，自注为肺肾虚寒、水泛为痰之剂，不知肺寒非干姜、细辛、五味子合用不可，肾寒非干姜、附子重用不可。若用当归、熟地黄之寒湿助其水饮，则阴霾四布，水势上凌，而气逆咳嗽之病日甚矣。燥、湿二气，若冰炭之反，景岳以骑墙之见，杂凑成方，方下张大其说以欺人。"可见陈修园的质疑点主要在于：当归、熟地黄药嫌滋腻，不应用于痰湿咳嗽之症。

其实，除了张景岳，倡用补阴药治疗痰湿之症的医家也不在少数，如北宋医家庞安时在《伤寒总病论》云："有阴水不足，阴火上升，肺受火邪，不得清肃下行，由是津液凝浊，生痰不生血者，此当以润剂，如麦冬、地黄、枸杞之属滋其阴，使上逆之火，得返其宅，则痰自清矣。"其次关于痰的病因证治，虽说在"脾为生痰之源"，以及张仲景的"病痰饮者，当以温药和之"等理论的影响下，后世多以健脾燥湿渗利为治痰常法。但实际上痰的成因亦非独关脾，此外亦有"痰之本在肾"之说，而且陈修园在《医学从众录》曰："王节斋曰：痰之本水也，源于肾；痰之动湿也，主于脾；余又从而续之曰：痰之成气也，贮于肺。此六语，堪为痰病之纲领。"

由此可见，痰之成因实有肾阴亏虚水泛为痰之一端，而其治法自然也便是虚则补之——滋化源，其痰自消。而熟地黄、当归滋阴补水正合病机，又何来药嫌滋腻加重痰湿之说。

【临床应用】

张介宾在《景岳全书》中对金水六君煎主治病证的论述共计 23 条，广泛运用于咳嗽、伤风、恶心嗳气、反胃、痰饮、声喑、头痛、呕吐、嘈杂、虚损、厥逆、非风等病证，涉及 10 余个病种。

金水六君煎主治肺肾虚寒，水泛为痰，或年迈阴虚，血气不足，外受风寒，咳嗽呕恶，喘逆多痰。痰带咸味，或咽干口燥，自觉口咸，舌质红，苔白滑或薄腻。若阴虚者，加大地黄用量，再加麦冬、玉竹以滋补阴血；若血虚甚者，加大熟地黄、当归用量，再加阿胶以补血化阴；若气虚甚者，加人参、山药以益气补虚；若痰多者，加大半夏、陈皮用量，再加白芥子以燥湿理气化痰；若不思饮食者，加生山楂、神曲以消食和胃等。

【后世发展】

后世亦有与《景岳全书》金水六君煎同名的方剂，如清代医家洪金鼎在《医方一盘珠》记载之金水六君煎，由熟地黄四钱、当归四钱、白苓三钱、半夏、陈皮、甘草、核桃组成，原著方中半夏以下四药用量缺失，可见该方为在《景岳全书》金水六君煎组方基础上，加核桃组成。核桃肉甘温，入肾、肺、大肠经，具有补肾固精、温肺定喘之功。该方主要用治夜咳不愈。

【医案例举】

患者韩某，男，57 岁。因"反复咳嗽、喘息、气促 8 年，加重 2 月"于 2019 年 2 月 26 日前来就诊。患者于 8 年前无明显诱因开始出现咳嗽、喘息、气促，咳少量白黏痰，难咳，多次求于中西医治疗，症状反复发作。刻下见：咳嗽，喘息、气促，咳少量白色泡沫痰，咳而上气，张口耸肩，动则加重，言语断续，欲言而气短不续，喉间痰鸣作响，不能平卧入睡，纳食尚可，大便正常，小便频数。舌暗红，苔薄白，脉滑数。西医诊断为"喘息性支气管炎"；中医诊断为喘证，辨证属肺肾两虚，兼有痰饮；治以补益肺肾、祛湿化饮，拟方金水六君煎加味。方药：当归30g，熟地黄20g，半夏10g，陈皮10g，茯苓20g，葶苈子15g，大枣15g，五味子15g，磁石10g，砂仁10g，甘草10g。共7剂。

二诊（2019年3月5日）：家属代诉喘息、气促已较前稍减轻，仍有咳嗽、咳痰，喉间痰鸣，张口耸肩、胸闷症状，但气短症状改善，已能简单对答，纳食可，大便正常，小便频，舌暗红，苔白腻，脉弦滑。原方加巴戟天10g、细辛3g、豆蔻10g、杏仁15g，7剂。

三诊（2019年3月12日）：喘息、气促大减，喉间痰鸣、张口耸肩症状已好转，静坐已无明显症状，气短情况明显改善，患者能连续对答，自诉仍感喘息、气促，偶有乏力、气短，咳嗽、咳白色泡沫痰，夜间已能平躺入睡，纳食可，二便正常。舌暗红，苔白腻，脉弦滑。原方加地龙10g、红景天15g、仙鹤草20g、矮地茶20g。7剂。

四诊（2019年3月19日）：喘息、气促已消失，活动耐量较前改善，咳痰、乏力症状已明显好转，偶有干咳，纳食可，二便正常，舌淡红，苔中根稍腻，脉沉滑。考虑患者病程迁延日久，虽诸症好转，原方加僵蚕10g，再进7剂以巩固。后随访，患者已无恙。

此案为云南中医药大学第三附属医院李青教授的一则医案，载于《中国民族民间医药》2020年第3期。本证患者喘息、咳嗽责之于肺，病日久，由肺迁延及肾，久治不愈、反复发作，肺肾两虚，渐则痰饮内生，客于肺金故见喘息气促、张口耸肩不得平卧，虽咳痰不多，而脉滑贯穿始终，示无形之痰饮内停，故而初诊时以金水六君煎补益肺肾，复肺之宣肃、肾之纳气之功；合葶苈、大枣泻肺逐水，降气平喘以治其标；磁石一味最为奇妙，重坠而引气下行。二诊时，诸症稍减轻，此时肺脏已初现成效，因肾为气之根，转而以巴戟天、细辛温补肾气，增强肾纳气之功，培元固本；以豆蔻、砂仁化湿行气治其标，痰饮已从治上焦转为治中焦，复气机升降，给痰饮以出路；杏仁降肺气、平喘。三诊时，咳而上气、张口耸肩已改善，源于肺之水饮得泻、肾之纳气得复；自觉咳嗽、乏力，加仙鹤草收敛肺气兼补虚，地龙、红景天、矮地茶益气平喘止咳，久病入络，地龙配红景天又可活血通络。此例病证中始终守金水六君煎，滋肾精以生阳气，防熟地黄滋腻，佐砂仁贯穿始终；治气之上逆不离肺、肾两脏，根据病情变化先治肺之标，复宣肃之功则咳嗽可止，又可通调水道则水饮得泻；后治肾之本，复纳气之职则喘息可平，又可温阳利水则饮邪得化，兼除痰饮，故而诸症悉除。

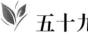

五十九、暖肝煎

【方证出处】

明代医家张景岳所著的《景岳全书》："治肝肾阴寒，小腹疼痛，疝气等证。"

原方组成：当归二三钱，枸杞三钱，茯苓二钱，小茴香二钱，肉桂一二钱，乌药二钱，沉香一钱（或木香亦可）。

煎服法："水一盅半，加生姜三五片，煎七分，食远温服。

方后加减：如寒甚者，加吴茱萸、干姜；再甚者，加附子。

主治：肝肾不足，寒滞经脉证。睾丸冷痛或小腹疼痛，疝气痛，畏寒喜暖，舌淡苔白，脉沉迟。

【方证解读】

《景岳全书》中关于暖肝煎的记载，有以下几条论述："非有实邪而寒胜者，宜暖肝煎主之""若阴虚无火，或兼寒痛精虚者……或用暖肝煎主之""凡治虚疝……阴虚者，轻则暖肝煎、八味地黄汤。甚则理阴煎、补阴益气煎之类。"

暖肝煎主治肝寒气滞证，为阳虚无疑。张景岳为什么说，"阴虚无火""精虚"者，也可用暖肝煎？分析暖肝煎方中的药物组成，除温经、行气、散寒之品外，确有当归、枸杞子滋肝阴，且用量最大，为何？

了解暖肝煎的组方理念之前，我们先简单了解一下张景岳的学术思想。最能代表张景岳学术思想的有两张方剂，左归饮和右归饮。左归饮滋补肾阴，熟地黄、山药、枸杞、炙甘草、山茱萸、茯苓；右归饮温补肾阳，熟地黄、山药、枸杞、炙甘草、山茱萸、杜仲、肉桂、制附子。右归饮可以看作是在左归饮的基础上去茯苓，加杜仲、肉桂、制附子而成的。

张景岳对这两张方剂有一个经典的解释，"善补阳者，必于阴中求阳，则阳得阴助而生化无穷；善补阴者，必于阳中求阴，则阴得阳升而源泉不竭"。这两句话也最能体现张景岳的学术思想。左归饮中，于大队补阴药中用一味茯苓通阳，意在"阳中求阴"；右归饮中，于温阳、补阳药中合入左归饮，意在"阴中求阳"。

再来看暖肝煎，方中用当归、枸杞，意在"阴中求阳"；用小茴香、沉香、乌药、肉桂，意在温经散寒；用茯苓，意在通阳。

历代医家多从肝肾虚寒气滞或厥阴寒凝角度来解读本方。清代医家徐镛在《医学举要》中说："此治阴寒疝气之方，疝属肝病，而阴寒为虚，故用当归、枸杞以补真阴之虚，茯苓以泄经腑之滞，肉桂补火以镇浊阴，乌药利气而疏邪逆，小茴、沉香为疝家本药，生姜为引，辛以散之。如寒甚者，吴萸、附子、干姜亦可加入。"

秦伯未在《谦斋医学讲稿》说："本方以温肝为主，兼有行气、散寒、利湿作用，以当归、杞子温补肝脏；肉桂、茴香温经散寒；乌药、沉香温通理气，茯苓利湿通阳。凡肝寒气滞，症状偏在下焦者，均可用此加减。"

焦树德先生在《方剂心得十讲》中说："本方辨证属肝肾虚寒者，才能使用，如系湿热下注而致的睾丸红肿热痛者，忌用之。"

综合以上医家的观点，暖肝煎临床辨证主要有以下两点：第一，有肝肾不足的基础；第二，有寒凝厥阴之脉的表现。其病机主要为肝肾虚寒气滞。

【疑难解读】

关于肝气虚与肝阳虚。

肝为刚脏，体阴而用阳，有通而不滞的生理特点。决定了肝在多数状态下阳偏盛，临床常表现为"阳常有余，阴常不足"，因此肝脏虚损，常以血虚、阴虚为主。但是也会见到气虚、阳虚的情况。如仲景方中的温经汤、胶艾汤、当归四逆汤、吴茱萸汤等，均可治疗肝寒。

肝阳虚可以由寒邪直中肝经引起，也可以由肝气虚逐渐发展而成。肝阳虚的产生伴随肝气虚，而肝气虚进一步发展则会出现寒象，即肝阳虚。由于"肝体阴而用阳"的特殊性，肝气虚和肝阳虚、肝阳虚和肝阴虚常相伴而生。如当归四逆汤中的芍药，温经汤、胶艾汤中的阿胶、当归、芍药，吴茱萸汤中用大枣等，都在温肝的同时注重柔肝，滋肝之体以助肝用。

历代医家多以黄芪、人参等补肝气，以吴茱萸、桂枝、干姜、肉桂等温肝阳。例如，张锡纯在《医学衷中参西录》中提出："黄芪性温而升，以之补肝原有同气相求之妙用……山茱萸得木气最厚，酸性中大具开通之力，以其木性喜条达故也。"

李翰卿先生认为，肝阳虚由命门火不足或心火不足引起，主要表现为寒疝、脏寒魂怯、精神耗散、遗精惊悸等，当选用桂枝甘草龙骨牡蛎汤、当归四逆加吴茱生姜汤等方治疗；朱良春先生认为，肝阳虚会导致肝用不及，主症为神疲之力、少气懒言、食后腹胀、大便干稀不调等，脉多弦细，舌淡苔白，当以当归补血汤合桂枝汤加味治疗。李士懋先生在治疗肝气、肝阳不足时，多用黄芪以益肝气，用炮附子、巴戟天、桂枝、淫羊藿等以温肝阳，用茯苓、当归、白术、党参、柴胡等以兼顾脾胃，使肝得脾润而不旺，脾得肝助而不滞，临床疗效显著。

暖肝煎与天台乌药散、橘核丸的区别。

三者均可以治疗寒凝肝脉所致的寒疝腹痛。区别在于暖肝煎所治的疝气腹痛，由肝肾不足、阴寒内盛、气机阻滞所致，临床表现以睾丸冷痛，或小腹凉痛伴有畏寒喜暖，小便清利为特点。天台乌药散主治寒凝肝脉，气机阻滞所致的小肠疝气病，与暖肝煎相比，方中没有当归、枸杞，反而加了行气的川楝子、青皮和导滞的槟榔、巴豆。暖肝煎在温经散寒之余有补肝肾之功，以久病、虚证多见；天台乌药散以行气散寒为主，多见于新病、实证。橘核丸主治寒湿侵犯肝经、阻滞肝脉所致的寒湿疝气病，用药集行气、散寒、逐瘀、泻热于一方，以散结为主。三方相比，暖肝煎偏重有虚，天台乌药散偏重气滞，为无形之邪；橘核丸偏重寒湿热瘀等，为有形之邪结聚。

【后世发挥】

清代医家程杏轩用暖肝煎治疗"少阳之邪，不从表解，内传厥阴"之证。《程杏轩医案》中有这样一则案例："礼兄平素体虚，时感寒热，耳旁肿痛，维时此证盛行，俗称猪头瘟。医与清散药两剂，耳旁肿消，睾丸旋肿，痛不可耐，寒热更甚。予思耳旁部位属少阳，睾丸属厥阴，肝胆相为表里，料由少阳之邪，不从表解，内传厥阴故耳。仿暖肝煎，加吴萸，一剂而效。"

清代医家陈修园用暖肝煎加防风、细辛、桃仁、山茱萸治肝虚胁痛。《医学从众录》中记载："此方加防风、细辛、桃仁、山萸肉，治肝虚胁痛，有奇效。"

国医大师路志正将暖肝煎用于"肝心痛"的治疗。路氏对胸痹、冠心病、心绞痛的治疗，多从肝、脾入手，其中属肝寒血凝致痛的，多用暖肝煎。《名老中医路志正经验集》中记载，"心痛发作与长期贪凉感寒有关，或阳气不足，或寒邪直中厥阴而发病……治以暖肝散寒、温通止痛法，方如暖肝煎加味：肉桂、小茴香、茯苓、乌梅、枸杞子、当归、沉香、生姜、白蒺藜、紫丹参等"。

国医大师焦树德用本方"加炒橘核9g、炒川楝子9～12g、炒荔枝核9g、青皮6～9g、吴茱萸6g，去沉香，加广木香6～9g，腹痛明显者再加白芍9～15g，治疗慢性睾丸炎，经中医辨证属肝肾虚寒、下焦气滞者，每取良效。"

国医大师王琦教授将暖肝煎用于男科疾病的治疗。

暖肝煎是温补肝阳的通用方，凡肝经循行部位见虚寒气滞临床表现的，均可选暖肝煎加减治疗。

【医案例举】

患者，男，38 岁，2001 年 2 月 5 日就诊。自述 3 个月前感两胁肋疼痛且以右胁痛为重，痛时伴有小腹挛急不适。经多家医治及检查，诊断为"肋间神经痛"，初服西药对症治疗，后又服中药小柴胡冲剂、疏肝理气丸、元胡止痛片、逍遥丸等，但胁痛仍无改善。观患者舌苔、脉象，舌苔薄白，诊其脉沉弦而紧，脉症合参，按脏腑经络辨证，患者胁痛乃由肝经寒凝气滞所致。治以温经散寒、暖肝理气止痛。暖肝煎加味：肉桂 6g，小茴香 6g，茯苓 12g，乌药 6g，枸杞子 12g，当归 12g，沉香 4g，吴茱萸 6g，延胡索 10g，生姜 5 片。水煎，早晚两次分服。服药 3 剂，患者自觉胁痛减轻。上方加桃仁 9g、山萸肉 9g、防风 6g、细辛 3g。继服，2 剂后，疼痛完全消失，无明显不适。随访 1 年未复发。（山东中医杂志，2004，（2）：83 - 84）

按：肋间神经痛指以一侧或两侧胁肋疼痛为主要临床表现的一种疾病，属中医学"胁痛"范畴。中医治疗多从肝气郁结、气滞血瘀、肝阴不足等方面分别予以疏肝理气、活血化瘀、滋阴养血柔肝等方法辨证施治。然肝经受寒所致的胁痛，则非上法所宜，需暖肝散寒治其本，方能奏效。方用暖肝煎治疗肋间神经痛恰中病机。至于二诊加桃仁、防风、细辛、吴茱萸等味。俞根初在《重订通俗伤寒论》中也说："景岳暖肝煎，专治肝肾虚寒、小腹疝疼，再加桃仁五粒、山萸肉八分、防风五分、细辛二分，治肝虚胁痛奇效。"于此案中可得明证。

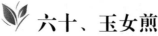

六十、玉女煎

【方证出处】

明代张景岳《景岳全书》："水亏火盛，六脉浮洪滑大，少阴不足，阳明有余，烦热干渴，头痛牙疼，失血等证如神。若大便溏泄者，乃非所宜。"

原方组成：生石膏三五钱，熟地黄三五钱或一两，麦冬二钱，知母、牛膝各一钱半。

煎服法：水一盅半，煎七分，温服或冷服。

主治：胃热阴虚证。头痛，牙痛，齿松牙衄，烦热干渴，舌红苔黄而干。亦治渴，消谷善饥等。

【方证解读】

为何玉女煎所治病证可归结为"少阴不足，阳明有余"？

从原文来看，玉女煎治疗"烦热干渴，头痛牙疼，失血"。中医认为，肾为元气之根，阴精之所藏，为人身生气之主，主骨生髓，肾虚津亏，可出现热、渴，此为阴虚所致；而胃为气血与经脉汇聚之所，为人身生气之外候，胃火炽盛，不仅伤津耗液，还可迫血妄行，可见"烦热、干渴"，又与阴虚、热盛相关。肾中精气之盈亏，阴阳之平秘多通过胃中气血的顺逆，神气之躁安表现出来。

玉女煎的配伍规律。

玉女煎方药组成为：生石膏、熟地黄、麦冬、知母、牛膝。石膏，辛甘大寒，善清阳明胃热而兼生津止渴；熟地黄，滋肾水之不足，与石膏相伍，清火壮水；知母，一助石膏清胃热而止烦渴，一助熟地黄滋少阴而壮肾水；麦冬，清热养阴生津，滋肾润胃；牛膝，引热下行，补益肝肾。

可见，方中有清热药两味：石膏偏于泻火，知母偏于养阴；滋阴药两味：熟地黄性温偏于补血，麦冬性寒偏于清热；牛膝补益肝肾。方中用清热药配伍滋阴药，以治阴虚生热；清热药配伍补肝肾药，以治肝肾虚生热；方药相互为用，以滋肾阴，清胃热为主。

张秉成《成方便读》："夫人之真阴充足，水火均平，决不致有火盛之病。若肺肾真阴不足，不能濡润于胃，胃汁干枯，一受火邪，则燎原之势而为似白虎之证矣。方中熟地黄、牛膝以滋肾水；麦冬以保肺金；知母上益肺阴，下滋肾水，能治阳明独胜之火；石膏甘寒质重，独入阳明，清胃中有余之热。虽然理虽如此，而其中熟地黄一味，若胃火炽盛者，尤宜斟酌用之，即虚火一证，亦宜改用生地黄为是。"

【疑难解读】

玉女煎是如何体现胃、肾关系的?

玉女煎所体现的胃、肾之间的关系：一则表现为阳明胃气根于肾中命门真火，相火亢，则会上燔气血，扰动胃经；二则表现在胃中津液来源于肾中之阴精。肾阴精亏则胃津涸。热盛则津益伤，津伤则热益盛。玉女煎原旨乃为"阳明气火有余，少阴阴精不足"所设，实则依据肾、胃二脏腑上下既济，津精同源的关系，阐发了精亏火旺，肾劫胃热的病机实质。《黄帝内经》中"治病必求于腑（胃腑）"与《伤寒论》中"保胃气、存津液"的治则大义在本方中得到了很好的体现。

玉女煎中使用牛膝的用意。

玉女煎中使用牛膝活血引经，此意在《血证论》中有详细解释："胞宫冲脉，上属阳明，平人则阳明中宫化汁变血，随冲脉下输胞宫，吐血之人胞宫火动气逆，上合阳明，血随而溢，而成此亢逆之证……用牛膝折上逆之气……皆不知此方之关冲脉，有如是之切妙也。"

又从经脉循行角度来看：胃与肾通过奇经八脉相互联系，即"奇经八脉，隶于肝肾，皆属阳明总司"。故而，奇经之病，必关乎肝肾、阳明，玉女煎所适用的肾胃并病，奇经冲脉尤成为其间的病理枢机。因此使以活血引经之牛膝，使本方顿觉通灵活变，而"流行脉络，务在气血调和"的通因治则不仅充实了杂病治疗中"气血为先"的含义，也显露出奇经辨证治疗思想的端倪。

【临床应用】

本方是治疗胃热阴虚牙痛的常用方，凡胃火炽盛、肾水不足之牙痛、牙衄、消渴等皆可用本方加减治疗。临床主治病证及辨证要点如下。

（1）糖尿病、尿崩症、甲状腺功能亢进症、原因不明性内分泌失调。

主要症状：口渴多饮，多食易饥。

伴随症状：烦热，或心烦，或急躁，或多汗，或失眠，或大便干结等。

辨证要点：口干咽燥，舌质红、苔薄黄，脉滑或浮。

（2）辨治原发性血小板减少性紫癜、过敏性血小板减少性紫癜、溶血性贫血、血友病、维生素 C 缺乏症，以及造血系统疾病属于阴虚内热出血证。

主要症状：鼻出血，或牙龈出血。

伴随症状：鼻燥，或口臭，或烦躁，或大便干结，或小便短赤，或盗汗，或五心烦热等。

辨证要点：口渴，舌质红、苔薄黄，或舌红少苔，脉浮。

【后世发展】

后世在明代《景岳全书》玉女煎的基础上，对该方有所发挥，如清代吴鞠通《温病条辨》记载，竹叶玉女煎由生石膏六钱、干地黄四钱、麦冬四钱、知母二钱、牛膝二钱、竹叶三钱组成，两清表里之热。主要用治妇女温病，经水适来，脉数，耳聋，干呕烦渴，甚至十数日不解，邪陷发痉者。现代著名中医耳鼻喉专家干祖望经验方"加减玉女煎"，由石膏15g、熟地黄9g、麦冬6g、知母4.5g、牛膝4.5g、马勃3g、桔梗6g、玄参10g组成，滋阴清热，临床用于肺胃蕴热、灼烁津液所致之慢性咽炎、口疮。

【医案例举】

病案一：周某，男，42岁。以"口渴多饮5年余，加重伴多食易饥 10 天"为主诉来诊。患者 5 年前诊断为"糖尿病",现应用格列美脲片 1mg,日 1 次口服,同时配合二甲双胍缓释片 0.5g,日 2 次口服控制血糖。目前患者空腹血糖控制在 8mmol/L 左右,餐后 2h 血糖 10mmol/L 左右。患者突出表现为多食善饥,每日需进食 10 余顿饭,每顿饭后 2h 左右便出现饥饿感,伴口渴多饮,乏力,口苦,大便秘结,舌质红,苔黄燥,脉滑无力。四诊合参,证属胃火炽盛,气耗津伤之消渴。以气阴两虚为本,燥热为标。予滋阴清热之玉女煎加减:生地黄 25g,麦冬 20g,生石膏 30g,知母 15g,牛膝 15g,太子参 25g。7 剂,水煎服。患者服药 1 周后复诊,多食善饥症状好转,每日进食三餐并无明显饥饿感,无口渴多饮、口苦症状,大便正常。予继服原方 5 剂。

此案为辽宁中医药大学附属医院李晓娟教授的一则医案,载于《辽宁中医药大学学报》2010 年第 4 期。患者目前主症多食善饥,为消渴之中消之证,胃火炽盛,腐熟水谷能力过强,所以多食易饥;口苦,为燥热蒸腾胆汁上泛于口;热邪伤津耗气则见乏力、口渴,津液不能濡润大肠,大肠无水,舟车难行,则大便秘结;舌质红,苔黄燥,脉滑无力,更为中焦燥热之征,该患者是中焦胃火炽盛,耗气伤津,因此方用玉女煎加太子参。太子参甘平,归脾经,补益脾胃之气,与玉女煎合用,全方共奏清胃泻火、益气养阴之效。

病案二:张某,女,27 岁。于就诊前 4 月,生小孩子后,经常用冷水洗尿布,出现手心发热,当时未重视,近 1 个月来出现足心发热,口干,全身烦热,以夜间为甚,难以入睡,十分苦恼。先后服退热中药数十剂及六味地黄丸等罔效。刻诊:

精神差，身体消瘦，心烦性躁，口干，手足心及全身发热，以晚上为甚，难以入睡，苔白而干，脉细数。证属寒湿外袭，郁而化热，致脾胃阴虚，虚火上炎。治宜滋补脾胃之阴，以制阳光，方用玉女煎加减。方药：石膏、熟地黄、生地黄各 30g，麦冬、知母、牛膝各 15g，牡丹皮 10g。3 剂后症状明显减轻，继服 10 剂后，手足心发热消失，通宵熟睡，随访半年未复发。

此案为刊载于《世界最新医学信息文摘》2018 年 58 期的一则医案。《素问·痿论》云："脾主身之肌肉。"《素问·太阴阳明论》说："四肢皆禀气于胃，而不得至经，必因于脾，乃得禀也。今脾病不能为胃行其津液，四肢不得禀谷气，气日以衰，脉道不利，筋骨肌肉皆无气以生，故不用焉。"脾主四肢肌肉，本病例起于患者产后体虚，长时间接触寒湿之邪，上肢肌肉受邪，郁久化热，热伤脾胃，胃津被耗，脾阴受损，出现口干，手脚心发热。《素问·阴阳明论》云："入六腑，则身热，不时卧"，故全身发热，以晚上为甚，难以入睡。治当滋补脾胃之阴，以清胃火，故投以玉女煎滋脾胃之阴，牡丹皮凉血清热，协助石膏清胃，全方使脾胃之阴得滋，火得降，壮水之主，以制阳光。

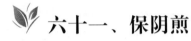

六十一、保阴煎

【方证出处】

明代张景岳《景岳全书》："男妇带浊遗淋，色赤带血，脉滑多热，便血不止，及血崩血淋，或经期太早，凡一切阴虚内热动血等证。"

原方组成：生地黄、熟地黄、芍药各二钱，山药、川续断、黄芩、黄柏各一钱半，生甘草一钱。

煎服法：水二盅，煎七分。食远温服。

主治：阴虚内热，带下淋浊，色赤带血，血崩便血，月经先期，脉滑。

【方证解读】

保阴煎主治疾病病机分析。

从《景岳全书》原文来看，保阴煎主治疾病，除"男妇带浊遗淋，色赤带血，脉滑多热，便血不止，及血崩血淋，或经期太早，凡一切阴虚内热动血等证"以外，尚有"若微火阴虚而经多早者""胎气有热而不安者""妊娠血热而漏者"及"产后恶露不止"等。分析其病机，主要有两方面，一是肾阴不足，阴虚不能制阳，虚热内生，热扰冲任，血海不宁，导致月经先期或月经量多；二是血热引起的胎漏、胎动不安及产后恶露不绝，虽因热迫血行，但由于妊娠期阴血下注濡养胞胎，加上产后阴血耗伤，均易导致阴血偏虚，阳气偏亢。治疗上均不宜过用寒凉，予保阴煎滋阴清热，固冲止血。

保阴煎方药分析。

保阴煎由生地黄、熟地黄、芍药各二钱，山药、川续断、黄芩、黄柏各一钱半，生甘草一钱组成。方中以熟地黄养血滋阴、调补肝肾，"壮水之主以制阳光"；生地黄清热凉血、养阴生津；黄柏清热燥湿，退虚热、制相火；黄芩凉血止血，除热安胎；芍药养血敛阴；山药补脾肾；续断补肝肾、止血安胎。审观全方，保阴煎以滋阴为主，养阴血、补肾阴、固冲任，补其不足之阴；以清热为辅，清热凉血，泻有余之火，以达到祛邪不伤正，扶正不恋邪之效，充分体现了中医治病求本、辨证论治、异病同治的治疗思想。

【疑难解读】

保阴煎是如何体现"异病同治"的？

保阴煎主治疾病主要集中在妇科领域，具体如下。

（1）治月经不调。月经的期、量、色、质等任何一方面出现明显异常皆属于"月经不调"范畴。若因素体阳热内盛，导致热邪与血相互搏结，血中蕴热，热扰冲任，冲任不固，经血妄行可出现月经过多或其他月经不调的表现，但凡病机属"血热动血"者均可用保阴煎清热凉血止血。

（2）治胎漏、胎动不安。胎漏指在妊娠期间经血不时而下，而无腰酸、腹痛、小腹坠胀者；胎动不安指在妊娠期间出现腰腹酸胀痛及下坠感,或伴有少量经血而下者。保阴煎为清热安胎之经方。《景岳全书》云:"凡胎热者,血易动,血动者,胎不安。"热扰动冲任胞宫,冲任不固,胎元无所系,引起胎漏、胎动不安。其主要病机为阴虚内热,热扰冲任,致气血失调,胎元不固,故予保阴煎滋阴清热,养血安胎,阴不虚,热自去,冲任调,胎元固,则病可愈。

(3)治产后恶露不绝。《医学心悟·恶露不绝》云:"产后恶露不绝,大抵因产时劳伤经脉所致也。"产后血性恶露持续10天以上,仍有淋沥不尽者,称产后恶露不绝。恶露出于胞中,乃血所化,而血源于脏腑,注于冲任,其主要发病机制为素体阴虚,产后亡血伤津,营阴更亏,阴虚则内热,胞宫藏泄失度,冲任不固,迫血妄行。治宜用保阴煎滋阴清热,凉血止血。

【临床应用】

主要治疗阴虚内热动血证。表现为月经先期,带下,崩漏,以及淋浊、遗精、便血等。现代多用于治疗先兆流产、产后恶露不止、围绝经期综合征、不孕症、阴道炎、宫颈炎、盆腔炎性疾病、疱疹病毒感染、HPV感染,以及子宫异常出血等。

肝火盛而动血者,加焦栀子、牡丹皮;夜热盛者,加地骨皮、秦艽;肺热汗多者,加麦冬、乌梅;胎动不安者,加杜仲、桑寄生、菟丝子。

【医案例举】

刘某,女,28岁,2015年11月30日初诊。主诉:停经

50 余天，阴道流血 7 天，伴腹部隐痛 3 天。患者末次月经 2015 年 10 月 8 日，经抽血查 hCG 后确诊怀孕。7 天前患者因进食辛辣刺激性食物后出现阴道流血，量少，色鲜红，无血块，已服用黄体酮 7 天，现阴道仍有流血，色暗红，质稠，时断时续，偶伴有下腹部隐痛，腰酸，心烦不安，手心发热，口干不苦，夜寐欠安，小便黄，大便干结，舌质红，苔黄而干，脉细滑数。诊断：胎动不安。辨证：血热型。治法：清热凉血，养血安胎。方拟：保阴煎加减。方药：生地黄 10g，熟地黄 10g，黄芩 15g，山药 15g，白芍 15g，苎麻根 15g，槲寄生 10g，菟丝子 15g，南沙参 15g，炒白术 10g，石斛 10g，地榆 10g，墨旱莲 10g，炙甘草 6g。5 剂，日 1 剂，水煎，分早晚两次温服。服完药后复诊，患者诉阴道流血止，腰酸、腹痛消失，心烦口干等症状明显好转，大小便正常，无其他特殊不适。

此案为湖南中医药大学附属医院林洁教授的一则医案，载于《湖南中医杂志》2018 年第 8 期。胎漏、胎动不安的主要病机是冲任损伤、胎元不固，其常见病因有肾虚、血热、气血虚弱和血瘀。本案患者因孕后过食辛热，热伤直犯冲任、子宫，内扰胎元，致胎元不固，故出现阴道流血；血为热灼，故色红而质稠；胎系于肾，热邪内扰，胎气不安，故见腰酸腹痛；热伤营阴，津液不能上承于口，则见心烦、口干；虚热循经而发，则手心发热；热伤津液，肠失濡润，传导失职则大便干结；舌质红，苔黄而干，脉细滑数均为血热之征。治宜清热凉血、养血安胎，方选保阴煎加减。

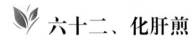

六十二、化肝煎

【方证出处】

明代张景岳《景岳全书》，主治怒气伤肝，因而气逆动火，致为烦热胁痛，胀满动血等症。属"新方八阵"寒阵方剂之一。

原方组成：青皮、陈皮各二钱，芍药二钱，牡丹皮、栀子（炒）、泽泻各钱半，土贝母二三钱。

煎服法：水一盅半，煎七八分，食远温服。

【方证解读】

本方为疏肝清火之剂。七情内伤，肝气郁结，则为胁痛、胀满；气郁化火，则为烦热；肝火上逆、下迫俱可动血，则为呕血、衄血、便血、崩漏等血证。

方中以青皮、陈皮相伍，疏肝解郁、理气和中，牡丹皮、栀子清肝凉血，芍药清肝柔肝，土贝母清肝开郁，泽泻利水清热。诸药合用，以清泻肝火为主，疏肝解郁为辅，治疗肝郁化火动血诸证。

方中栀子用炒，有止血之意。青皮、陈皮是疏肝常用对药，牡丹皮、栀子是清肝常用对药。土贝母一药，功在清降散结，张景岳在《景岳全书·本草正》中说："味大苦，性寒。

阴也，降也，乃手太阴、少阳，足阳明、厥阴之药。大治肺痈肺痿、咳喘、吐血衄血，最降痰气，善开郁结，止疼痛，消胀满，清肝火，明耳目，除时气烦热，黄疸淋闭，便血尿血，解热毒，杀诸虫，及疗喉痹瘰疬，乳痈发背，一切痈疡肿毒，湿热恶疮，痔漏金疮出血，火疮疼痛。"

秦伯未在《谦斋医学讲稿》中说："本方重在治肝，用白芍护肝阴，青、陈皮疏肝气，丹、栀清肝火，宜于肝脏气火内郁的胸胁满痛，或气火上逆犯肺的咳吐痰血等证。因气火能使痰湿阻滞，故加川贝、泽泻，川贝兼有解郁作用。"

【疑难解读】

治疗肝郁化火证，通常我们会想到使用丹栀逍遥散。化肝煎方和丹栀逍遥散方如何区别使用？

丹栀逍遥散所治肝郁化火证，兼有肝血虚、脾气虚、木土不和；化肝煎所治肝郁化火证，兼有痰湿（热）阻滞。

【临床应用】

《景岳全书》中有本方使用的加减法：泽泻"如血见下部者，以甘草代之"，"如大便下血者加地榆，小便下血者加木通，各一钱五分。如兼寒热，加柴胡一钱。如火盛，加黄芩一二钱。如胁腹胀痛，加白芥子一钱。胀滞多者，勿用芍药"。

【医案例举】

黄某，38岁，商人。近年生意亏本，情场失意，遂出现阴阜、阴囊及会阴部炽热如燎，射精时阴茎内亦觉烘热，查尿常规及前列腺液常规均正常。在某医院服用大量抗生素及局部理疗无效，乃来就诊。除阴热外，尚有小便黄热，心烦口渴，容易生气上火，舌边红，苔薄黄，脉细弦数。辨证为肝郁化火，湿热下注。治拟滋阴清肝为主，方以《景岳全书》化肝煎化裁。方药：生地黄12g，牡丹皮10g，生山栀10g，金铃子10g，青陈皮（各）6g，川贝母6g，泽泻10g，车前子（包）10g，赤白芍（各）15g，生甘草5g。服药7剂，阴热已明显好转。再服半月，其病乃瘥。

按：阴热，肝热也，拟从化肝煎而治。化肝煎善治"怒气伤肝，因而气逆动火，致为烦热、胁痛、胀满、动血等证"（《景岳全书·新方八阵·寒阵》），分别见于郁证、胁痛、血证等篇。本方的最大特点就是善解肝气之郁，平气逆而散郁火。此案虽病在下极，但其证凿凿，是方作用专一，故一击而中。

这是徐福松所著《徐福松男科医案选》中的一则案例。

肝经下络阴器。肝郁化火，湿热循经下注，致前阴炽热，治以化肝煎加减疏肝解郁、清热利湿。方中加生地黄、赤芍药佐牡丹皮、栀子清阴分郁热，加金铃子佐青、陈皮疏肝解郁，加车前子、生甘草佐泽泻清利湿热。

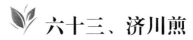

六十三、济川煎

【方证出处】

明代张景岳《景岳全书》，凡病涉虚损，而大便闭结不通，则硝、黄攻击等剂必不可用。若势有不得不通者，宜此主之。此用通于补之剂也，最妙最妙。属"新方八阵"补阵方剂之一。

原方组成：当归三五钱，牛膝二钱，肉苁蓉酒洗去碱二三钱，泽泻一钱半，升麻五七分或一钱，枳壳一钱（虚甚者不必用）。

煎服法：水一盅半，煎七八分，食前服。

主治：肾虚便秘。大便秘结，小便清长，腰膝酸冷，舌淡苔白，脉沉迟。

【方证解读】

大便闭结不通，有邪实致闭者，有正虚致闭者。因于邪实，或用巴豆，或用硝、黄，备急丸、承气剂是常用方药。因于正虚者，或因于脾虚，或因于肾虚。因于脾虚者，补中益气汤、枳术丸为常用方剂。因于肾虚者，济川煎为常用方剂。

肾主五液，主二阴，司二便。肾阳虚衰，阳气不运，津液不化，大肠失其温润，致大便秘结不下。本方证多见于老年便秘患者，大便秘结往往伴有小便清长、腰膝酸软，舌质多淡，舌苔多薄，脉见沉或沉迟。

肾阳虚衰，温润失职，治疗需补益肾阳、润肠通便。方中以肉苁蓉为主，甘温补益肾阳，性滑润肠通便，两擅其长。同时配伍当归、牛膝补益与润肠并行。大便秘结，腑气失畅，失降窒塞，故又佐用泽泻、升麻、枳壳升清降浊、宽肠利气。

本方实由两组药物组成：一组是肉苁蓉、当归、牛膝，补益肾阳，补益精血，润肠通便；另一组是泽泻、升麻、枳壳，升清降浊，宽肠利气，通利大便。

陈修园在《景岳新方砭》中谈到本方时说："大便秘者，除脾约丸、三气汤外，又有大热之备急丸，大寒之更衣丸，通津液之小柴胡汤，下实火之大柴胡汤等法，皆圣法也。而滋润之说，为庸医之逢迎富贵、掩覆空疏之诡术，如此方是也。然视近今五仁丸，又差胜一格。"

肾虚便秘，临床确不少见，补肾润肠通便，也并不是陈修园所说的"诡术"。但陈修园这一偏激评语也提醒中医临床者，滋润通便与泻下通便是不同的，即使是年老肾虚之人出现便秘，也需要辨证论治，而不可一味滋润，壅塞气机，留邪为患。

至于五仁丸，侧重于润肠通便，与济川煎侧重于温润肾阳有别，两方组方也不存在高低胜负之分。

【疑难解读】

方名为什么叫济川煎?

通常我们可以理解为济川的意思是资助河川以行舟之义,这与济川煎温润通便的功效是相符合的。

《黄帝内经》中说:"六经为川,肠胃为海。"张景岳在《类经》中解释:"六经者,三阴三阳也,周流气血,故为人之川。肠胃者,盛受水谷,故为人之海。"从这一角度认识"川",则上述解释似不顺畅。

济川,在古语中是一固定用语,有辅佐帝王之意。如唐代孟浩然诗句中有:"未逢调鼎用,徒有济川心。"明代张居正文章中有:"期少效济川调鼎之用,庶以答天高地厚之恩。"

肾为人体一身之根本,也许,"济川"之用,有辅肾以司二便之意。

【临床应用】

济川煎治疗肾虚便秘,宜随症加减。原方有:"如气虚者,但加人参无碍。如有火,加黄芩。如肾虚,加熟地黄。"可参考。

肾虚便秘,有肾阳虚、肾阴虚之别。本方主治侧重于肾阳虚者。如便秘因于肾阴虚者,原方有"加熟地黄"一法,临床又需权衡熟地黄与肉苁蓉在方中的主次。《辨证奇闻》中有濡肠饮、濡肠汤两方,组方可供临床参考。

濡肠饮:熟地黄二两,当归一两,肉苁蓉一两。水煎空腹服。

濡肠汤：熟地黄、当归各一两，升麻五分，牛膝三钱。水煎服。

两方都以熟地黄为君，治疗肾水不足便秘者。

濡肠汤的组方与济川煎组方类同，补肾润肠合升清降浊，只是君药不同。肾阳虚者济川煎君以肉苁蓉，肾阴虚者濡肠汤君以熟地黄。

原书中对濡肠饮是这样解读的："此方用熟地黄补肾，用当归生血润肠，用苁蓉性动以通便，补阳而非亡阴，于老人尤宜。而少年肾虚之辈，亦何独不利哉？"

老人多用，但不限于老人。肾中阴阳本为互根，无绝对之阳虚或阴虚，只是有主次、侧重之分，用药也需补阴而顾阳、补阳而顾阴。

【关于肉苁蓉】

《景岳全书·本草正》中谈到肉苁蓉："味甘咸，微辛酸，气微温。味重阴也，降也，其性滑。以其味重而甘温，故助相火，补肾与阳，益子嗣，治女人血虚不孕，暖腰膝，坚筋骨，除下焦寒痛；以其补阴助阳，故禁虚寒，消痰益气，遗沥泄精，止血崩尿血；以其性滑，故可除茎中寒热涩痛，但骤服反动大便。若虚不可攻而大便闭结不通者，洗淡，暂用三四钱，一剂即通，神效。"

《本草从新》中记录："肉苁蓉：甘、酸、咸，温。入肾经血分。补命门相火，滋润五脏，益髓强筋。治五劳七伤，绝阳不兴，绝阴不产，腰膝冷痛。峻补精血……骤用恐妨心，滑大便。"

肉苁蓉功用有二：补阴助阳，性滑通大便。

【医案例举】

张某，女，60岁，因"便秘5年"来诊。症见便秘2～3天，便质干硬，有排便不尽感，长期依赖通便药物效果不明显，怕冷，舌淡暗，苔白，脉沉无力，既往体健。治疗选用济川煎加锁阳、火麻仁。方药：肉苁蓉18g，川牛膝12g，当归10g，枳实12g，泽泻12g，升麻9g，焦槟榔15g，火麻仁12g，锁阳12g。7剂，服药第1剂后大便日一行，7剂后排便恢复正常。

这是由高秀兰编著的《名老中医方剂医案》一书中选载的张铁忠教授的一则医案。

怕冷、舌淡、苔白、脉沉无力，阳虚见症，无邪实表现，故用济川煎加减温润通补。以枳实易枳壳，加焦槟榔，加大下气通腑之力。加锁阳、火麻仁，助肉苁蓉补肾润肠通便。锁阳与肉苁蓉补肾润肠，功效类同。

原案按语中指出，"对老年便秘的治疗应慎用大黄、芒硝峻泻，不图一时之快。""济川煎适用于各种证型的老年便秘，辨病选方，辨证加减……临证时可根据兼夹病机不同酌情加减：阳虚者加锁阳，阴虚者加生地黄、熟地黄、玄参、麦冬，气滞、积滞者加焦槟榔、厚朴、木香、大腹皮，化热、积热者加山栀、火麻仁，痰热、湿热者加全瓜蒌、枳实，痰湿者加白术、茯苓，气虚者加黄芪、白术，便硬者加火麻仁、郁李仁"。

既不可图一时之快，也需注意不留邪为患。可与上文中提到的陈修园评语互参。

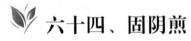

六十四、固阴煎

【方证出处】

明代张景岳《景岳全书》，治阴虚滑泄，带浊淋遗，及经水因虚不固等症。此方专主肝肾。属"新方八阵"固阵方剂之一。

原方组成： 人参随宜，熟地黄三五钱，山药（炒）二钱，山茱萸一钱半，远志（炒）七分，炙甘草一二钱，五味十四粒，菟丝子（炒香）二三钱。

煎服法： 水二盅，煎七分。食远温服。

【方证解读】

滑泄、带浊、淋遗、经水不固等，因虚可致，因实也可致。因虚所致者，脾虚可致，肾虚可致。因肾虚所致者，阴虚可致，阳虚可致。本方治疗肝肾阴虚不摄者。

本方用熟地黄、山药、山茱萸补益肝肾之阴，辅以人参、菟丝子补益肾气，佐以五味子收敛固涩，远志安养心神，炙甘草补中和中。

清代医家陈修园在《景岳新方砭》固阴煎下大发议论："阴虚，古多指太阴而言，亦有指少阴而言。黄连鸡子黄汤、猪苓汤、真武汤、四逆汤等法，皆言治少阴之为病，不专言治伤寒也。景岳方之易易，只一熟地黄尽之，吾闽相习成风。凡入门看病，病家必告之曰：向系阳虚，向系阴虚。医者体其所言，阳虚用人参、白术、黄芪等药，阴虚而用地黄、当归、山药等药，则以为良医。此医风之大坏也。患梦遗、带浊及经水不固者，照景岳固阴煎写来，人之称善，可以藏短，可以骗人，诚糊口之良法也。更有巧者，谓服熟地黄犹恐减食，而何首乌不寒不燥，功居地黄之上；地黄炒松及炒黑用之，能补肾又不泥膈，或以砂仁、附子、沉香、木香、芥子拌捣，以此迎合富贵之家。名实两收，巧则巧矣，而医道由若辈而废，实可痛恨！"

陈修园所说阴虚和张景岳所说阴虚并非一回事，张景岳用熟地黄治疗阴虚并没有错。但陈修园所说的以补阳、补阴迎合富贵之家在临床中并非没有，长于温补短于治病之风的兴起也确与张景岳不无关系。虚，有体质之虚，病证之虚，临证尚有标本先后之考究，"向系阳虚，向系阴虚"，不一定需要补，不一定可以补，临证当慎！

【疑难解读】

本方主治肝肾阴虚，为什么要加用补肾气的人参、菟丝子呢？

本方证在肝肾阴虚基础上，实际上有肾气不摄，于是加用了人参、菟丝子补益肾气合五味子之收敛加强封藏之能。

肝肾阴虚所致滑泄、淋浊、崩漏等，又有阴阳两端，一端是肾气虚，治需温补，如本方加用人参、菟丝子；另一端是相火旺，治需清泻，如六味地黄丸加用知母、黄柏。

同样是在熟地黄、山药、山茱萸的基础上，本方使用了人参、菟丝子、五味子，而六味地黄丸中使用了茯苓、泽泻、牡丹皮。同样治疗下焦阴虚，如何区别使用两方？

固阴煎所治的病证表现为封藏失职之遗泄，强调"固""收""止"，而六味地黄丸所治病证中并没有这个特点。

【临床应用】

原书有加减法："如虚滑遗甚者，加金樱子肉二三钱，或醋炒文蛤一钱，或乌梅二个。如阴虚微热而经血不固者，加川续断二钱。如下焦阳气不足而兼腹痛溏泄者，加补骨脂、吴茱萸之类，随宜用之。如肝肾血虚，小腹痛而血不归经者，加当归二三钱。如脾虚多湿，或兼呕恶者，加白术一二钱。如气陷不固者，加炒升麻一钱。如兼心虚不眠，或多汗者，加枣仁二钱，炒用。"

【关于熟地黄】

《本草害利》大熟地黄："〔害〕按熟地黄乃阴滞不行之药，大为脾胃之病所不宜。凡胸膈多痰，气道不利，升降窒塞，药宜通而不宜滞，汤液中应避地黄，故用宜斟酌。胃虚气弱之人，过服归、地，必致痞闷食减，病安能愈。〔利〕甘，微温，补脾、肝、肾，养血滋阴，为壮水之主药。"

《医学衷中参西录》："熟地黄用鲜地黄和酒，屡次蒸晒而成。其性微温，甘而不苦，为滋阴补肾主药。治阴虚发热，阴虚不纳气作喘，劳瘵咳嗽，肾虚不能漉水，小便短少，积成水肿，以及各脏腑阴分虚损者，熟地黄皆能补之。"

【医案例举】

黄某，女，27岁。河北省石家庄某厂工人。1987年12月30日初诊。婚后3年不孕，曾用人工周期治疗，仍然未孕。经乱始自初潮，短则十天半月，长则数月方潮，经行1~3天，量少色暗。带下色黄，唯量不多。平素纳少脘胀，身倦体乏，胸闷叹息，心烦寡欢。脉象细缓，舌淡少苔。证属肾虚脾湿，肝郁化热，拟补肾健脾，疏肝清热，以固阴煎和丹栀逍遥散化裁调理。

方药：炙黄芪30g，台党参15g，大熟地黄20g，生山药30g，山萸肉12g，菟丝子15g，全当归12g，杭白芍10g，醋柴胡10g，薄荷叶10g，粉丹皮10g，生栀子10g，紫丹参12g，土白术12g，化橘红10g，广郁金12g，炙甘草3g。

即日始服，连服6剂。可于1988年元月1日至3日，同床两次。

1988年1月27日二诊。月经至今未至，基础体温高温期达24天不降，尿妊娠试验阳性，诊为"早孕"。

按：此案一举而孕，在于乘时。然喜中虑忧，恐脾肾虚损之体，难以保胎。故在种子之后，选景岳毓麟珠加紫河车、香附末为丸调护，以使精充血足，脾健带固，待十月分娩，方言最终之喜，而无胎坠半产之忧。

这是张淑亭所著《男女不孕不育症的中医诊治》中的一则案例。

不孕症，月经不调、量少。辨为肾虚、脾湿、肝郁，治疗

用固阴煎（去远志、五味子）治疗肾虚，用丹栀逍遥散（去
茯苓）治疗肝郁，用补中益气汤（去升麻、柴胡）治疗脾虚。
三方合方，又加了调畅气血的丹参、郁金。

六十五、托里消毒散

【方证出处】

明代陈实功《外科正宗》："治痈疽已成，不得内消者，宜服此药以托之。未成者可消，已成者即溃，腐肉易去，新肉易生。此时不可用内消泄气寒凉等药，致伤脾胃为要。"

原方组成：人参、川芎、白芍、黄芪、当归、白术、金银花、茯苓各一钱，白芷、甘草、皂角针、桔梗各五分。脾弱者，去白芷，倍人参。

煎服法：水二盅，煎八分，食远服。

主治：疮疡肿毒，体虚气血不足，脓毒不易外达者；或痈疽疮形平塌，根盘散漫，难溃难腐者；或溃后脓水稀少，坚硬不消，腐肉不退者。

《外科正宗》是一本中医外科学专著，以"列症最详，论治最精"被称道。徐灵胎曾评说："此书所载诸方，大段已具，又能细载病名，各附治法，条理清晰，所以凡有学外科问余读何书，则要令其先学此书，以为入门之地，然后再求良法。"

【方证解读】

中医外科内治法中，有消法、托法、补法。消法适用于尚未成脓的肿疡，托法适用于脓将成至腐肉脱落阶段的疮疡，补法适用于疮疡溃后正气不足者。其中，托法中又分为清托、透托、提托三法，清托法用于脓将成者，透托法用于脓成未溃者，提托法用于溃后脓出不畅者。托里消毒散属于消托法代表方剂之一。

本方由八珍汤去熟地黄加黄芪补益气血为主，佐用金银花清热解毒，白芷、桔梗、皂角针透毒排脓。

方中不用熟地黄用黄芪，一方面侧重于益气托毒，另一方面考虑到气血的流通。方中不用炙甘草而用生甘草，不取其补气而取其清热解毒功用。

本方实含外科名方四妙汤。四妙汤由生黄芪、当归、金银花、生甘草组成。方中用黄芪、当归补益气血，用金银花、生甘草清热解毒。或者可以把托里消毒散看作是四妙汤的加味方。

【临床应用】

临床使用本方时，抓住用方时机是关键。脓未成不可用，恐留邪、助邪。有表证者宜先开表，有腑实者宜先通腑。

在使用本方时，方中药物扶正和祛邪力量的配比要与证相应，补太过则宜"实实"，补不及则宜"虚虚"。

【医案例举】

郝某，女，42 岁，本所炊事员家属。

1974 年 12 月 5 日初诊，右手背阳池穴处生一肿物已 4 年，于一月前化脓溃破，流紫黑血和青黄水，痛连臂膊，难以忍受，经过西医封闭等多项治疗，均不效。要求服中药治疗。诊视疮口发黑，无脓汁，周围皮色阴暗，不高起。全身症状有心慌、心烦，不能入寐，食欲减退，口干不欲饮，不发热。月经提前，半月一行。脉沉弱。此乃腕疽证，其性属阴，当防其内陷，姑以托里消毒、活血止痛治之。

方药：当归 10g，川芎 6g，赤芍 10g，黄芪 15g，金银花 15g，天花粉 10g，甘草 6g，桔梗 6g，乳香 6g，没药 6g，陈皮 6g，云茯苓 10g，远志 8g，夜交藤 12g。水煎服。

二诊（1974 年 12 月 12 日）：上方服 4 剂后，疮患逐渐好转，疼痛显著减轻，皮色由阴暗转为红活，脉仍沉。上方黄芪改为 21g，加白芷 6g、神曲 6g。水煎服。

三诊（1974 年 12 月 16 日）：上方服 3 剂后，患部已不疼痛，疮口开始收敛，黑血、黄水均消失。原方化裁继服。

方药：当归 10g，川芎 10g，白芍 8g，黄芪 24g，桔梗 6g，白芷 5g，甘草 5g，云茯苓 10g，党参 10g，白术 10g，陈皮 6g，金银花 15g，乳香 6g，没药 6g，天花粉 10g。水煎服。

四诊（1975 年 1 月 14 日）：上方加减服 14 剂左右，疮口肉芽已经长平，疮口接近愈合，不红不肿，毫不疼痛。唯近日食欲不佳，消化迟钝。脉沉弱，治以气血双补，辅以消导开胃。

方药：当归10g，川芎6g，白芍10g，甘草5g，云茯苓10g，陈皮6g，党参10g，白术10g，黄芪12g，金银花15g，天花粉10g，神曲6g，麦芽8g，山楂10g。水煎服。

五诊（1975年1月23日）：上方服4剂，疮已愈合，不红不肿，食欲虽少增，但近三四天来，胃脘憋痛，嗳气，恶心，二便尚可，脉沉稍弦。以健胃降逆，疏肝理气为治。

方药：茯苓10g，陈皮6g，半夏曲10g，炙甘草3g，厚朴6g，香附6g，紫苏梗10g，川楝子10g，延胡索6g，竹茹6g，神曲6g。水煎服。

两剂后诸症均安。

这是《张子琳医疗经验选辑》中的一则医案。

肿物4年，化脓破溃1月，无稠浊脓液，疮口不红，脉症皆虚，属阴证疮疡，治疗当用托法。

案中三诊处方可以看作托里消毒散的加减方：托里消毒散去皂角针加陈皮、乳香、没药、天花粉。一诊、二诊处方较三诊处方补气力量偏小；四诊处方较三诊处方侧重于消导开胃，去掉了活血止痛；五诊处方已不需托里消毒，调治肝胃善后。

在慢性疮疡的治疗过程中，使用托里消毒散需根据病证的不同阶段进行适当的加减。病证在整个病程的不同阶段，对补益气血力量的大小、清热解毒力量的大小、是否需要透毒排脓、是否需要活血止痛等，都有不同的要求，善后往往需要回到脾胃上。本案为临床使用托里消毒散加减提供了范例。

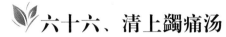

六十六、清上蠲痛汤

【方证出处】

明代医家龚廷贤《寿世保元》："论一切头痛主方，不论左右、偏正、新久，皆效。"

原方组成： 当归（酒洗）一钱，小川芎一钱，白芷一钱，细辛三分，羌活一钱，独活一钱，防风一钱，菊花五分，蔓荆子五分，苍术（米泔浸）一钱，片芩（酒炒）一钱五分，麦冬一钱，甘草（生）三分。

煎服法： 上剉一剂，生姜煎服。

主治： 头痛。

《寿世保元》是一部综合性中医著作，载方一千余首，内容丰富实用，被后世医家推崇。保元者，"保其元神，常为一身之主；保其元气，常为一身之辅。""使天下后世之人咸跻于仁寿之域"，故书名《寿世保元》。

【方证解读】

本方治"一切头痛"？

引起头痛的原因有虚、实、寒、热之别，怎么可能一方统治呢？于理不通。

— 351 —

国医大师李士懋说："头痛是临床常见之病证。我临床之初，科内有位姚老大夫，他治头痛惯用《寿世保元》的清上蠲痛汤，方中多为风药，因高巅之上，唯风可到。我亦仿照用之，确实治好了一些头痛，但有些效果并不理想，苦无良策。后经学习、探求，思路渐渐开阔，有了些体会。"（见《平脉辨证治专病》）

这段话我们读出了两层含义：一是清上蠲痛汤不能治疗所有头痛。二是清上蠲痛汤确实是治疗头痛的常用方。

为什么清上蠲痛汤是治疗头痛的常用方？

辨病位用方用药是中医临床常用的用方用药法之一。通常，上焦居阳位，风邪侵上，头面部病变常用祛风方药；中焦沟通上下，最忌不通，中焦病变常用治郁方药；下焦居阴位，湿邪侵下，下焦病变常用祛湿方药。

清上蠲痛汤以祛风药为主组成，常用于治疗头面部病变。《寿世保元》中还有一方名清中蠲痛汤，治疗胃痛，是由治郁之越鞠丸加减而成（越鞠丸加干姜、黄连、橘红、生姜、大枣）。

清上蠲痛汤以白芷、细辛、羌活、独活、防风、川芎、菊花、蔓荆子祛风散寒胜湿、升发清阳为主，有邪则祛邪，无邪则升清；佐以黄芩、麦冬、生甘草清热降浊，当归、川芎和血，苍术运脾祛湿。

头为清窍，上居阳位，清阳上走，浊阴下降，则头脑清灵。反之，清阳不升、浊阴不降，则头痛、头晕之症易发。全方升清为主，降浊为辅，佐以和畅气血，合为治疗头痛良方。

本方组成可以看作是张元素九味羌活汤的加减方：九味羌

活汤以麦冬易生地黄加当归、独活、菊花、蔓荆子。王好古在《此事难知》中说："九味羌活汤不独解利伤寒，治杂病有神。"本方可看作九味羌活汤加减治疗杂病的示例方。

本方组成也有李东垣治疗太阳经病羌活胜湿汤方的影子，羌活胜湿汤去藁本加白芷、细辛、当归、菊花、苍术、黄芩、麦冬即为本方。

本方组成中也含有李东垣治疗眉棱骨痛的选奇汤方：羌活、防风、黄芩、甘草。

本方和治疗偏正头痛的《太平惠民和剂局方》川芎茶调散当属同一类方。

《颜德馨方药新解》："本方药味虽多，而用量极轻，盖即'治上焦如羽，非轻不举'之意。"

【临床应用】

使用本方关键点在于随证把握升散药与清降药两组药物力量的对比，升发太过与清降太过都会影响疗效。

《寿世保元》中列有本方的加减用药法："左边痛者加红花七分、柴胡一钱、龙胆草（酒洗）七分、生地黄一钱。右边痛者加黄芪一钱、干葛八分。正额上眉棱骨痛者，食积痰壅，加天麻五分、半夏一钱、山楂一钱、枳实一钱。当头顶痛者加藁本一钱、大黄（酒洗）一钱。风入脑髓而痛者加麦冬一钱、苍耳子一钱，木瓜、荆芥各五分。气血两虚，常有自汗，加黄芪一钱五分，人参、白芍、生地黄各一钱。"

【关于川芎】

《颜德馨方药新解》中在论及本方时说："方中川芎为血中气药，寇宗奭认为'头面风不可缺'，李东垣则强调'头痛必用'，著名方剂有'川芎茶调散'，用之多验，颜老治顽固性头痛，辄以川芎30～45g为君，立竿见影，殆指'久病'而言者。"

论中突出方中川芎的作用。

川芎辛温，活血祛风，既是一味血药，也是一味风药，属于治疗头痛的常用药，也可以看作使用风药治疗头痛的代表性药物。

《丹溪心法》中说："头痛须用川芎。如不愈，各加引经药：太阳川芎，阳明白芷，少阳柴胡，太阴苍术，少阴细辛，厥阴吴茱萸。"

川芎治头痛，有用小剂者，如本方用一钱。有用大剂者，如《辨证奇闻》中散偏汤用一两。散偏汤：白芍五钱，川芎一两，郁李仁、柴胡、甘草一钱，白芥子三钱，香附二钱，白芷五分。治疗"一半边头风，或左或右，大约多痛左，百药罔效。""一剂即止痛，不必多服"。

临床中如何把握川芎的用量？

重在明理。

本方中，川芎用小剂，以川芎为代表的诸风药都用小剂，是基于治疗上焦病证，重在升散辛通走上，而不重在辛温发汗出表。散偏汤方中重用川芎，是基于头痛日久，"百药罔效"，辛通经络瘀滞，且伍以白芍之柔润。

秦伯未先生在《谦斋医学讲稿》中对于使用川芎治疗头痛有一段较为中肯的论述，可供临床参考。

《谦斋医学讲稿》："外感风寒后，常使头部络脉气血流行不畅，所谓'脉满则痛'。所以朱丹溪强调头痛必用川芎，后人引'治风先治血，血行风自灭'来解释。但川芎辛温香窜，用不得当，反多流弊，非痛时胀闷兼有头皮麻木感觉者不宜用，尤其是血虚肝阳易升的患者不可用，用后往往引起眩晕。在适应证用之，用量亦不宜太重。有人用川芎茶调散加减治外感头痛，处方甚惬当，但川芎用至三钱，服后反增头晕欲吐。我就原方去川芎，并加钩藤二钱以制之，嘱其再服一剂，即平。相反地有人用辛散清泄法治外感头痛不愈，常感晕胀难忍。我嘱加入川芎一钱，服后顿减。这里说明了不是川芎不可用，而是必须用得其法。"

尽管川芎治疗头痛不仅仅用于外感风寒头痛。风药治疗头痛，也不仅仅用于外感头痛。但使用川芎治疗头痛，使用风药治疗头痛，确实需要用得其法。上述论述，也同样适用于其他风药。

【医案例举】

罗某，女，55岁。1984年5月15日初诊。患者于1983年初开始自觉头部左侧疼痛，左眼视物模糊，至当年年底左眼视力从1.2下降至0.2，伴前额部胀痛。1984年初先后到某大学医学院、某市第一人民医院诊治，做CT、脑血管造影等检查，诊断为"脑动脉瘤"，位于蝶鞍前部稍偏左侧，约2.1cm×3cm大小；视力右眼1.2，左眼0.1，左眼视野缩小。经治未见明显改善，来请用中药治疗。自述头部左侧及左眼眶周围顽痛不止,头部发胀感,头晕,左眼视物模糊,耳鸣,夜寐多梦,时有口苦,胃纳一般,舌质淡红,苔薄白,脉弦细涩。证属风阳上扰清窍,治以祛风止痛,平肝明目为主。方拟加减清上蠲痛汤加味:当归3g,川芎3g,白芷3g,羌活3g,防风3g,钩藤3g,蔓荆子3g,麦冬3g,独活3g,黄芩3g,细辛3g,杭菊花1.5g,甘草1.5g,蕤仁肉9g。日1剂。

服4剂后,头痛、头胀减轻。依前方加草决明9g,日1剂,共服14剂,头晕、头痛、耳鸣均消失,自觉左眼视力有改善。依上方再服7剂,眼科检查左眼视力由原来0.1变为0.2,视物较前清楚。

方药:当归3g,川芎3g,羌活3g,防风3g,杭菊花3g,麦冬3g,黄芩3g,甘草3g,白蒺藜9g,蕤仁肉9g,草决明9g,蔓荆子9g,白芍9g,生地黄9g。隔日1剂,连服14剂以善后。

这是《古今名医临证金鉴·头痛眩晕卷》中沈炎南教授的一则医案。

头痛1年余,顽痛、胀痛,从风、从肝论治,首方用清上蠲痛汤加减,去苍术、生姜,加钩藤、蕤仁肉。

沈炎南教授在清上蠲痛汤的基础上制订出“加减清上蠲痛汤”,主治偏头痛、头顶痛、前额痛、眉棱骨痛,或剧痛欲裂,或隐痛绵绵,或伴头晕目眩,反反复复,取得了很好的疗效。

加减清上蠲痛汤的组成:当归3g,川芎3g,白芷3g,细辛3g,羌活3g,防风3g,菊花3g,黄芩3g,麦冬3g,蔓荆子6g,甘草1g。

以水2碗煎成1碗,内服。

六十七、清肺汤

【方证出处】

明代龚廷贤《万病回春·卷二咳嗽病篇》："一切咳嗽，上焦痰盛。"

原方组成：黄芩（去朽心）一钱半，桔梗（去芦）、茯苓（去皮）、陈皮（去白）、贝母（去心）、桑白皮各一钱，当归、天门冬（去心）、山栀、杏仁（去皮尖）、麦冬（去心）各七分，五味子七粒，甘草三分。

煎服法：上剉，生姜、枣子煎，食后服。

主治：咳嗽。

《万病回春》是一部综合性医书，全书共八卷，由明代龚廷贤撰于1587年。龚氏"祖轩、岐，宗仓、越，法刘、张、朱、李及历代各家，茹其英华，参以己见，详审精密，集成此书"。卷一为总论，包括"万金一统述"以及药性歌、诸病主药、形体、脏腑、经脉等内容；卷二至五主述中风、伤寒、疟疾、痢疾、泄泻、鼓胀、水肿、虚劳等内科杂病70余种。兼述若干五官口齿等病证。卷六至八论述妇科、儿科和外科常见病证，以及中毒、膏药、通治、奇病等内容，末附"云林暇笔"12条。全书共选临床各科病证180余种，辨证详明，治法方剂选辑颇精，对后世影响较大。

【方证解读】

清肺汤的主治为"治一切咳嗽，上焦痰盛"。咳嗽是主要症状，上焦是病位，痰盛是病因，或者也可以说是病机。因为有痰所以咳嗽。虽然原书中没有明确指出"痰盛"是寒痰还是热痰，但根据方中所用药物可以看出应为痰热阻肺而引起的咳嗽。

黄芩、贝母、桔梗清化痰热，其中黄芩善清肺火及上焦实热，为治肺热咳嗽的要药；贝母清热化痰、降泄肺气；桔梗辛散苦泄，善于宣肺气、利胸膈、祛痰湿，治疗咳嗽痰多，无论寒热均可随证配伍。

茯苓、陈皮有半个二陈汤之意，行气祛湿。桑白皮主入肺经，善清肺热，兼泻肺中水气而止咳平喘。栀子苦寒，清热利湿，泻火除烦。杏仁苦降肺气，温疏宣利，为治咳喘之要药，无论新久、寒热、虚实，均可用以止咳平喘。

天冬、麦冬甘苦寒，养阴润燥，清肺润肺。五味子温而能润，酸而能收，敛补肺气。

本方当中不好理解的就属当归这味药，为啥不好理解呢？第一，当归不归肺经；第二，从原方组成来看，主要还是以清肺、泻火、祛痰、除湿为主，而当归温补。

《韩氏医通》："当归主血分之病，川产力刚可攻，秦产力柔宜补。凡用本病宜酒制，而痰独以姜汁浸透，导血归源之理，熟地黄亦然。血虚以人参、石脂为佐，血热以生地黄、姜黄、条芩，不绝生化之源；血积配以大黄，妇人形肥，血化为痰，二味姜浸，佐以利水道药。”

《本草汇编》：“当归血药，如何治胸中咳逆上气，按当归其味辛散，乃血中气药也，况咳逆上气，有阴虚阳无所附者，故用血药补阴，则血和而气降矣。”

从这两段论述中可以看出当归在古人笔下是可以治痰、治咳的。究其理在“血化为痰”“导血归源”“血和气降”。

【临床应用】

痰咳不出加瓜蒌、枳实、竹沥，去五味子；咳嗽喘急加紫苏子、竹沥，去桔梗；痰火咳嗽、面赤身热、咳出红痰加芍药、生地黄、紫菀、阿胶、竹沥，去五味子、杏仁；久嗽虚汗多者加白术、芍药、生地黄，去桔梗、贝母、杏仁；久嗽喉痹、声不清者加薄荷、生地黄、紫菀、竹沥，去贝母、杏仁、五味子；嗽而痰多者加白术、金沸草，去桔梗、黄芩、杏仁；咳嗽身热加柴胡；咳嗽，午后至晚发热者加知母、黄柏、生地黄、芍药、竹沥，去黄芩、杏仁；咳嗽痰结胁痛者加白芥子、瓜蒌、枳实、砂仁、木香，去贝母、杏仁、山栀，亦加柴胡引经。

【后世发展】

后世以清肺汤为名，或者以清肺为主要功效的方证较多，举例如下。

《医宗金鉴》卷四十一载有一清肺汤，组成为麦冬、天冬、知母、贝母、甘草、橘红、黄芩、桑皮。主治肺经燥热咳嗽。痰燥而难出，加瓜蒌子；痰多，加半夏；气喘，加杏仁；

胸膈气不快，加枳壳、桔梗；咳久则宜敛，加五味子。

《景岳全书》中清肺汤，组成为桔梗（去芦）七分，片芩七分，贝母七分，防风（去芦）四分，炙甘草四分，知母七分。主治为斑疹咳嗽甚者。

《杂病源流犀烛》中清肺汤，组成和用法为五味子、五倍子、黄芩、甘草各等分。主治久咳失音。

【医案例举】

马凤阳文学，五月患咳嗽，内热，额上多汗，恶风。脉左弦数，右滑数。予曰：据弦数为阴虚，滑为有痰。不亟调治，恐成虚怯。以白芍药、川归、茯苓、五味子、白术、甘草、陈皮、贝母、天花粉、酒芩、麦冬、知母、桑白皮，十帖，诸症皆瘳。

这则医案出自《孙文垣医案》一书中。

"额上多汗，恶风"，气虚常见，但孙氏根据脉象左弦数，右滑数，诊为阴虚痰阻，方用桑白皮、黄芩、天花粉、贝母清痰热，陈皮、茯苓、白术化痰湿，白芍、当归、五味子、麦冬、知母养血滋阴清热。十帖而愈。

本证为痰热兼阴虚，可以看作是在清肺汤的基础上去栀子、桔梗、杏仁，加白术建中焦、化痰湿，白芍、知母清热养阴。

六十八、养胃汤

【方证出处】

明代王肯堂《证治准绳》："外感风寒，内伤生冷，憎寒壮热，头目昏疼，不问风寒二证，夹食停痰，俱能治之，但感风邪，以微汗为好。"

原方组成：半夏（汤洗七次）、厚朴（去粗皮、姜汁炒）、苍术（米泔浸一宿，洗切，炒）各一两，橘红七钱半，藿香叶（洗去土）、草果（去皮膜）、茯苓（去黑皮）、人参（去芦）各半两，炙甘草二钱半。

煎服法：上咬咀，每服四钱，水一盏半，姜七片，乌梅一个，煎六分，热服。

《证治准绳》是王肯堂历十一年之久编著而成的一部著作，分杂病、类方、伤寒、疡医、幼科、女科六种，也称"六科准绳"，是中医临床治疗学的一部医著，集明以前医学之大成。书中以论述证治为主，因证论治，不偏不倚，有"博而不杂，详而有要"之特点。

【方证解读】

单从药物组成分析，本方由平胃散合二陈汤加藿香、草果、人参组成。

平胃散燥湿运脾，治疗中焦寒湿证；二陈汤化痰和胃，治疗中焦痰湿证。加藿香、草果化湿和中，人参补中益气。全方所治似为中焦里证，脾胃寒痰湿蕴滞证。

养胃汤主治证中有"憎寒壮热"，如何理解？

"外感风寒，内伤生冷"，本方所治证当为内伤基础上外感，或外感中夹有内伤。

"不问风寒二证，夹食停痰"，本方所治外感为风寒外感，内伤为食滞痰阻。

《证治准绳》中在麻黄汤方下有这样的论述："王肯堂曰：此方为元气不虚者设也。如夹时气者宜十神汤，夹暑湿者宜正气汤，夹寒者宜五积散，夹热者宜通圣散，夹食者宜养胃汤，夹痰者宜芎苏散。"

养胃汤治疗外感风寒夹食者。

食积可化痰阻湿，平胃散与二陈汤是治疗食积的常用基础方，保和丸即从二陈汤方中化出。本方治疗食积痰阻较好理解，如何能治风寒外感？

养胃汤主治中有"不问风寒二证"的表述，似不易被后学者理解和接受。《伤寒论》中外感风、寒有别，所入六经有别，临床怎么可以"不问风寒二证"一方统治呢？

由"不问风寒二证"想到了圣散子方。苏轼在论及圣散子方的使用时提到"不问阴阳二感。"

圣散子方的组成：草豆蔻、猪苓、石菖蒲、高良姜、独活、炮附子、麻黄、厚朴、藁本、芍药、枳壳、柴胡、泽泻、白术、细辛、防风、藿香、制半夏、炙甘草、茯苓。

　　《苏沈良方》里是这样论述的："论圣散子：昔予览《千金方》三建散，云于病无所不治。而孙思邈特为著论，谓此方用药，节度不近人情，至于救急，其验特异。乃知神物效灵，不拘常制，至理开惑，智不能知。今予得圣散子，殆此类也。自古论病，唯伤寒为急，表里虚实，日数证候，应汗、应下之类，差之毫厘，辄至不救。而用圣散子者，一切不问阴阳二感，或男子女人相易，状至危笃，连饮数剂，而汗出气通，饮食渐进，神宇完复，更不用诸药，连服取瘥。其余轻者，心额微汗，正尔无恙。药性小热，而阳毒发狂之类，入口便觉清凉，此药殆不以常理而诘也。若时疫流行，不问老少良贱，平旦辄煮一釜，各饮一盏，则时气不入。平居无事，空腹一服，则饮食快美，百疾不生，真济世卫家之宝也。其方不知所从出，而故人巢君谷，世宝之，以治此疾，百不失一。余既得之，谪居黄州，连岁大疫，所全活者不可胜数。巢甚秘此方指松江水为誓盟，不得传人。余窃隘之，乃以传蕲水庞君安时。庞以医闻于世，又善著书，故以授之，且使巢君名与此方同不朽也。"

　　养胃汤和圣散子方的组成似乎没有相近处。但仔细分析，二方都是立足于中焦，祛除中焦寒湿痰滞，恢复中焦气机流畅，在此基础上温通、疏畅全身气机，恢复人体气机的升降出入。人体气机升降出入复常，里邪、表邪自也无容身之地，不论外感、内伤，不论风邪、寒邪，都可自愈。

　　明理即可活用。

　　《太平惠民和剂局方》载一方名和解散，"治男子、妇人四时伤寒头痛，憎寒壮热，烦躁自汗，咳嗽吐痢"。原方组成为厚朴、陈皮、藁本、桔梗、甘草、苍术、生姜、枣。

平胃散加藁本、桔梗、生姜、大枣，治疗内伤合外感。在平胃散治疗内伤病基础上加开表、和表之药。

使用养胃汤治疗憎寒壮热时，似也应适当加入开表、和表之品为宜。

越是名方越容易被滥用、误用。

一方面，圣散子活人无数，如张杲在《医说》里载述："圣散子主疾，功效非一，去年春，杭州民病，得此药，全活不可胜数，所用皆中下品药，略计每千钱，即得千服，所济已及千人。"

另一方面，圣散子也害人无数，如叶梦得在《避暑录话》里记载："宣和后，此药盛行于京师，太学诸生，信之尤笃，杀人无数！今医者悟，始废不用。"陈无择《三因极一病证方论》一书中在谈到圣散子方时也指出，"此药以治寒疫，因东坡作序，天下通行。辛未年，永嘉瘟疫，被害者不可胜数"。

圣散子方，包括养胃汤方，对于这一类"通用"名方的使用，也需要"三因制宜"，辨证使用。需要在明理的基础上"活用"。

【关于平胃散方】

《活人心法》中载"加减灵秘十八方"，其中一方即平胃散："治脾胃不和，肚腹疼痛，霍乱呕吐，或泄泻不止，四时不伏水土，山岚瘴气，并伤寒疫疠之疾，并皆治之。"

内伤、外感皆治。

在方后加减中有："瘟疫、时气二毒，伤寒头痛壮热，连须葱白五寸，豆豉三十粒煎二三服，微汗出愈。""五劳七伤，手脚心热，烦躁不安，百节酸疼，加柴胡。""加藿香、半夏为不换金正气散。"

临床宜随症加减。

养胃汤也可以看作是不换金正气散合二陈汤加草果、人参而成。

【关于二陈汤方】

朱丹溪治痰，通用二陈汤加减："二陈汤，一身之痰都治管，如要下行，加引下药，在上加引上药。"（《丹溪心法·痰》）

后世医家多把二陈汤用作治痰专用方。

当代医家刘越在《刘越医案医论集》中多处提到"二陈汤法"，二陈汤被广泛用于外感、内伤病证的治疗中。如书中指出，"余治外感，常用二陈汤法，风寒暑湿燥热者皆宜"。"二陈汤治新感或伏邪咳嗽，或内伤咳嗽，皆可应用，并有殊效"。

并不是说二陈汤、平胃散有祛邪开表治疗外感的作用，但二陈汤、平胃散确实可以用于外感病（多合内伤）的治疗中。同理，也就理解了养胃汤可以用于"外感风寒"的治疗，可以治疗"憎寒壮热"。

六十九、清骨散

【方证出处】

明代王肯堂《证治准绳》："专退骨蒸劳热。"

原方组成：银柴胡一钱五分，胡黄连、秦艽、鳖甲（醋炙）、地骨皮、青蒿、知母各一钱，甘草五分。

煎服法：水二盅，煎八分，食远服。

主治：肝肾阴虚，虚火内扰之骨蒸潮热证。

【方证解读】

什么是骨蒸劳热？

《外台秘要》中说："骨髓中热，称为骨蒸。"《诸病源候论》中说："夫蒸病有五：一曰骨蒸，其根在肾，旦起体凉，日晚即热，烦躁，寝不能安，食无味，小便赤黄，忽忽烦乱，细喘无力，腰疼，两足逆冷，手心常热……"

骨蒸劳热，是虚劳病变的常见症状之一。患者自觉热从内蒸，且热有起伏如潮，多伴形体消瘦、唇红颧赤、乏力盗汗、口渴心烦等。舌脉多见舌质红、舌苔少、脉细数等。

骨蒸劳热，多由阴虚火盛引起。

阴虚火盛致骨蒸劳热，治疗不外乎养阴、清虚热。本方以清虚热为主，辅以养阴。方中以银柴胡甘苦微寒、清热凉血退虚热为君，胡黄连、地骨皮、知母清虚热为臣，佐以青蒿清虚热而透伏热、鳖甲滋阴潜阳而入阴分、秦艽泻热而益阴气、甘草调和为使。

张秉成在《成方便读》中指出，"夫骨蒸一证，肌肤按之不热，自觉骨内热势蒸蒸而出，每夜五心烦热，皆由水亏火炽，邪热伏于阴血之中而致。久则阴愈亏而热愈盛，热愈盛而阴愈亏，其煎熬之势，不至阴竭不已耳。故每至身体羸瘦，脉形细数，而劳证成矣。然病始于热伏阴中，若不去其热，徒养其阴，则病根不除，无益也。故以银柴、青蒿、秦艽之苦寒直入阴分者，宣热邪而出之于表；胡黄连、鳖甲、地骨、知母苦寒、甘寒之性，从阴分以清伏热于里；同炙甘草者，缓其中而和其内外，使邪去正安之意耳"。

骨蒸本于水亏，用药重在火炽。

秦伯未在《谦斋医学讲稿》中说："阴虚发热多在下午，自觉热自肌骨之间蒸发而出，五心烦灼，盗汗，形体消瘦，脉象沉细而数，常用方如清骨散。这种发热，主要由于肝肾阴虚，因而肝胆之火偏旺，故清骨散用鳖甲滋阴，地骨皮、知母、黄连除阴分之热而平于内，柴胡、青蒿清肝胆而散火于表，成为退阴虚发热的一般法则。"

阴虚发热多言虚火，"肝胆之火偏旺"之说易被误解。

【临床应用】

本方以清虚热为主，辅以养阴，临床当权衡二者的主次而随证加减。本方后即有"血虚甚加当归、芍药、生地黄"。

本方"专退骨蒸劳热",临床当结合主症或伴随症状灵活加减。本方后即有"嗽多加阿胶、麦冬、五味子"。

焦树德在《方剂心得十讲》中说:"我用清骨散治疗牙痛、口舌生疮、咽痛、龈肿、扁桃体炎、腮腺炎、舌炎、齿龈炎等。扁桃体炎可加玄参15g,连翘12g,射干、黄芩各10g;腮腺炎可加玄参15g,炒川楝子12g,板蓝根、牛蒡子各10g;舌炎溃烂,加连翘12g,青黛(布包)、木通各6g;齿龈肿痛出血溃烂,可加生石膏30g(先煎)、蒲公英20g,连翘12g,黄芩10g;兼出血者,再加生白茅根、生藕节各30g。"可参考。

【关于银柴胡】

《本草求真》:"银柴胡:专入肾,兼入胃。味甘微寒无毒。功用等于石斛,皆能入胃而除虚热。但石斛则兼入肾,涩气固筋骨,此则入肾凉血之为异耳。故《和剂局方》用此治上下诸血,及于虚痨方中参入同治,如肝痨之必用此为主。且不类于北胡,盖北胡能升少阳清气上行,此则气味下达,与彼迥不相符。若用北胡以治虚痨,则咳嗽发热愈无宁日,可不辨而混用乎?出银州者良,故以银胡号之。"

【医案例举】

患者陶某,女性,78岁,农民。因发热咳嗽3天于1973年12月20日住院。咳嗽左侧胸痛,痰不多,胸透左上肺片状模糊阴影,并有心律不齐,诊断为"肺炎,冠心病"。住院后用抗生素、激素治疗2周,低热不退,乃以中医药治疗。体温

38℃，咳不甚，痰少，纳呆，舌光红，脉细，大小便尚可。胸透复查，左上肺炎仍存在。血常规中白细胞 7.6×10^9/L。高年发热日久阴亏。治以滋阴退热，清骨散加减。药用北沙参 12g，地骨皮 15g，银柴胡 10g，炙鳖甲 30g，青蒿 15g，白薇 15g，牡丹皮 10g，冬瓜仁 30g，野荞麦根 30g，白花蛇舌草 30g，胡黄连 3g。服药 1 周，低热渐退，咳少，脉不匀。前方加丹参 15g、全瓜蒌 15g。又服药 2 天，热退清，舌尚光红，脉细不匀，胸透肺部炎症渐消散。病人出院，原方带回 4 剂。

这是《叶景华医技精选》中的一则案例。

高年发热，舌光红、脉细，辨为阴虚发热，治以清骨散方加减养阴清虚热。方中用清骨散去秦艽、知母、甘草加白薇、沙参、牡丹皮养阴凉血清虚热。考虑到肺部有炎性病灶，症见咳嗽，故加冬瓜仁、野荞麦根、白花蛇舌草以清热解毒祛痰湿。

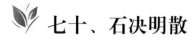

七十、石决明散

【方证出处】

明代朱橚主持编修的《普济方》："治风毒气攻入头系眼昏暗，及头目不利。"

原方组成：决明、羌活（去芦头）、草决明、菊花各一两，甘草（炙，剉）半两。

煎服法：上为散，每服二钱，以水一盏。煎六分，和滓，食后、临卧温服。

《普济方》是明初由朱橚主持编修的一部大型中医方书。"是书取古今方剂，汇辑成编，橚自订定。又命教授滕硕、长史刘醇等同考论之。李时珍《本草纲目》所附方，采于是书者至多。"该书"采摭繁富，编次详析，自古经片，无更赅备于是者""古之专门秘术，实藉此以有传"（《四库提要》）。

【方证解读】

风邪侵上，眼病及头目病变多与风邪相关。风气通于肝，目为肝窍，眼病及头目病变多与肝木相关。本方以石决明、草决明清肝明目，以羌活、菊花疏风散邪，以炙甘草调和诸药、顾护脾胃。五药相合，祛风清肝，清利头目，为治疗眼病及头目病变的基础方。

头、目为清空之窍，有赖清阳上升、浊阴下走。清阳不升，浊阴不降，则头目为病。清阳不升，阴火上炎，也可致头目为病。本方以羌活、菊花升发清阳，以石决明、草决明降泻阴火，以炙甘草补中和中。五药相合，升清降浊泻阴火。

方书中，石决明散的同名异方较多。如《普济方》中另一石决明散，由石决明、井泉石、石膏、黄连、菊花、甘草组成，治疗肝脏热壅、目赤涩痛。《圣济总录》中治疗眼睑肿硬的石决明散，由石决明、车前子、白茯苓、五味子、人参、细辛、知母组成。《审视瑶函》中治疗如银风内障的石决明散，由石决明、防风、人参、茺蔚子、车前子、细辛、知母、白茯苓、五味子、玄参、黄芩组成。

综合治疗眼病的石决明散类方的组成，多由升清、泻阴火或补中、升清、泻阴火三药组成，只是二者或三者之间的比例不同，所选药物有别。

清代医家沈金鳌所著《杂病源流犀烛》中有石决明散方，组成为："石决明、草决明各一两，青葙子、木贼草、羌活、山栀、赤芍药各五钱，大黄、荆芥各二钱五分。为细末，每服二钱，麦冬汤下。"方中以石决明、草决明、青葙子、栀子、赤芍、大黄、麦冬清肝明目、清泻阴火，以羌活、荆芥、木贼疏风散邪、升发清阳，组方与《普济方》中石决明散类同，可以看作是《普济方》石决明散的加减方或拓展方。后世医家治疗眼病，多用《杂病源流犀烛》中的石决明散加减。

例如《祛风药治疗顽症·李俊川经验举隅》一书中有加减石决明散方，组成为：荆芥6g，羌活3g，石决明15g，麦冬12g，山栀子 12g，蝉蜕 9g，青葙子 15g，木贼 15g，赤芍 12g。"本方适用眼疾较广，可用此方为基础进行加减，如黑睛生翳、圆翳内障、眼外伤等病证。"

【医案例举】

张某，男，25 岁，某手表厂工人。1992 年 8 月 3 日就诊。主诉：左眼疼痛，多泪羞明 3 天。左眼胞睑痉挛，抱轮微红赤，在厂医务室对症处理，5 天后眼疾仍未见好转，黑睛可见灰白星点状之翳，经某医院诊断为"单纯疱疹病毒性角膜炎"。眼碜涩流泪不停，不敢睁眼，羞明眼痒，舌红苔薄白，脉浮数。

辨证为风热毒邪，侵犯黑睛。治疗以疏风清热，平肝退翳法。方用加减石决明散加金银花 12g、牛蒡子 6g、防风 6g、菊花 12g。

服药 10 剂后，眼碜涩、流泪、畏光等症消失，续上方去羌、防，加密蒙花 9g 以明目退翳，治疗半月诸症减退。

这是《祛风药治疗顽症·李俊川经验举隅》中的一则案例。

外障眼病，治以荆芥、羌活、蝉蜕、木贼、金银花、牛蒡子、防风、菊花疏风清热，以石决明、麦冬、栀子、青葙子、赤芍平肝退翳，是临床上石决明散治疗眼病常用的组方用药法。

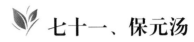

七十一、保元汤

【方证出处】

保元汤方名首见于明代医家魏直所撰《博爱心鉴》。该书中记载:"保元汤即东垣所制黄芪汤,见《兰室秘藏》小儿方。"魏氏认为痘本于气血,治痘急于扶正抑邪,用保元汤,"首尾俱以人参为主"。明代医家孙志宏所编撰的《简明医彀》中用保元汤治疗痘证属于元气虚弱者,且方中增加了肉桂。之后,保元汤成为治疗痘证常用方,也被广泛用于杂病属元气虚弱者。

《简明医彀》:"保元汤(即参芪饮):治元气虚弱,精神倦怠,肌肉柔慢,饮食少进,面青㿠白,睡卧宁静,痘顶不起,浆不足及有杂证,皆属虚弱,宜服。""血热、毒壅、火证禁用。""人参一钱,黄芪二钱,甘草五分(前生用,后炙用),桂二分(虚寒加用)。上加生姜一片,水煎服。"

【方证解读】

元气虚弱,什么是元气呢?

李东垣说,元气是胃气之别称。《内外伤辨惑论》:"夫元气、谷气、荣气、清气、卫气、生发诸阳上升之气,此六者,皆饮食入胃，谷气上行，胃气之异名，其实一也。"《医宗金鉴》中说人身诸气皆为元气："元气者，太虚之气也，人得之则藏乎肾，为先天之气，即所谓生气之原，肾间动气者是也。生化于脾，为后天之气，即所谓水谷入胃，其精气行于脉中之营养，其悍气行于脉外之卫气者是也。若夫合先后而言，即大气之积于胸中，司呼吸，通内外，周流一身，顷刻无间之宗气者是也。总之，诸气随所在而得名，实一元气也。"

精神倦怠、多睡少动，加之肌肉松软、面白少泽、饮食少进，一派气虚之象。此时，无论有无痘证，治疗急需补益气虚，药用人参、黄芪、炙甘草。气虚甚者，阳已不足，治疗用补的同时尚需用温，故加用少量肉桂、生姜，温振三焦，温畅气血。

用于痘证，尚需考虑痘毒，故起手方甘草用生，取其清热解毒，善后方甘草用炙，取其补中益气。

《医宗金鉴·删补名医方论》中载保元汤："治男妇气虚之总方也。婴儿惊怯，痘家虚者，最宜。黄芪三钱，人参二钱，甘草一钱，肉桂（春夏二三分，秋冬六七分）。上四味，水煎服。"剂量较原方稍大，主治由治疗痘证拓展为治男妇气虚之总方。书中对本方做了方解："保元者，保守此元气之谓。是方用黄芪保在外一切之气，甘草保在中一切之气，人参保上、中、下、内、外一切之气，诸气治而元气足矣。然此汤补后天水谷之气则有余，生先天命门之气则不足，加肉桂以鼓肾间动气，斯为备耳。"

《医宗金鉴·删补名医方论》中引用柯琴对本方的解读："昔东垣以此三味能泻火、补金、培土，为除烦热之圣药，镇小儿之惊，效如桴鼓。魏桂岩得之，以治痘家阳虚顶陷，血虚浆清，皮薄发痒，难灌难敛者，始终用之。以为血脱须补气，阳生则阴长，有起死回生之功，故名之为保元也。又少佐肉桂，分四时之气而增损之，谓桂能治血以推动其毒，扶阳益气以充达周身。血内泣，引之出表，则气从内托；血外散，引之归根，则气从外护。参、芪非桂引导，不能独树其功。桂不得甘草和平气血，亦不能绪其条理。要非寡闻浅见者能窥其万一也。四君中不用白术，避其燥；不用茯苓，恐其渗也。用桂而不用四物者，以芎之辛散，归之湿润，芍之酸寒，地黄之泥滞故耳。如宜升则加升、柴，宜燥加苓、术，宜润加当归，宜利气加陈皮，宜收加芍，宜散加芎。又表实去芪，里实去参，中满忌甘，内热除桂，斯又当理会矣。"

魏桂岩即魏直。人参、黄芪、炙甘草，是李东垣补中益气汤方中的三味补气药。三药补中，加升麻、柴胡升清，即为补中益气汤（补中升清，再加白术、当归、陈皮和畅中焦）；三药补中，加肉桂、生姜温振，即为保元汤。

补中益气汤源于四君子汤，保元汤源于四君子汤和补中益气汤。人参、黄芪、炙甘草三味除烦热是基于补气以泻阴火。肉桂辛温入血，既可助参、芪益气，又可助参、芪托毒。

【关于黄芪汤】

《兰室秘藏·小儿门》载黄芪汤，治疗小儿慢惊风："黄芪二钱，人参一钱，炙甘草五分。上㕮咀，作一服，水一大盏，煎至半盏，去渣，食远服。加白芍药尤妙。""此三味皆甘温能补元气，甘能泻火。《内经》云：热淫于内，以甘泻之，以酸收之。白芍药酸寒，寒能泻火，酸味能泻肝而大补肺金，所补得金土之位，金旺火虚，风木何由而来克土，然后泻风之邪。"

黄芪汤与保元汤都可以治疗元气大虚。黄芪汤着眼于气虚内生阴火，故加白芍药；保元汤着眼于气虚内生虚寒，故用肉桂。

【关于人参、黄芪】

《景岳全书·本草正》中对人参、黄芪的论述较为中肯。

人参：味甘微苦，微温，气味颇厚，阳中微阴，气虚血虚俱能补。阳气虚竭者，此能回之于无何有之乡；阴血崩溃者，此能彰之于已决裂之后。唯其气壮而不辛，所以能固气；唯其味甘而纯正，所以能补血。故凡虚而发热，虚而自汗，虚而眩运，虚而困倦，虚而惊惧，虚而短气，虚而遗泄，虚而泻利，虚而头疼，虚而腹痛，虚而欲食不运，虚而痰涎壅滞，虚而嗽血吐血，虚而淋沥便闭，虚而呕逆躁烦，虚而下血失气等证，是皆必不可缺者。第欲以气血相较，则人参气味颇轻而属阳者多，所以得气分者六，得血分者四，总之不失为气分之药；而血分之所以不可缺者，为未有气不至而血能自至也。故扁鹊曰：损其肺者益其气，须用人参以益之，肺气既王，余脏之气皆王矣。所以人参之性，多主于气，而凡脏腑之有气虚者，皆能补之。

黄芪：味甘气平，气味俱轻，升多降少，阳中微阴。生者微凉，可治痈疽；蜜炙性温，能补虚损。因其味轻，故专于气分而达表，所以能补元阳、充腠理、治劳伤、长肌肉。气虚而难汗者可发，表疏而多汗者可止。其所以止血崩、血淋者，以气固而血自止也，故曰血脱益气；其所以除泻痢带浊者，以气固而陷自除也，故曰陷者举之。然其性味俱浮，纯于气分，故中满气滞者，当酌用之。

【医案例举】

太仓州尊陈鹿屏夫人，素患虚羸骨蒸，经闭少食，偶感风热咳嗽。向来调治之医，误进滋阴清肺药二剂，遂昏热痞闷异常。邀石顽诊之。脉见人迎虚数而气口濡细，寸口瞥瞥而两尺搏指。此肝血与胃气皆虚，复感风热之象，与加减葱白香豉汤，一服热除痞止，但咳则头面微汗，更与小剂保元汤调之而安。

又治同川春榜陈颖雍，触热锦旋抵家，即患河鱼腹疾。半月以来，攻克不效，遂噤口，粒米不入。且因都门久食煤火，肩背发痛，不赤不疼，陷伏不起，发呃神昏，势日濒危。内外医科，互相推诿，因命榇相邀石顽。就榻诊之，六脉弦细欲绝，面有戴阳之色。所下之物，瘀晦如烂鱼肠脑。证虽危殆，幸脉无旺气，气无喘促，体无躁扰，可进温补。但得补而痈肿发，便可无虞。遂疏保元汤，每服人参三钱，生黄芪二钱，甘草、肉桂各一钱，伏龙肝汤代水煎服。一啜而稀糜稍进，再啜而后重稍轻，三啜而痈毒贲起。另延疡医敷治其外，确守前方，服十余服而安，前后未尝更易一味也。

文学范铉甫孙振麟，于大暑中患厥冷自利，六脉弦细芤迟，而按之欲绝，舌色淡白，中心黑润无苔，口鼻气息微冷，阳缩入腹，而精滑如冰。问其所起之由，因卧地昼寝受寒，是夜连走精二度，忽觉颅胀如山，坐起晕倒，便四肢厥逆，腹痛自利，胸中兀兀欲吐，口中喃喃妄言，与湿温之证不殊。医者误为停食感冒，而与发散消导药一剂。服后胸前头项汗出如漉，背上愈加畏寒，而下体如冰，一日昏愦数次。此阴寒挟暑，入中手足少阴之候，缘肾中真阳虚极，所以不能发热。遂拟四逆加人参汤，方用人参一两，熟附三钱，炮姜二钱，炙甘草二钱。昼夜兼进，三日中进六剂，厥定。第四日寅刻阳回，是日悉屏姜附，改用保元。方用人参五钱，黄芪三钱，炙甘草二钱。加麦冬二钱、五味子一钱，清肃膈上之虚阳。四剂食进，改用生料六味加麦冬、五味，每服用熟地黄八钱，以救下焦将竭之水，使阴平阳秘，精神乃治。

这是《张氏医通》中的三则医案。案一用小剂保元汤调治体质素虚；案二用保元汤治疗误治后噤口、神昏；案三用保元汤合生脉散治疗厥、竭危症，用于四逆加人参汤治厥之后，用于麦味地黄丸治竭之前。

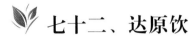

七十二、达原饮

【方证出处】

明代吴又可《温疫论》："温疫初起，先憎寒而后发热，日后但热而无憎寒也。初得之二三日，其脉不浮不沉而数，昼夜发热，日晡益甚，头疼身痛。其时邪在伏脊之前，肠胃之后，虽有头疼身痛，此邪热浮越于经，不可认为伤寒表证，辄用麻黄、桂枝之类强发其汗。此邪不在经，汗之徒伤表气，热亦不减。又不可下，此邪不在里，下之徒伤胃气，其渴愈甚。宜达原饮。"

原方组成：槟榔二钱，厚朴一钱，草果仁五分，知母一钱，芍药一钱，黄芩一钱，甘草五分。

煎服法：上用水二盅，煎八分，午后温服。

主治：瘟疫发热。

《瘟疫论》是中国医学史上第一部疫病学专著。本书开疫病论之先河，首创"戾气"病因学说，强调温疫与伤寒不同，明确指出，"夫温疫之为病，非风、非寒、非暑、非湿，乃天地间别有一种异气所感"，对后世温病学的形成与发展产生了深远的影响。

【方证解读】

《瘟疫论》载："槟榔能消能磨，除伏邪，为疏利之药，又除岭南瘴气；厚朴破戾气所结；草果辛烈气雄，除伏邪盘踞；三味协力，直达其巢穴，使邪气溃败，速离膜原，是以为达原也。热伤津液，加知母以滋阴；热伤营血，加白芍以和血；黄芩清燥热之余；甘草为和中之用。以后四味，不过调和之剂，如渴与饮，非拔病之药也。"

达原饮方中针对病邪、病证所用药物只有槟榔、厚朴、草果三味：槟榔、草果除伏邪，厚朴破戾气。这三味药物同用，可以直达巢穴，使邪气溃败，速离膜原。清代学者李砚庄有这样一个比喻："……盖疫本热邪犹贼，膜原犹窝，槟榔、草果犹捕快手，厚朴犹刑具……"

至于其余四味药，知母养阴清热，若无热伤津液见症，可以不用；白芍养阴和血，若无热伤营血见症，可以不用；黄芩清有余之燥热的，若无燥热有余见症可以不用。当然，如果燥热过甚，或者津液、营血过伤，单味药力量不足时，也可以加相应的药物。甘草缓急和中。

如果将甘草看作方中的佐使药，达原饮方实际上只有四味药物组成：槟榔、厚朴、草果、甘草。至于黄芩、知母、白芍，属于加减用药。

关于方后加减应用。

"如胁痛、耳聋、寒热、呕而口苦，此邪热溢于少阳经也，本方加柴胡一钱；如腰背项痛，此邪热溢于太阳经也，本方加羌活一钱；如目痛、眉棱骨痛、眼眶痛、鼻干、不眠，此邪热溢于阳明经也，本方加干葛一钱……温疫舌上白苔者，邪在膜原也。舌根渐黄至中央，乃邪渐入胃。设有三阳现证，用达原饮三阳现法。因有里证，复加大黄，名三消饮。三消者，消内、消外、消不内外也。"

达原饮所治病证的病位既不在经络，也不在脏腑，而是经络与脏腑分界的"膜原"。于是，病邪之解，既可以出表，也可以入里，也可以表里分传。邪出于经，病在少阳，加柴胡；病在阳明，加葛根；病在太阳，加羌活。邪入于里，加大黄。若表里分传，用三消饮，消内、消外、消不内外。当然，如果伏邪全部离开膜原，就不需"达原"了。"若脉长洪而数，大汗多渴，此邪气适离膜原，欲表未表，此白虎汤证。""如舌上纯黄色，兼之里证，为邪已入胃，此又承气汤证也。"邪气完全出于经，为白虎汤证；邪气完全入于腑，是承气汤证。但是否出表或入里，需要明辨。

关于方中药物的剂量。

达原饮方中药物的剂量：二钱、一钱、五分，整张方子的剂量仅为 7 钱，用量很小。

达原饮是治疗瘟疫的一张方剂。瘟疫，是大病，也是急症，方中药物用量却很小，值得我们反思：临床治疗急病、大病是否必须用大方、大剂？

关于舌象。

吴又可说："间有感之轻者，舌上白苔亦薄……感之重者，舌上苔如积粉，满布无隙……"这两者，都可以用达原饮。如果舌象发生变化，舌色变黄，加大黄；舌色变黑，生芒刺，用大承气汤。临床体会，实际情况中用达原饮方的决定性因素是舌象，苔白如积粉是辨证的关键。

温病学派医家非常注重辨舌苔，叶天士《温热论》短短几页纸，详细论述了温病根据舌苔变化而不同的选方用药。例如，通过舌苔之有地、无地辨病之虚实，通过舌苔之干润辨别有无津液损伤。通过舌质之颜色辨别病位：舌黄白，病在气分；舌绛，病入营血；舌上生芒刺，是上焦热极；舌苔黑，是夹有阴病；苔白或苔如积粉，是病在膜原，等等。

【疑难解读】

达原饮方证的病位。

吴又可说，达原饮方证的病位在"伏脊之前，肠胃之后"，这是哪里？

在《瘟疫论》首篇"原病"中有这样一段话："邪自口鼻而入，则其所客，内不在脏腑，外不在经络，舍于伏脊之内，去表不远，附近于胃，乃表里之分界，是为半表半里，即《针经》所谓横连膜原是也。""表里分界""半表半里""膜原"是它的病位。

在西医学进入中国之前，中医学对人体解剖是没有概念的。中医古籍中所提及的各种实质性的人体部位，大多是想象出来的，并没有一个精准的定位。我们在学习的时候也不必纠结它究竟在哪里。医家提出病位的目的，只是为阐述某一治法服务的。如这里提到的位于半表半里的"膜原"，意在说明，此病非表证，不能用汗法；亦非里证，不能用下法。这就是提出这个名词的用意所在。

清代医家张璐在《张氏医通》说："槟榔、草果、厚朴，俱属清理肠胃之品。"这句话的本意是为了说明达原饮方治疗热病，但从这句话中也可以得出一个结论：槟榔、草果、厚朴这三味药同用可以治疗湿浊困阻中焦的内伤病。

《柳选四家医案》中记载："胃阳衰惫，气阻痰凝，中脘不快，食下则胀。宜辛温之品治之，草果仁，厚朴，茯苓，半夏，甘草，槟榔。""此湿痰阻遏中宫之证。"草果仁、厚朴、茯苓、半夏、甘草、槟榔，即四味达原饮加茯苓、半夏。

也就是说，当达原饮治疗外感病时，它的病位在半表半里；当达原饮治疗内伤病时，它的病位在中焦。

达原饮与升降散的区别。

升降散出自清代医家杨栗山所著的《伤寒瘟疫条辨》。方中药物组成：白僵蚕二钱，蝉蜕一钱，姜黄三分，大黄四钱。方以"僵蚕、蝉蜕，升阳中之清阳；姜黄、大黄，降阴中之浊阴。一升一降，内外通和，而杂气之流毒顿消矣"。僵蚕可以升阳，蝉蜕可以达表，姜黄可以下气，大黄可以攻里。这是一张治疗温邪怫郁，表里、上下均不通的方子。

达原饮可以与升降散合用，病邪有出表之机，可以用达原饮加僵蚕、蝉蜕；病邪有入里之机，可以用达原饮加姜黄、大黄；病邪表里分传可以用达原饮合升降散全方，类似于三消饮。但三消饮意在"消内、消外、消不内外"；达原饮合升降散在消内、消外之余还有升清阳、降浊阴的作用。

治外感病，达原饮的病位在半表半里；治疗内伤病，其病位在中焦。升降散的病位在上、中、下三焦。达原饮起病可见憎寒、壮热；升降散起病可见三焦热证，无憎寒的表现。达原饮治瘟疫初起，邪伏膜原；升降散适用于瘟疫的各个阶段。达原饮治瘟疫有明确禁下、禁汗的约束，有主次、标本、先后的区别；升降散治瘟疫意在通过升、降、出、入使病邪溃散。达原饮更像一张专病方，升降散更像一张示例方。

【后世发挥】

清代医家张璐在《张氏医通》中说道："余尝以此治疫疟、时疫，靡不应手获效，总藉以分解中外寒热诸邪之力耳。"达原饮由治疫扩展至治疟。

清代医家张秉成在《成方便读》中说道："合观此方，以之治伏邪初起者甚宜，似觉治瘟疫为未当耳。"达原饮方可以治疗伏邪，但不可以普施于温疫。

清代医家吴鞠通在《温病条辨》中说道："至若吴又可，开首立一达原饮，其意以为直透膜原，使邪速溃，其方施于藜藿壮实之人之温疫病，容有愈者，芳香辟秽之功也。若施于膏粱纨绔及不甚壮实人，未有不败者……岂有上焦温病，首用中下焦苦温雄烈劫夺之品，先劫少阴津液之理！"提及用方时需注意患者的体质，可供参考。

清代医家吴坤安在《伤寒指掌》中说道："暑秽内结，吸入暑秽，先走募原。募原是胃络分布，故上逆而为呕吐……舌白苔者，不宜陷胸、泻心，宜杏、蔻、桔、橘，苦辛开肺。如邪入膜原，舌苔粉白，当用吴又可达原饮。舌黄腻浓者，非泻心不可。"达原饮可用于治疗伤寒变证呕吐，与泻心汤、陷胸汤类比。

晚清医家柳宝诒在《温热逢源》中说道："若系暑湿浊邪，舌苔白腻者，用达原饮甚合。若伏温从少阴外达者，则达原饮一派辛燥，既不能从里透邪，而耗气劫津，非徒无益，而又害之矣。学者当细心体认，勿误用也。"方以治证，达原饮针对秽浊之邪，若阴亏津耗无秽浊之伏温，在禁用之列。

临床中，达原饮多用于治疗急性呼吸道病变。山西名医朱进忠先生常用达原饮治疗发热经失治误治后，尤其是经大量使用西药抗生素后，热势仍不退的情况。另外，在抗击新冠疫情过程中，达原饮也被广泛使用。

【医案例举】

朱进忠《中医临证经验与方法》一书中有这样一则案例：

一名 8 岁的患者，持续高热 28 天，医院诊断为"上呼吸道感染"。用了西药抗生素，又配合中药清热解毒之剂，高热仍然持续。就诊的时候体温 39.9℃，伴随有咽干、咽痛，大便干，小便赤，精神不好，苔黄腻，脉弦紧而数。辨为邪伏膜原，用达原饮加减：因舌苔腻，不用滋腻的白芍；加蝉蜕清轻达表，加白芷清阳明经热，加大黄泄下里积。方药如下：厚朴 10g，草果 10g，槟榔 10g，黄芩 10g，知母 10g，菖蒲 10g，柴胡 10g，白芷 10g，蝉蜕 10g，大黄 2g。服药 1 剂，发热退，精神、食欲好转，继服 1 剂，疾病痊愈。

此案用达原饮，已经远远超出"瘟疫"的范畴，也超出了六经辨证、半表半里的范畴。这里用达原饮治疗内伤病，病位在中焦，以舌苔厚腻为辨。

高建忠老师也经常用达原饮方加减治疗经误治不愈而舌苔厚腻、大便不通之类的发热病变。高老师说，临证常见部分外感热病，初起舌苔不厚不腻，经滥用或误用抗生素、解热镇痛药、清热解毒类中成药和中草药，往往可见舌苔转为厚腻。此时如发热不退、大便干结，可以用达原饮加减。在《读方思考与用法体会》一书中有一则类似的案例：

一名8岁的患者，发热2天，口服中药2剂，热不退，伴见咽痛、乏力、纳差，大便不通，无恶寒。舌质红，舌苔厚腻，脉细弦。证属外感风热、中焦湿阻。治以疏风清热、化湿畅中为法。方用达原饮方加减。方药：厚朴9g，炒槟榔12g，草果6g，柴胡9g，黄芩9g，蝉蜕9g，僵蚕9g，牛蒡子9g，生甘草2g。2剂，水煎服。上方服2剂，热退纳复而愈。

临床中，高老师将达原饮广泛用于内伤疾病的治疗，例如耳鸣、头痛、老年性便秘、腹痛、呕吐等，这些病人有一个共同的特点：舌苔厚腻。在内伤疾病中，舌苔厚腻者经常可见。而舌苔厚腻的常见原因有食积、误治。食积，如长期喜食肥甘厚腻之品。误治，如本应消导反用补益的；或者过服消导之品致正气损伤、有形之邪结聚的；或者用二陈汤、平胃散、保和丸之类疗效较差的，往往用达原饮可以收到意想不到的效果。

七十三、升陷汤

【方证出处】

张锡纯《医学衷中参西录》："升陷汤：治胸中大气下陷，气短不足以息，或努力呼吸，有似乎喘；或气息将停，危在顷刻。其兼证，或寒热往来，或咽干作渴，或满闷怔忡，或神昏健忘，种种症状，诚难悉数。其脉象沉迟微弱，关前尤甚。其剧者，或六脉不全，或参伍不调。"

原方组成：生箭芪六钱，知母三钱，柴胡一钱五分，桔梗一钱五分，升麻一钱。

煎服法：水煎服。

张锡纯是中国近代将中医和西医结合的第一人，《医学衷中参西录》是其耗毕生精力所著的一本书。"衷中"，以中医为根本；"参西"借鉴西医有益的东西。《医学衷中参西录》中的每一方、每一药、每一论无不结合临床展开论述：重要的方剂之后会附以数个案例来论证；重要的理论在临床中会被反复探讨、印证。因此，张锡纯又被称为"医学实验派大师"。

【方证解读】

什么是"大气"?

张锡纯用升陷汤治疗"胸中大气下陷"之证。那么,"胸中大气"指的是什么?它来源于哪里?大气下陷的原因又是什么?

"大气"一词最先记载于《黄帝内经》中,它既可以指外感之气,又可以指病气、邪气,还可以指宗气。《灵枢·邪客》中说:"五谷入于胃也,其糟粕、津液、宗气分为三隧。故宗气积于胸中,出于喉咙,以贯心脉,而行呼吸焉。"《灵枢·五味》中说:"其大气之抟而不行者,积于胸中,命曰气海。出于肺,循喉咽,故呼则出,吸则入。"大气和宗气同居于胸中,出于喉咙,可贯心脉、主呼吸。所以,大气和宗气是同一种物质。

喻嘉言《医门法律》中明确提出"胸中大气"一词,指出胸中大气即为"胸中阳气",且胸中大气关乎生死。"五脏六腑,大经小络,昼夜循环不息,必赖胸中大气,斡旋其间。大气一衰,则出入废,升降息,神机化灭,气立孤危。如之,何其可哉!"

张锡纯结合《黄帝内经》《医门法律》的观点,明确提出胸中大气指"宗气"。"为其实用能斡旋全身,故曰大气,为其为后天生命之宗主,故又曰宗气。"

导致"大气陷下"的原因。

"其证多得之力小任重,或枵腹力作,或病后气力未复勤于动作,或因泄泻日久,或服破气药太过,或气分虚极自下陷。种种病因不同。"

临床中，可以导致气陷的原因有过度劳作，既包括过度体力劳动，也包括过度房劳、过度脑力劳动、过度说话等；节食太过；长期腹泻；误用损伤正气的药物，包括疏肝理气、行气破气、活血破血、苦寒败胃、辛燥发散、攻积泻下、化痰利湿、攻逐水饮之品等。也可能为正气虚极的病人过用或滥用抗生素、激素，或肿瘤病人接受放、化疗治疗，或术后体虚的病人等。

关于升陷汤的主症。

中医学理论中有精、气、神三宝。精根于肾，气出于肺，神出于心。西医学理论中，也有三宝——心、肺、脑，它们是直接关乎生死的三大器官。

张锡纯受西医学的影响，所以升陷汤的主症有肺系疾病见症，如气促、喘咳、短气、胸满、水肿、小便不利等；有心系疾病的见症，如心悸、怔忡、脉律不齐等；有脑髓不足的见症，如神昏、健忘、肢体颤动等。同时还有其他兼证，如往来寒热、咽干口渴、肢体痿软、失血、易饥、二便失禁等。

总的来说，胸中大气陷下证的病机是胸中大气亏虚，不能充养心、肺、脑髓。

关于脉象。

"其脉象沉迟微弱，关前尤甚。其剧者，或六脉不全，或参伍不调。"均为脏腑气血不足，病情危重的表现。在此基础上，张锡纯又言："右寸凹陷无力为其常，左寸凹陷无力为其变。"肺之脉诊在右部，故大气下陷，右脉微弱是常理。但是，胸中大气根生于肾气，由肾气借助肝气的条达作用至于胸中，如果素体肝肾亏虚的病人，或者过用疏肝理气之品使气耗散者，可见左寸微弱，此为临床之变。

关于升陷汤的方解。

基于气虚、气陷这一理论，张锡纯创立了升陷汤，意在升补正气。"黄芪，既善补气，又善升气。且其质轻松，中含氧气，与胸中大气有同气相求之妙用。柴胡为少阳之药，能引大气之陷者自左上升；升麻为阳明之药，能引大气之陷者自右上升。桔梗为药中之舟楫，能载诸药之力上达胸中，故用之为向导也。"（见《医学衷中参西录》）

升陷汤方，无论立方本意，还是方中用药，都是以西医的理论为指导的。

关于方后加减应用。

"至其气分虚极者，酌加人参，所以培气之本也；或更加萸肉，所以防气之涣也。至若少腹下坠或更作疼，其人之大气直陷九渊，必需升麻之大力者以升提之，故又加升麻五分或倍作二钱也。方中之用意如此，至随时活泼加减，尤在临证者之善变通耳。"

升陷汤为一张示例方，临床可随症加减用药。

张锡纯治疗胸中大气陷下证，多以升陷汤为基础进行加减，如回阳升陷汤、理郁升陷汤、醒脾升陷汤、加味补血汤、补偏汤、固冲汤、安冲汤、理冲汤等，多达20余首。"胸中大气下陷"的思想贯穿整部《医学衷中参西录》。总结升陷汤类的临床应用，张锡纯补养胸中大气多用生黄芪、人参、山萸肉、桑寄生、白术；升提胸中大气多用柴胡、升麻、桔梗、桂枝。

【疑难解读】

补中益气汤和升陷汤都可以治疗气虚、气陷证。两方有何区别？

升陷汤和补中益气汤方中均用到了黄芪、升麻、柴胡。这三味药在两首方中的用意基本相同，用黄芪补气，用升麻、柴胡升举下陷之气。但是两方的立方理念不同。补中益气汤是"升降浮沉补泻用药法"的产物。在四君子汤的基础上，考虑到春升之令，加行春升之令的升麻、柴胡，去不利春升的茯苓，加和血脉之当归、导气之陈皮、补气之黄芪而成。虽然黄芪是君药，但基础方是四君子汤。四君子汤主治脾胃气虚之证，故而补中益气汤治疗的病证有脾胃气虚的根本。

升陷汤没有四君子汤的影子，所以升陷汤可以没有脾胃气虚的表现。当然，如果兼有脾胃气虚，可以合用补中益气汤。这是两方最根本的区别。

升陷汤治疗宗气下陷之证，病在上焦；补中益气汤治疗脾气下陷之证，病在中焦。升陷汤可以治疗内伤病，也可以治疗外感病，以内伤病居多。补中益气汤主要治疗内伤病。

脾胃为气血生化之源，包括胸中大气在内的人身诸气，皆来源于脾胃生化或有赖于脾胃生化的补养。如果大气下陷是基于内因或外因的过度伤损，则补胸中大气佐以升陷即可痊愈。倘大气下陷是基于日久生化补养不足，或有生化不足的内在因素，治疗上必须重视脾胃生化，或益气升陷与健运脾胃同施，或先予益气升陷，继以健运脾胃。

从张锡纯的立方本意考虑，升陷汤是一首救急、治标的方剂。它只关注了气虚、气陷这一结果，对于造成这一结果的原因，并没有干预。所以在临床中，有脾胃气虚见症者，用补中益气汤；久病，用补中益气汤；新病，用升陷汤；救急，用升陷汤。

【后世发挥】

升陷汤是张锡纯学术体系中很重要的一张方剂，他本人将其广泛应用于临床多种疾病的治疗。既可以用于治疗内伤病，如咳喘、心悸、水肿、癃闭、失血过多等，也可以用于治疗外感病，如伤寒、温病、疟疾等。还可以用于治疗情志病。张锡纯指出，"此证为医者误治及失于不治者甚多"，喻嘉言将其归因于"医咎"！

国医大师祝谌予用升陷汤治疗久咳、哮喘、支气管扩张之咯血等，证属肺气不足、气阴两虚的情况。他曾用升陷汤加化痰活血之品治疗肺泡蛋白沉着症。肺泡蛋白沉着症属罕见病例，国内外对此病报道不多，中医无此病名。"祝氏根据病人咳嗽痰黏、气短不足以息，动辄气喘，唇甲青紫，舌胖有齿痕、脉细弦滑的表现，辨证为大气下陷、痰浊不化、瘀血阻络，采用张锡纯所制升陷汤治疗月余，患者症状明显改善。"（见《名老中医祝谌予经验集》）

山西名医李可先生用升陷汤以"少腹鼓凸"为辨，如胃下垂、呼吸衰竭、癔症、阴痒等，根据"少腹鼓凸"一症，辨出气陷下焦，不能升举。曾治一怪病，女性患者，诊见头痛眩晕，全身震颤不停，右半身麻木抽搐。哭笑无常，无故悲伤动怒，时觉恐惧，如人跟踪，惶惶不可终日，少腹鼓凸憋胀……

气短难续，自汗而喘，腰困如折，寐艰多梦。六脉微细如丝，两寸尤沉、尤弱，舌淡红少苔。各种检查均无异常……用升陷汤治疗 3 剂而愈。（见《李可老中医急危重症疑难病经验专辑》）

【医案例举】

高建忠老师《读方思考与用方体会》中载有一案：

高某，男，65 岁，体力劳动者。2011 年 1 月 13 日外出受寒后出现恶寒、发热、头身疼痛，自服"去痛片"2 片，"新康泰克"1 粒，"罗红霉素"4 粒，当晚汗出、热退、痛止，但突发眩晕，不敢稍动。至次日下午眩晕渐止，但气短不足以息，胸闷、乏力，时有咳嗽。15 日诊治。症见：面暗体瘦，语声无力，卧床懒动，动则气短，胸闷时咳，痰不多，脘腹无不适，知饥，进食尚可，大便少。无恶寒、发热，无明显汗出，头有昏沉感。口中和，不喜饮。舌质淡暗苍老，舌苔白，脉沉细缓。既往有咳嗽宿疾。辨证为大气下陷证，兼肺气不利。治以益气升陷，佐以通调肺气为法。升陷汤加减治之，因咳嗽、有痰，加杏仁降肺，加陈皮行气。方药：生黄芪 30g，桔梗 9g，升麻 6g，柴胡 6g，炒杏仁 12g，陈皮 9g。4 剂，水煎服。服 1 剂气短明显减轻，服药 4 剂后疾病痊愈。

分析这则案例，患者既往有咳嗽宿疾，说明有肺气不足的根本。腹无不适、知饥、进食尚可，说明无脾胃气虚的基础。综合分析，病位在上焦：有肺气虚的见症，动则气短，胸闷时咳；有心血不足的见症，面暗体瘦，语声无力，卧床懒动；有髓海不足的见症，头晕。因胸中大气亏虚，不能充养心、肺、脑髓，故用升陷汤而愈。

七十四、三甲复脉汤

【方证出处】

清代吴鞠通《温病条辨·下焦篇》第十四条："下焦温病，热深厥甚，脉细促，心中憺憺大动，甚则心中痛者，三甲复脉汤主之。"第七十八条："燥久伤及肝肾之阴，上盛下虚，昼凉夜热，或干咳，或不咳，甚则痉厥者，三甲复脉汤主之，定风珠亦主之，专翕大生膏亦主之。"

原方组成： 炙甘草六钱，干地黄六钱，生白芍六钱，麦冬五钱（不去心），阿胶三钱，牡蛎五钱，生鳖甲八钱，生龟板一两。

煎服法： 水八杯，煮取八分三杯，分三次服。剧者，加甘草至一两，地黄、白芍八钱，麦冬七钱，日三夜一服。

主治： 温病邪热久羁下焦，热深厥甚。脉细促，心中憺憺大动，甚者心中痛。或手足蠕动者。

【方证解读】

复脉汤，即炙甘草汤。《伤寒论》第177条："伤寒，脉结代，心动悸，炙甘草汤主之。"炙甘草汤方："甘草四两（炙），生姜三两（切），人参二两，生地黄一斤，桂枝三两

（去皮），阿胶二两，麦冬半升（去心），麻仁半升，大枣三十枚（擘）。上九味，以清酒七升，水八升，先煮八味，取三升，去滓，纳胶，烊消尽，温服一升，日三服。一名复脉汤。"

"此方以炙甘草为君，故名炙甘草汤。又能使断脉复续，故又名复脉汤。"（《伤寒溯源集》）

素体不足，寒邪伤阳，出现脉结代、心动悸，证属阴血阳气两虚。治以炙甘草补气为主，伍以人参、大枣补气滋液，生地黄、阿胶、麦冬、火麻仁充养阴血，佐以桂枝、生姜宣阳化阴，清酒煎煮流通血脉。

寒邪伤阳，温邪伤阴。吴鞠通在构建温病学治疗体系时，取用炙甘草汤中炙甘草、生地黄、阿胶、麦冬、火麻仁滋养柔润之品，再加白芍柔敛，即成加减复脉汤。"去参、桂、姜、枣之补阳，加白芍收三阴之阴，故云加减复脉汤。在仲景当日，治伤于寒者之结、代，自有取于参、桂、姜、枣，复脉中之阳；今治伤于温者之阳亢阴竭，不得再补其阳也。"

加减复脉汤用于温病热邪伤及下焦阴津。或因迁延日久，或因误治，或因体质素虚，邪热耗伤阴津，深入下焦，消灼肝肾真阴之证。"热邪深入，或在少阴，或在厥阴，均宜复脉。""此言复脉为热邪劫阴之总司也。盖少阴藏精，厥阴必待少阴精足而后能生，二经均可主以复脉者，乙癸同源也。"

加减复脉汤证可见身热、舌燥、齿黑、唇裂、手足心热甚于手足背、心悸、耳聋、神疲、神昏、脉虚大或结代等脉症。

加减复脉汤证，如见大便溏，去火麻仁之滑润，加敛涩之牡蛎一两，即成一甲复脉汤。

加减复脉汤证，舌干、齿黑较甚，脉见沉数，"手指但觉蠕动"，痉厥之兆，或痉厥已作，于加减复脉汤内加生牡蛎五钱、生鳖甲八钱，成二甲复脉汤。

加减复脉汤证，神昏厥逆，脉细促，"心中憺憺大动，甚则心中痛者"，在二甲复脉汤基础上加生龟板一两，即成三甲复脉汤。

综上可见，三甲复脉汤治疗下焦温病，肝肾阴亏（甚则阴竭）、虚风内动、虚阳上越之证。方中用加减复脉汤存阴，加三甲潜阳。

【关于滋阴息风法】

张文选在《叶天士用经方》一书中，在谈到使用炙甘草汤时指出，"叶氏锐敏地发现，仲景炙甘草汤重用生地黄至一斤，8倍于人参（二两）、4倍于炙甘草（四两）、5.3倍于桂枝（三两），并配伍麦冬、麻仁各半斤，阿胶二两，以重补阴血为突出特点。他紧紧地抓住这一特点，并去方中性味辛温的桂枝、生姜、大枣，再加白芍，组成了滋补肝肾阴液的基础方。由于方中阿胶为血肉有情之品，味咸，麦冬、白芍、生地黄等药性属寒凉，因此，叶氏称此方所代表的法为"咸寒"滋阴法……咸寒滋补真阴法的建立，不仅与甘寒滋养胃阴法作出了分别，而且为下焦肝肾真阴亏损证的治疗提供了新的具体的治法。""进而，叶氏根据真阴损伤，易累及肝阴，肝肾阴液亏虚，可致肝阳亢逆，变化内风，发为虚风内动证的临床特点，在加减复脉汤咸寒滋补真阴的基础方中，加入牡蛎、鳖甲、龟板、鸡子黄等滋阴潜阳息风药，从而创立了滋阴息风法，为虚风内动证的治疗提供了新的治法"。

【医案例举】

病案一：某，乙丑八月二十二日：不兼湿气之伏暑误治，津液消亡，以致热不肯退，唇裂舌燥，四十余日不解，咳嗽胶痰，谵语口渴。可先服牛黄清心丸，清包络而搜伏邪；汤药与存阴退热法。

细生地黄三钱，麦冬五钱，白芍（炒）三钱，甘草一钱，沙参三钱，生牡蛎五钱，生鳖甲五钱，生扁豆三钱。

二十四日：暑之偏于热者，误以伤寒足经药治之，以致津液消亡。昨用存阴法兼芳香开络中闭伏之邪，已见大效。兹因小便赤甚而短，热虽减而未除，议甘苦合化阴气法。二甲复脉汤加黄芩三钱；如有谵语，其牛黄丸仍服。

二十六日：昨用甘苦合化阴气法，服后大见凉汗，兹热已除，脉减，舌黄尽退，但六脉重按全无，舌仍干燥。议热之所过，其阴必伤，例用二甲复脉汤，重加鳖甲、生甘草。八帖。

这是《吴鞠通医案》中使用二甲复脉汤的一则医案。

二甲复脉汤与三甲复脉汤都属于"咸寒甘润法"，三甲复脉汤证是二甲复脉汤证的进一步发展。

从本案中我们可以看出，二甲复脉汤、三甲复脉汤只是代表着一种治法，临床用方不可拘泥，随症加减、随证进退至关重要。同时，注意虚中夹邪，案中牛黄清心丸的合用、黄芩的加用，都是取效的关键。

病案二：《吴鞠通医案》中载另一案："李，四十岁，面赤舌绛，脉虚弦而数，闻妇声则遗，令其移居大庙深处。三甲复脉汤：炙甘草、麻仁、生牡蛎、生白芍、阿胶、生鳖甲、干地黄、连心麦冬、生龟板。服四十帖，由渐而效，后以天根月窟膏一整料二十四斤收功。"

内伤，虚劳，下焦真阴欲竭不敛，治用三甲复脉汤缓缓收功。三甲复脉汤由治疗下焦温病转为治疗内伤虚劳。

病案三：金某，女，63岁。

一诊（1974年2月17日）：头痛反复发作史历2年余，昨起突然头痛如劈，颈项板滞，不能转侧，伴呕吐2次，口干，尿频、量少，脉弦小，舌光红。年逾花甲，肝阴已亏，肝阳上扰巅顶则痛，症情沉重，姑拟平肝潜阳，滋阴息风，以观动静。

羚羊角粉0.6g（分吞），生石决明30g（先煎），生地黄18g，炒白芍18g，炙甘草3g，地龙9g，鲜竹茹9g，炒黄芩9g，钩藤12g（后下），炒丹皮9g，广郁金9g。2剂。

二诊（1974年2月19日）：头部剧痛得减，呕吐亦止，左目模糊，颈项板滞，身热口渴，大便不畅，小溲不爽，次数减少，舌红绛而干，脉弦小数。风阳化火，伤阴劫津，症势仍属重笃，再拟育阴镇潜，三甲复脉汤加减。

羚羊角粉0.6g（分吞），生牡蛎30g（先煎），生龟板15g（先煎），生鳖甲15g（先煎），鲜生地黄30g，鲜沙参30g，鲜铁皮石斛30g（先煎），阿胶9g（烊冲），生白芍12g，生石决明30g（先煎），火麻仁15g（打），西洋参6g（另煎代茶），另鲜竹沥一支。1剂。

三诊（1974年2月20日）：头部疼痛较昨日减轻，腑气已通，尿滞亦爽，身热略减，颈项板滞，左目红赤，舌光干绛，尖边紫，脉弦细数。阴伤络损，营血两燔，血热挟瘀，拟凉血化瘀，育阴潜阳息风，三甲复脉汤合犀角地黄汤出入。

羚羊角粉 0.9g（分吞），水牛角 30g（先煎），生地黄 15g，赤白芍各 9g，牡丹皮 9g，丹参 9g，龟板 15g（先煎），鳖甲 15g（先煎），牡蛎 30g（先煎），阿胶 9g（烊冲），麻仁 9g，炙甘草 3g。

后虽续诊数次，均以本方进退，未予更张，共服 7 剂，头痛渐平，身热退清，舌红转润，风阳得以潜息，津液亦得恢复，终入坦途。

按：本例为肝阴素亏，风阳化火上扰，劫液伤津，营血两燔之证，故先予羚角钩藤汤平息风阳鸱张之势，继用三甲复脉汤、犀角地黄汤及大剂养阴之品育阴潜镇、凉血化瘀，先后仅服 10 剂，诸恙若失。

这是张伯臾所著《张伯臾医案》中的一则案例。

三甲复脉汤治疗温病，多用于温病后期、病入下焦者。三甲复脉汤用于治疗内伤杂病，可用于急性起病者，如本案。三甲复脉汤用于内伤杂病，多用于肝肾阴亏、肝阳上亢，治疗主要是滋阴与潜阳两法：三甲潜阳，必要时可加石决明清镇，羚羊角息风；复脉汤滋阴，所用药物可随症加减，必要时可加西洋参气阴两顾，或合犀角地黄汤清解血分。

七十五、沙参麦冬汤

【方证出处】

清代吴鞠通《温病条辨·上焦篇》："燥伤肺胃阴分，或热或咳者，沙参麦冬汤主之。"

原方组成：沙参三钱，玉竹二钱，生甘草一钱，冬桑叶一钱五分，麦冬三钱，生扁豆一钱五分，天花粉一钱五分。久热久咳者，加地骨皮三钱。

煎服法：水五杯，煮取二杯，日再服。

主治：燥伤肺胃阴分证。

【方证解读】

《温病条辨·上焦篇》在论述秋燥时，五十四条、五十五条、五十六条连续论述了三个方证：秋感燥气，右脉数大，伤手太阴气分者，桑杏汤主之；感燥而咳者，桑菊饮主之；燥伤肺胃阴分，或热或咳者，沙参麦冬汤主之。

燥伤肺气分者，用桑杏汤或桑菊饮。燥伤肺胃阴分者，用沙参麦冬汤。由气入阴，由肺及胃，可见，后者是前者的进一步发展。

桑杏汤证、桑菊饮证重在燥邪外入，治疗重点在于祛除燥邪；沙参麦冬汤证重在肺胃阴津的耗伤，治疗重点在于恢复肺胃阴津。

沙参麦冬汤证可以是燥邪日久伤阴而成，也可以是素体肺胃阴虚又感燥邪而成。

肺胃阴津燥伤，可见干咳，或伴身热，口燥、咽干、鼻干，舌质红，少苔或无苔而干，脉象细数。

组方用沙参、桑叶养阴润肺为主，伍以麦冬、玉竹、天花粉养肺胃阴津，生扁豆、生甘草和中养胃。久热久咳者，加地骨皮清虚热。本方以甘寒养阴药为主组成，故吴鞠通说："故以甘寒救其津液。"

李畴人在《医方概要》中说："此方治深秋燥热伤肺咳嗽之症，以沙参、麦冬、玉竹清滋甘润，并补肺气，而养肺液，桑叶清肺络，天花粉清胃热，白扁豆清脾热而养阴，生甘草生津和胃，共收清肺热、养肺阴之效。挟外感者不宜，嫌沙参、麦冬腻滋也。"

本方可以养肺阴、养肺液，但确无补肺气之效。如需补肺气，宜加补气药，或合生脉散。方中桑叶、天花粉确有清热之功，但二药与养阴药相伍可起柔润生津之效。扁豆无养阴之功，有和中健中之效。吴鞠通在玉竹麦冬汤方后说："土虚者，加生扁豆。气虚者，加人参。"

【疑难解读】

方中使用桑叶辛凉，方证中有外感？

方中使用桑叶，着眼于外感燥邪。但此"外感"为燥邪外侵于上焦，而不是通常说的外感表证。

使用桑叶，是治疗燥邪犯肺的起手方，倘用作温病中的善后方或用于内伤病中，则往往不需要使用桑叶。

【医案例举】

病案一： 钱，胃虚少纳，土不生金，音低气馁，当与清补。胃阴虚，不饥不纳。

麦冬、生扁豆、玉竹、生甘草、桑叶、大沙参。

这是《临证指南医案》中的一则医案。

胃虚少纳，治以清补，这是叶天士养胃阴法。

吴鞠通在本案用药的基础上加天花粉，即组成温病名方沙参麦冬汤。

《临证指南医案》华岫云在按语中说："观其立论云：纳食主胃，运化主脾。脾宜升则健，胃宜降则和。又云：太阴湿土，得阳始运。阳明阳土，得阴自安。以脾喜刚燥，胃喜柔润也。仲景急下存津，其治在胃。东垣大升阳气，其治在脾。此种议论，实超出千古。故凡遇禀质木火之体，患燥热之症，或病后热伤肺胃津液，以致虚痞不食，舌绛咽干，烦渴不寐，肌燥热，便不通爽，此九窍不和，都属胃病也，岂可以芪、术、升、柴治之乎？故先生必用降胃之法。所谓胃宜降则和者，非用辛开苦降，亦非苦寒下夺以损胃气，不过甘平或甘凉濡润，以养胃阴，则津液来复，使之通降而已矣。此义，即宗《内经》所谓六腑者传化物而不藏，以通为用之理也。"

本案即体现"甘凉濡润，以养胃阴"。

病案二： 病人是伦敦唐人街某食品店老板，1995 年 12 月 21 日，值深秋之时，病人已有一个月咳嗽不止，干咳无痰，目前身上微微见热，口渴，口干，鼻腔黏膜亦干燥，舌红，无苔，脉细数。证明有胃阴不足，更有肺阴不足。治宜滋养肺胃之阴。仿用沙参麦冬汤。考虑久咳久热者可加用地骨皮清其内热。

方药：沙参 15g，麦冬 10g，白扁豆 6g，桑叶 10g，玉竹 10g，生甘草 10g，天花粉 10g，地骨皮 10g，桔梗 10g。三剂。

复诊时述病情大有好转。遂又开予 3 剂。后得知病愈。

这是于天星所著《海外医话》中的一则案例。

干咳无痰，伴见口干、鼻干、身热，舌红、无苔、脉细数，燥伤肺阴之证。治用沙参麦冬汤养阴润肺清燥，加桔梗宣肺利咽，加地骨皮清虚热。

本案也可能是素体肺胃阴虚，又感燥邪而发病。

病案三：陈某，女，54 岁。1981 年 2 月 10 日就诊。

4 天前突然寒战、发热达 39℃，伴咳嗽、胸痛。在当地卫生院应用复方氨基比林、青霉素肌内注射，口服阿司匹林、喷托维林（咳必清）等药，汗出而发热不解。刻下体温 38.5℃，咳嗽，痰吐黏黄不爽，咳时左胸肋疼痛，心烦口渴，时感气促，数日来不思饮食，大便已 5 天未排，小便黄而短少，舌红、苔黄燥中有裂纹，脉象细数。X 线胸片示左中部肺炎。此风温邪毒袭于肺卫，化燥伤阴，治宜宣肺清热，养阴润燥。

方药：麻黄 6g，杏仁 10g，生石膏 30g，知母 10g，麦冬 15g，瓜蒌皮 15g，竹叶 10g，甘草 6g。3 剂。日 1 剂，煎服。

二诊：服药后热退，体温 36.8℃，咳嗽、胸痛等症均较前减轻，仍口渴索饮，大便秘结难解。此乃清肃之令不行而致传导失常。原方加火麻仁 15g、白蜜 30g（另兑服）。续服 3 剂。

三诊：诸症明显好转，二便通畅，知饥思食，夜能安寐。仍略有咳嗽，咳痰不爽，口干，舌红，苔薄微黄、欠润，脉细略数。乃阴津未复之象。予甘寒清养，仿沙参麦冬汤加减治之。

方药：沙参 12g，麦冬 12g，玉竹 12g，天花粉 12g，山药 20g，竹叶 6g，知母 12g，芦根 12g，瓜蒌皮 15g，麦芽 15g，甘草 6g。5 剂。日 1 剂，煎服。

服药后诸症消失，X 线复查示左肺中部炎性改变吸收。

这是《刘季文临证精华》中的一则案例。

风温，温邪袭肺，化燥伤阴，一诊、二诊以麻杏甘石汤加减清热宣肺、养阴润燥，三诊以沙参麦冬汤加减清养肺胃收功。

沙参麦冬汤可以作为治疗燥邪犯肺的起手方，也可以作为治疗温邪伤阴的善后方。当然，也可以用于内伤病证中肺胃阴虚者。

七十六、新加香薷饮

【方证出处】

清代吴鞠通《温病条辨·上焦篇》："形似伤寒，但右脉洪大而数，左脉反小于右，口渴甚，面赤，汗大出者，名曰暑温，在手太阴，白虎汤主之；脉芤甚者，白虎加人参汤主之……手太阴暑温，如上条证，但汗不出者，新加香薷饮主之。"

原方组成：香薷二钱，银花三钱，鲜扁豆花三钱，厚朴二钱，连翘二钱。

煎服法：水五杯，煮取二杯。先服一杯，得汗止后服；不汗再服；服尽不汗，再作服。

主治：暑温夹湿，复感外寒证。

【方证解读】

伤寒和暑温都可见恶寒、发热、头身疼痛、汗出异常。先恶寒，后发热、头身疼痛，脉见浮，或左脉先见浮，此为伤寒，无汗用麻黄汤，有汗用桂枝汤。先发热，伴见恶寒、头身疼痛、口渴、面赤、右脉大于左脉，无汗用新加香薷饮，汗大出用白虎汤或白虎加人参汤。

同时，需要注意季节、气候。伤寒多发于寒凉气候，暑温多发于暑热时节。

后世医家归纳本方证为暑湿内蕴、寒邪束表证。

表寒宜开、宜散，用香薷辛温开表散寒；暑湿宜温宜化，用香薷、厚朴温化暑湿；暑为阳邪，暑热宜清，用银花、连翘辛凉清暑。用扁豆花者，专于解暑。吴鞠通说："夏日所生之物，多能解暑，唯扁豆花为最。"

张秉成在《成方便读》中说："夫夏月暑热炎蒸，人在气交之中，似乎得风则爽，何得有暑风之证？然风有虚邪贼风，从克贼之方来者，皆能致病，故感之者，即见发热无汗之表证。香薷辛温芳香，能由肺之经而达其络，以解外感之风邪。扁豆花产于夏月，凡夏月所生之物，均能解暑，又凡花皆散，且轻清入肺，不能保液存阴。连翘、银花辛凉解散，以清上焦之暑热。厚朴辛温苦降，能散能宣，燥湿而除满，以暑必兼湿，故治暑方中每加厚朴，相须佐使，用其廓清胸中之湿，使暑热自离而易解耳，决无治上犯中、治热用温之害也。"

本方是在《太平惠民和剂局方》香薷散基础上加减而成。香薷散组成："白扁豆（微炒）、厚朴（去粗皮，姜汁炙熟）各半斤，香薷（去土）一斤。上粗末。每三钱，水一盏，入酒一分，煎七分，去滓，水中沉冷，连吃二服，立有神效，随病不拘时。"主治："治脏腑冷热不调，饮食不节；或食腥鲙、生冷过度；或起居不节；或路卧湿地；或当风取凉，而风冷之气，归于三焦，传于脾胃，脾胃得冷，不能消化水谷，致令真邪相干，肠胃虚弱。因饮食变乱于肠胃之间，便致吐利，心腹疼痛，霍乱气逆。有心痛而先吐者；有腹痛而先利者；有吐利俱发者；有发热头痛，体疼而复吐利虚烦者；或但吐利心腹刺痛者；或转筋拘急疼痛；或但呕而无物出；或四肢逆冷而脉欲绝；或烦闷昏塞而欲死者，此药悉能主之。"

香薷散加银花、连翘，改扁豆为扁豆花，即成新加香薷饮。香薷散侧重于治疗暑令伤寒湿者，新加香薷饮侧重于治疗暑令伤于寒湿热者。

【疑难解读】

本方为什么不用扁豆而用鲜扁豆花？

扁豆长于化湿和中，鲜扁豆花长于清解暑热。本方用鲜扁豆花侧重于清解暑热。

临床使用本方时，如无鲜扁豆花该以何药相代？

吴鞠通在《温病条辨》中说："如无花时，用鲜扁豆皮。若再无此，用生扁豆皮。"强调走上、走外，强调散邪。

本方治疗"手太阴暑温""治上焦如羽，非轻不举"，方中使用厚朴，有无犯中、犯下焦之嫌？

吴鞠通在《温病条辨》中说："厚朴，皮也，虽走中焦，究竟肺主皮毛，以皮从皮，不为治上犯中。"

方中香薷、厚朴辛温，暑为阳邪，温能治暑？

温不能治疗暑热，但可以治疗暑湿。吴鞠通在《温病条辨》中说："温病最忌辛温，暑病不忌者，以暑必兼湿，湿为阴邪，非温不解，故此方香薷、厚朴用辛温，而余则佐以辛凉云。"

【临床应用】

香薷饮、新加香薷饮可以治疗暑病，但治疗暑病一定要注意辨证。李时珍在《本草纲目》中说："世医治暑病，以香薷饮为首药。然暑有乘凉饮冷，致阳气为阴邪所遏，遂病头痛，发热恶寒，烦躁口渴，或吐或泻，或霍乱者，宜用此药，以发越阳气、散水和脾。若饮食不节，劳役作丧之人，伤暑大热大渴，汗泄如雨，烦躁喘促，或泻或吐者，乃劳倦内伤之证，必用东垣清暑益气汤、人参白虎汤之类，以泻火益元可也。若用香薷之药，是重虚其表，而又济之以热矣。"

【关于香薷】

李时珍在《本草纲目》中说："盖香薷乃夏月解表之药，如冬月之用麻黄，气虚者尤不可多服。而今人不知暑伤元气，不拘有病无病，概用代茶，谓能辟暑，真痴前说梦也。且其性温，不可热饮，反致吐逆。饮者唯宜冷服，则无拒格之患。"

《蒲辅周医疗经验》中说："香薷：味辛微温芳香，专长祛暑利水，为祛暑之良药。有人说：夏月香薷乃冬月之麻黄也，因而被误解为发汗的峻药，但临床实际不是峻汗之药，夏季外感疾病，属暑湿郁闭于表者常需用到香薷、鲜香薷之类，香薷确与麻黄不同。香薷还可治疗水肿病，应注意实水可用。"

香薷解表确不比麻黄峻烈，但暑伤元气，夏月解表要注意掌握尺度。

《本草害利》："〔害〕辛散，乃夏月解表之药。表无所感，而中热为病，何假于此。误则损人表气，故无表邪者戒之。其性温热，暑寒宜用，若暑热宜清凉，误服之，反成大害。有处高堂大厦，纳凉太过，饮冷太过，阳气为阴邪所遏，反中入内，遂病头痛恶寒，烦燥口渴，吐泻霍乱宜用之。以发越阳气，散邪和脾则愈。若饮食不节，劳役斫丧之人，伤暑汗出如雨，烦躁喘促，或泻或吐者，乃内伤之症，宜从东垣清暑益气汤。不吐泻者，宜人参白虎，桂苓甘露饮之类，以泻火益元。若用香薷，是重虚其表，而益其热矣。〔利〕辛微温，入肺、胃二经。理暑气、霍乱、腹痛。乘凉饮冷，阳气为阴邪所遏云云，则愈。若劳役受暑用之，则大误矣。"

【医案例举】

病案一：韩某，男，6岁。因两天来发热，头痛，嗜睡，抽风2次，于1964年8月18日住某医院。临床诊断：流行性乙型脑炎（重型）。

病程与治疗：入院前2天开始发热，头痛头晕，嗜睡，食欲不振，入院前10小时内抽风2次，曾用解热剂无效，病情逐渐转重，体温升高达40℃，嗜睡明显，入院后即用西药治疗，仍不见大效。

8月19日请蒲老会诊：证见高热无汗，面潮红，嗜睡明显，偶有烦躁，舌质红，苔白中夹黄，脉浮弦数，此为暑湿夹风，表里两闭之象，治宜清暑去风，表里两解。

方药：香薷一钱五分，扁豆花二钱，川厚朴一钱五分，金银花二钱，淡豆豉四钱，炒僵蚕二钱，淡竹叶二钱，杏仁二钱，连翘一钱五分，葱白三寸（后下），六一散四钱（纱布包煎），并以紫雪丹一钱，分五次冲服。

8月20日始服前方，8月21日复诊：体温基本正常，偶有低热，能坐起食饭，大小便转正常，除颈部尚有轻度抵抗外，余症皆消失，前方续服1剂，不再用紫雪，服后诸症皆平，食、眠、便俱正常，停药观察以至痊愈出院。

这是《蒲辅周医案》中的一则医案。

大病重症，从暑论治。没有使用解毒，没有使用活血，也没有用大剂、重剂，只是在表里两解中佐以开窍。

病案二：某男，16岁，1961年8月3日初诊。发热半日，患者因天热难眠，夜宿露天的院中，晨起便觉头痛，恶寒，周身拘紧，自测体温39℃，来诊。视患者两目红赤，面色黄滞，舌红苔白腻，六脉浮紧有力。辨证：内蕴暑湿，外感寒邪。治法：解表散寒，清暑祛湿。方药：香薷12g，扁豆花6g，厚朴6g，金银花10g，净连翘10g，佩兰10g，藿香10g，滑石10g。3剂。次日下午，患者由两人搀扶前来复诊。家长代言：患者服1剂后，即见汗出，体热退去，恶寒消失，头痛减轻，家长大悦。谁知继服2剂后，患者大汗如洗，出现倦怠、乏力、心慌、气短等症状，故急来复诊。此时，患者大汗淋漓，周身如浴，面色苍白，手足不温，动则喘喝，六脉软大，重按皆空。急改用固脱益气，敛阴止汗。方药：党参6g，麦冬10g，五味子10g，北沙参15g，淡附片3g，生龙骨10g，生牡蛎10g，炒白芍10g，甘草6g。上方服1剂，汗止。唯口干思饮，头目昏沉，脉见有力。此为外感暑湿，虽经发汗后，余邪未尽，故再以解暑祛湿。方药：鲜荷叶10g，鲜银花6g，鲜竹叶6g，扁豆花6g，北沙参15g，西瓜翠衣10g。上方服2剂后，诸症皆消而愈。

这是《中国百年百名中医临床家丛书·宋祚民》一书中所载的一则医案。

过用香薷可致汗出气脱。

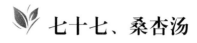

七十七、桑杏汤

【方证出处】

清代吴鞠通《温病条辨·上焦篇》："秋感燥气，右脉数大，伤手太阴气分者，桑杏汤主之。"

原方组成： 桑叶一钱，杏仁一钱五分，沙参二钱，象贝一钱，香豉一钱，栀皮一钱，梨皮一钱。

煎服法： 水二杯，煮取一杯，顿服之，重者再作服。

主治： 外感温燥证。

【方证解读】

燥邪有温燥、凉燥之分，近夏暑之初秋多感温燥之邪，近冬寒之晚秋多感凉燥之邪。本证为外感温燥之邪。

温燥之邪上受，自口鼻而入犯肺，因此说"秋感燥气""伤手太阴气分"。

温燥犯肺，肺失清肃，可见咳嗽，无痰或痰少而黏；犯肺及卫，可见轻症之发热、恶风寒、头痛；燥伤肺津，可见口干、咽干、鼻干。舌象可见舌苔薄白而欠润，脉象可见略显浮数或右脉浮数。

治疗当清宣燥邪、润肺化痰。方中以桑叶清宣燥邪为君，杏仁宣降肺气为臣，故以"桑杏"名方。香豉、栀皮、梨皮佐桑叶清宣燥邪，沙参、象贝佐杏仁润肺化痰。诸药合用，剂量极轻，用于外感温燥之初起、轻症者。

【疑难解读】

本方证有表证吗？方中桑叶伍香豉，是不是为解表而设？

温邪上受，从口鼻而入，首先犯肺，邪在上焦肺而不在皮毛表，本方所治证候在上焦而不在表，身有轻微寒热感并不是表证，而是肺卫功能失职引起。方中使用桑叶、香豉也不是为解表而设，且一钱桑叶、一钱香豉也无解表之能。

同治温燥伤肺，桑杏汤证和清燥救肺汤证如何鉴别？

方书多谓桑杏汤治疗温燥伤肺轻症、犯卫分者，清燥救肺汤治疗温燥伤肺重症、犯气分者。

从用药分析，两方都用到了桑叶、杏仁。桑杏汤方以桑叶伍香豉、栀皮、梨皮清宣燥热之邪，清燥救肺汤方以桑叶伍石膏、甘草清宣燥热之邪；桑杏汤方以杏仁伍沙参、象贝润肺化痰止咳，清燥救肺汤方以杏仁伍麦冬、阿胶、胡麻仁、枇杷叶润肺化痰止咳。组方大法相仿，只是用药不同，清燥救肺汤用到了人参。桑杏汤的组方应该是参考了清燥救肺汤的组方。

从用药分析，桑杏汤用药似乎力轻灵动，清燥救肺汤似乎力大重着。但结合用量分析，清燥救肺汤原方中阿胶、人参的用量以"分"计，石膏用量也仅为二钱五分，枇杷叶的用量仅为一片，似乎也非力大者。

【医案例举】

病案一：某，脉右数大。议清气分中燥热。

桑叶，杏仁，大沙参，象贝母，香豉，黑栀皮。

这是《临证指南医案》中治疗燥证的一则案例。

吴鞠通在本案用药的基础上加梨皮，即组成温病名方桑杏汤。

《临证指南医案·幼科要略》中在谈到秋燥时说："秋深初凉，稚年发热咳嗽，证似春月风温症。但温乃渐热之称，凉即渐冷之意。春月为病，犹冬藏固密之余。秋令感伤，恰值夏热发泄之后。其体质之虚实不同。但温自上受，燥自上伤，理亦相等，均是肺气受病。世人误认暴感风寒，混投三阳发散，津劫燥甚，喘急告危。若果暴凉外束，身热痰嗽，只宜葱豉汤，或苏梗、前胡、杏仁、枳、桔之属，仅一二剂亦可。更有粗工，亦知热病，与泻白散加芩、连之属，不知愈苦助燥，必增他变。当以辛凉甘润之方，气燥自平而愈。慎勿用苦燥，劫烁胃汁。"

桑杏汤即辛凉甘润之方。

桑杏汤治疗"燥自上伤"之秋燥，同理也可以治疗"温自上受"之风温。

病案二：僧五二，近日风温上受，寸口脉独大。肺受热灼，声出不扬。先与辛凉清上，当薄味调养旬日。

牛蒡子，薄荷，象贝母，杏仁，冬桑叶，大沙参，南花粉，黑山栀皮。

这是《临证指南医案》中治疗风温的一则案例。

治疗风温，桑杏汤去香豉、梨皮加牛蒡子、薄荷、南花粉"辛凉清上"。

病案三：仲某，男，59岁，退休工人。

原有"支气管扩张"。4天来咳嗽痰少，色黄质稠，夹有血丝，昨天曾咯血约150ml，色红，苔薄黄，质干少津，脉细小。胸透提示肺纹理增粗。良由风热外束，燥热损伤肺络，治以疏风清肺润燥，仿桑杏汤加减。方药：桑叶、杏仁、焦栀子、蒸百部各10g，金银花、瓜蒌皮、桑白皮各15g，炒黄芩10g，白茅根20g。服药5剂后咯血停止，痰中血丝消失，仍口干，舌干少津，咳嗽，大便干结，脉细无力。原方去焦栀子，加沙参、麦冬、浙贝母各10g，续服7剂后，咯血未发，咳嗽痊愈，胸透提示两肺纹理稍粗。

这是谢英彪编著的《谢英彪50年医验集》中的一则案例。

"支气管扩张"为宿病，近4天咳嗽为新感，先治新感，兼顾宿病。咳嗽、痰少、舌干、脉细小，考虑温燥之邪犯肺，仿桑杏汤处方。痰黄质稠，痰中带血，舌红、苔薄黄，燥热之邪较甚，故首诊着重于清宣燥热。方用桑叶合金银花、瓜蒌皮、桑白皮、炒黄芩清宣肺热，杏仁合百部降肺止咳，焦栀子、白茅根清肺止血。燥热减后二诊加用沙参、麦冬、浙贝母养阴润肺化痰。

本案处方仿桑杏汤方意而未守其用药，且根据证候表现把清宣燥热和润肺化痰作了先后主次之分，值得临床借鉴。

七十八、益胃汤

【方证出处】

清代吴鞠通《温病条辨·中焦篇》："阳明温病，下后汗出，当复其阴，益胃汤主之。"

原方组成：沙参三钱，麦冬五钱，冰糖一钱，细生地黄五钱，玉竹（炒香）一钱五分。

煎服法：水五杯，煮取二杯，分二次服，渣再煮一杯服。

主治：胃阴不足证。

【方证解读】

《临证指南医案》中载一案："马三五，风温热灼之后，津液未复，阳明脉络不旺，骨酸背楚，治以和补。生黄芪、鲜生地黄、北沙参、玉竹、麦冬、归身、蜜丸。"

病属温病，当下主要有两个问题：一是阳明阴津损伤，二是阳明气血不足、不畅致骨酸背楚。治疗一方面用生地黄、沙参、玉竹、麦冬、蜂蜜濡养阳明阴津，另一方面用生黄芪、归身畅旺气血营卫（有当归补血汤意）。

吴鞠通似乎专取阳明阴津损伤一证，治用生地黄、沙参、玉竹、麦冬，以冰糖易蜂蜜，改丸为汤，组成益胃汤一方。

温病传至中焦，发热恶热，呼粗面赤，大小便闭涩，此为阳明温病。阳明温病，治需清、下，往往可见汗出而解。热蕴中焦，本易伤阴，下、汗之后，阴津更伤，因此说"当复其阴"。

本方被后世医家视为治疗胃阴虚证的代表方剂。胃阴虚证常可见胃脘灼热隐痛，饥不欲食，口干咽燥，大便干燥，或见呕恶，舌质红，少苔不润，脉象细数等。

本方以沙参、麦冬、生地黄、玉竹甘寒养胃阴、润胃燥，佐以冰糖生津和药。五药甘凉清润，吴鞠通谓"甘凉法"。

张秉成在《成方便读》中说："夫伤寒传入阳明，首虑亡津液，而况温病传入阳明，更加汗、下后者乎？故虽邪解，胃中之津液枯槁已盛，若不急复其阴，恐将来液亏燥起，干咳身热等证有自来矣。阳明主津液，胃者五脏六腑之海。凡人之常气，皆禀于胃，胃中津液一枯，则脏腑皆失其润泽。故以一派甘寒润泽之品，使之饮入胃中，以复其阴，自然输精于脾，脾气散精，上输于肺，通调水道，下输膀胱，五经并行，津自生而形自复耳。"

【疑难解读】

益胃汤与沙参麦冬汤都可以治疗胃阴虚证，二方如何区别使用？

二方都出自吴鞠通的《温病条辨》，都可以治疗胃阴虚证。但沙参麦冬汤证出自"上焦篇"，益胃汤证出自"中焦篇"。沙参麦冬汤主治燥自上受，肺胃阴津被伤；益胃汤主治下后汗出，胃阴耗伤。沙参麦冬汤多用于温病初起者，可见肺气失和；益胃汤多用于温病治疗后未愈者，症见胃失和降。

【医案例举】

病案一：张某，男，42 岁，某市汽车公司司机。1975 年 3 月 20 日诊。

胃口满胀，消化欠佳，口干少津，食干粮难于咽下，在本单位及医院诊治半年余，效果不著。在治疗当中，唯服山楂丸后即感小效，此次因探家延余就诊。诊得：脉象数而有力，舌质红，苔薄黄而干。证属：胃阴不足。方拟：益胃汤加山楂、乌梅、石斛以酸甘化阴法治之。

方药：沙参 15g，玉竹 15g，生地黄 12g，麦冬 12g，山楂 15g，乌梅 10g，石斛 10g，冰糖 15g。水煎服。

本方服后效果颇佳，先后共服 6 剂，病已基本痊愈，于 1976 年 5 月 20 日同其爱人诊病，询其病情，谓已痊愈。

按：胃主纳谷，而喜柔润。叶天士云："太阴湿土，得阳乃运，阳明阳土，得阴自安，以脾喜刚燥，胃喜柔润也。"本病除依据脉证外，并询其以往用药情况，唯只服山楂丸略见小效，这给笔者提供了治疗的线索。所以才处以益胃汤加山楂、乌梅、石斛以酸甘化阴而生津。药症相投，故取得满意的效果。

这是《孙润斋医案医话》中的一则案例。

症见口干少津、食干粮难于咽下，苔见薄黄而干，辨为胃少柔润。临证需注意虚实的辨别。

病案二：邱某，男，56 岁，峡山区太保庄街办，农民。2010 年 5 月 25 日就诊。

右上腹及右胸胁部疼痛 10 年余。伴有食欲不振、恶心、呕吐，到济南、北京的大医院诊治，先后经彩超及胃镜检查，诊断为"胆囊炎""慢性胃炎"，给予消炎利胆片、吗丁啉、抗生素，及中药黄芩、黄连、栀子等治疗，腹痛、恶心、呕吐好转，但停药即复发。素喜食辛辣食物，嗜白酒，日半斤至 1 斤，约 30 年。口干、口苦，咽燥舌痛，烦躁易怒，喜冷饮。刻诊：精神不振，神志清楚，右侧卧位则胸痛加重，舌质红，舌面如镜无苔，脉弦细数。

证属胃阴虚。治宜甘凉滋阴。

方用：一贯煎、益胃汤加味。

方药：北沙参 20g，麦冬 20g，当归 15g，生地黄 30g，枸杞子 15g，川楝子 10g，玉竹 15g，石斛 15g，石膏 50g，知母 15g，枳壳 15g，厚朴 15g，麦芽 15g。水煎服，日 1 剂，5 剂。

二诊（2010 年 5 月 30 日）：服药 5 剂，口干、口苦、恶心、呕吐、咽干、舌痛明显好转，胃痛及右胸部疼痛大减，能右侧卧位睡觉。舌体深红转淡，中间似有薄薄白苔。加山楂 15g、乌梅 10g。5 剂，煎服法同上。

三诊（2010 年 6 月 4 日）：用上药诸证已十去七八，食欲增加，精神较佳，舌体中间舌面乳头复生，继用上方 8 剂。

四诊（2010 年 6 月 12 日）：身体感觉较好，已经没有明显不舒服。舌质淡红而润，舌体灵活，白薄苔满布舌面。

这是《李继功老中医医案精选》中的一则案例。

白酒，体阴而用阳，长期酒食伤损脾胃，或可致脾湿热，或可致胃阴虚。本案口干、舌红、无苔、脉细数，属胃阴虚者。但主症为右上腹及右胸胁部疼痛，脉见弦，则考虑为肝胃阴虚、气火郁滞者。同时，症中又见口苦、舌痛、烦躁易怒、喜冷饮等表现，属肝胃郁热者。故治疗用一贯煎合益胃汤去冰糖加石斛养肝胃之阴，加石膏、知母、枳壳、厚朴、麦芽合方中川楝子治疗肝胃郁火。见效后二诊又加山楂、乌梅合甘药酸甘化阴增液。

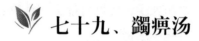

七十九、蠲痹汤

【方证出处】

清代程钟龄《医学心悟》："通治风、寒、湿三气，合而成痹。"

原方组成： 羌活、独活各一钱，桂心五分，秦艽一钱，当归三钱，川芎七分，甘草五分（炙），海风藤二钱，桑枝三钱，乳香、木香各八分。

煎服法： 水煎服。

主治： 痹证。

【方证解读】

《素问·痹论》开篇提到痹证的成因和分类："风、寒、湿三气杂至，合而为痹也。其风气胜者为行痹，寒气胜者为痛痹，湿气胜者为着痹。"

提示后学者痹证虽然由风、寒、湿邪气侵袭人体而发，但在不同时间和患者体质的影响下，这三种邪气在患者身上是有多寡之别的。理论上来讲，也需根据邪气的多少分别进行治疗。

对于痹证的治疗，程氏在蠲痹汤方前进行了详细的阐述："痹者，痛也。风、寒、湿三气杂至，合而为痹也。其风气胜者为行痹，游走不定也。寒气胜者为痛痹，筋骨挛痛也。湿气胜者为着痹，浮肿重坠也。然即曰胜，则受病有偏重矣。治行痹者，散风为主，而以除寒祛湿佐之，大抵参以补血之剂，所谓治风先治血，血行风自灭也。治痛痹者，散寒为主，而以疏风燥湿佐之，大抵参以补火之剂，所谓热则流通，寒则凝塞，通则不痛，痛则不通也。治着痹者，燥湿为主，而以祛风散寒佐之，大抵参以补脾之剂。盖土旺则能胜湿，而气足自无顽麻也。通用蠲痹汤加减主之，痛甚者，佐以松枝酒。复有患痹日久，腿足枯细，膝头大，名曰'鹤膝风'。此三阴本亏，寒邪袭于经络，遂成斯症，宜服虎骨胶丸，外贴普救万全膏，则渐次可愈。失此不治，则成痼疾，而为废人矣。"

蠲痹汤主治痹证，"通治风、寒、湿三气"，也就是说蠲痹汤是程钟龄笔下治疗痹证的通用方。有点类似于朱丹溪的上中下通用痛风汤。

《素问·举痛论》："经脉流行不止，环周不休。寒气入经而稽迟，涩而不行，客于脉外则血少，客于脉中则气不通，故卒然而痛。"这里论述的是寒邪客于机体后引起疼痛的机理。从病因的角度来看，寒邪往往与风、湿等邪气相伴而行，即"风、寒、湿、三气杂至"，风寒湿邪痹阻于血脉经络，则血行不通，不通则痛，故而引起肢体疼痛等症状，治应祛风除湿、散寒通络、行气活血。

蠲痹汤方中以羌活、独活散一身上下之风寒湿邪，通利关节而止痹痛；以海风藤、桑枝、秦艽，助羌活、独活祛风除湿止痛；海风藤为祛风通络止痛之要药，桑枝祛风湿而善达四肢经络、通利关节，秦艽祛风湿、通经络、止痹痛，善治热痹。
当归、川芎两药寓"治风先治血，血行风自灭"之意；桂心
能"治一切风气，补五劳七伤，通九窍，利关节，益精明目，
暖腰膝，治风痹，骨节挛缩"（《日华子本草》）。桂枝显然没
有"益精""暖腰膝"的功效，肉桂辛热温散，下行益火之
源，善祛冷痼沉寒，无论脏腑、经络有寒，用之皆宜，且痹证
日久，常伴随气血亏虚之证，此时少量肉桂配伍当归、川芎，
可温运阳气，鼓舞气血生长。再佐以乳香、木香，使以甘草，
全方共奏祛风除湿、活血通络、行气止痛之功。

方后加减，程氏提道："风气胜者，更加秦艽、防风；寒
气胜者，加附子；湿气胜者，加防己、萆、苡仁。痛在上者，
去独活，加荆芥；痛在下者，加牛膝；间有湿热者，其人舌
干、喜冷、口渴、尿赤、肿处热辣，此寒久变热也，去肉桂，
加黄柏三分。"

【疑难解读】

上中下通用痛风汤与蠲痹汤两方证的区别？

上中下通用痛风汤出自元代朱丹溪《丹溪心法·痛风》，
有祛风除湿、清热化痰、活血通络之效。中医之"痛风"，并
非单纯现代医学的"痛风"，是指由风、寒、湿、热、痰、血
虚、血瘀等引起，以周身骨节疼痛为主的一类疾病。方由黄
柏、苍术、桂枝、防己、桃仁、红花、川芎、羌活、白芷、威
灵仙、天南星、龙胆草、神曲组成。

两方证均是两位医家笔下治疗痹证的通用方，区别在于蠲
痹汤是从风寒湿邪气立论，因此用药以祛风散寒除湿为主，佐

以行气活血、温经通络之品。上中下通用痛风汤则是从郁立论，以化痰燥湿、活血行气、清热消积为主，佐以祛风散寒除湿之品。

【临床应用】

临床加减：游走窜痛加防风、桂枝，四肢沉重明显加苍术、薏苡仁，疼痛剧烈、固定加制附子、桂心，红肿灼热加忍冬藤、知母，痰浊痹痛加皂角刺、白芥子，血瘀肿痛加三棱、莪术、水蛭，骨质破坏变形加骨碎补、补骨脂，正气不足加党参、白术。

【后世发展】

蠲痹汤最早由宋朝杨倓《杨氏家藏方》所载，用药为当归、黄芪、白芍、羌活、姜黄、防风、甘草，功用：祛风利湿、补益气血，注重于调和营卫止痹。

沈金鳌在《杂病源流犀烛·诸痹源流》中记载的蠲痹汤，由当归、黄芪、赤芍、羌活、姜黄、防风、生姜、大枣、甘草所组成，源自《杨氏家藏方》，两者组成、功效基本一致。

此外，吴谦《医宗金鉴》也有蠲痹汤。药物组成：当归、黄芪、羌活、附子、肉桂、防风、甘草，亦源自《杨氏家藏方》，但重在温阳通络止痹。

可见，蠲痹汤的继承与发展有渊远的历史，有名同药异的现象，是谨察病机、辨证论治思想的反映。

【医案例举】

高某，男，17岁。1974年1月7日初诊。

患者初系左腿疼痛，经打针、吃药等，由左腿转向右膝及右小腿疼痛，晚间疼痛增剧，寸步难行。本病时日已久，经中、西医及针灸治疗无效，有的医生怀疑为肿瘤，找张老试治。症见患肢不红不肿，肤色稍暗，自觉发冷，食欲欠振，舌苔薄白，脉象沉紧。此为风、寒、湿三邪合而为痹。治以散寒祛风，燥湿通络。

方药：当归10g，川芎10g，白芍12g，桑枝24g，木瓜10g，独活10g，桂枝10g，红花5g，秦艽10g，苍术10g，黄柏5g，牛膝10g，生姜3片，大枣3枚。水煎服。

二诊（1974年1月9日）：服上方2剂，右膝及右下肢疼痛均明显减轻，仍不欲食，身发冷，脉沉紧。上方桂枝加为12g，另加细辛2.1g，去黄柏。水煎服。

三诊（1974年1月11日）：服上方2剂后，两腿疼痛完全消除，且不发冷，食欲仍差，咽喉疼痛，脉沉。方药：桔梗6g，甘草5g，玄参12g，炒牛蒡子5g，当归10g，川芎6g，白芍10g，桑枝15g，川牛膝10g，秦艽10g，忍冬藤15g，陈皮6g，焦三仙各6g。2剂，水煎服。

四诊（1974年1月13日）：药后，两腿疼痛已痊愈，食欲增多，咽喉疼痛减轻。近日咳嗽，口干，咳痰不爽，脉浮。于是又以润肺化痰、宣肺止嗽之品，数剂而愈。

1978年4月随访：经上述治疗后，患者腿病未曾反复，早已参加农业劳动，体质很好。

　　这是《中国百年百名中医临床家丛书·张子琳》一书中的医案。

　　中医治病的原则是"辨证施治"，但临证吋，能认真辨证，准确用药，也颇为不易。本案风寒湿痹，患肢色暗，不红不肿，自觉发冷，疼痛，其脉沉紧，此为寒湿偏重，久病入络之可靠征象。辨证准确，才能正确用药。张老用辛温散寒，苦以燥湿之药为主，辅以活血通络之品，2剂显效，6剂痊愈，收效似很轻易，而此前诸医治疗不愈，反疑癌肿，徒增患家疑惧，可见效与不效，关键在审证用药之得当与否，辨证施治之原则，可不精求乎？

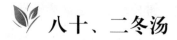

八十、二冬汤

【方证出处】

清代程钟龄《医学心悟》："治上消者，宜润其肺，兼清其胃，二冬汤主之。"

原方组成：天冬（去心）二钱，麦冬（去心）三钱，花粉一钱，黄芩一钱，知母一钱，甘草五分，人参五分，荷叶一钱。

煎服法：水煎服。

主治：治上消。

【方证解读】

消渴是中医内科常见病证之一，方书中也常称为"三消"。《医学心悟》中是这样论述三消的："经云：渴而多饮为上消，消谷善饥为中消，口渴、小水如膏者，为下消。三消之症，皆燥热结聚也。大法，治上消者，宜润其肺，兼清其胃，二冬汤主之；治中消者，宜清其胃，兼滋其肾，生地黄八物汤主之；治下消者，宜滋其肾，兼补其肺，地黄汤、生脉散并主之。夫上消清胃者，使胃火不得伤肺也；中消滋肾者，使相火不得攻胃也；下消清肺者，滋上源以生水也。三消之治，不必专执本经而滋其化源则病易瘳矣。书又云：饮一溲一，或饮一溲二，病势危急，仲景用八味丸主之，所以安固肾气也。而河间则用黄芪汤和平之剂，大抵肺肾虚而不寒者，宜用此法。又按仲景少阴篇云：肾经虚，必频饮热汤以自救，乃同气相求之理，今肾经虚寒，则引水自灌，虚寒不能约制，故小便频数，似此不必与消症同论，宜用理中汤，加益智仁主之。然予尝见伤暑发喘之症，小便极多，不啻饮一而溲二者，用六味加知、柏而效，可见此症，又由肾经阴虚而得，治宜通变，正当临证制宜，未可一途而取也。"

三消之治，总宜治肺、治胃、治肾。

二冬汤润肺清胃，治疗上消。

方中用天冬、麦冬、天花粉润肺，黄芩、知母清胃，佐以甘草、人参和中，使以荷叶润肺清胃、流畅气机。

二冬汤组方与刘河间治疗膈消证的麦冬饮子类同。《黄帝素问宣明论方》："麦冬饮子治膈消，胸满烦心，津液燥少，短气，久为消渴。""麦冬二两去心、瓜蒌实、知母、甘草炙、生地黄、人参、葛根、茯神各一两。上为末，每服五钱，水二盏，竹叶数片，同煎至一盏，去滓，温服，食后。"两方都以清润肺胃为主。

三消之治，总需临证制宜。

当代医家潘澄濂治疗消渴病常分两型。《古今名医临证金鉴·消渴卷》："笔者对糖尿病临床辨证，主要分胃热伤阴证和肾气虚损证两大类。胃热伤阴证的表现，除渴饮、善饥外，以舌质光红而干，或多裂纹，脉象滑数为辨证要点。肾气虚损证的表现，除渴饮善饥外，以倦怠乏力、腰背酸疼、舌干质红、苔薄、脉象细数或弱数为辨证要点。在治疗上，对胃热伤阴证，常选麦冬汤加减，药用麦冬、黄连、石膏、知母、天花粉、怀山药、海蛤壳、太子参（或洋参）、地黄为基本方。如胃阴耗伤严重者，加石斛；消化不良者，去石膏，加鸡内金。对肾气虚损证，常选八味肾气丸加减，药用地黄、怀山药、山萸肉、牡丹皮、茯苓、菟丝子、知母、肉桂、淡附片、海蛤壳、黄芪、陈皮为基本方。见肾阴虚损，去附片，加枸杞子、玄参或龟板。"

治疗胃热伤阴证，所用药物麦冬、黄连、石膏、知母、天花粉、怀山药、海蛤壳、太子参（或洋参）、地黄，主要作用不外乎润肺清胃，可以看作是二冬汤的拓展方。

三消之治，治肺、治胃、治肾，也远非单纯的润肺、清胃、滋肾。

今择《续名医类案》中医案数则以示临床大概。

"粤客李之藩，上消引饮，时当三伏，触热到吴。初时自汗发热，烦渴引饮，渐至溲便频数，饮即气喘，饮过即渴。脉之，右寸浮数动滑，知为热伤肺气之候。因以小剂白虎加人参，三服势顿减。次与生脉散，调理数日而痊。"

治肺，辛寒祛邪，甘寒扶正。

"许学士云：一卒病渴，日饮水斗许，不食者三月，心中烦闷，时已十月。予谓心经有伏热，与火府丹数服。越二日来谢云：当日三服渴止，又三服饮食如故。此本治淋，用以治渴，可谓通变也。方用生地黄二两，木通、黄芩各一两，蜜丸桐子大，每服三十丸，木通汤下。"

治上焦，清心导热。

"张子和曰：初虞世言，凡渴疾未发疮疡，便用大黄寒药，利其势使大困，火虚自胜，如发疮疡，脓血流漓而消，此真格言也。故巴郡太守奏三黄丸，能治消渴。余尝以隔数年不愈者，减去朴、硝，加黄连一斤，大作剂，以长流千里水煎五七沸，放冷，日呷之数百次，以桂苓甘露饮、白虎汤、生藕节汁、淡竹沥、生地黄汁，相间服之，大作剂料，以代饮水，不日而痊。故消渴一症，调之而不下，则小润小濡，固不能杀炎上之势；下之而不调，亦旋饮旋消，终不能沃膈膜之干；下之调之而不减滋味，不戒嗜欲，不节喜怒，病已而复作。能从此三者，消渴亦不足忧矣。"

治胃，以苦寒药清泻，合以甘寒润燥。

"薛立斋治一贵人，病疽疾未安而渴作，一日饮水数升，教服加减八味丸方。诸医大笑云：此药能止渴，吾辈当不复业医矣。皆用木瓜、紫苏、乌梅、人参、茯苓、山药等生津液之药，数剂，而渴愈甚。不得已用前方，服三剂渴止。因相信久服不特渴疾不作，气血亦壮，饮食加倍，强健过于少壮之年。薛氏家藏此方，屡用有验。"

"一人不时发热，日饮冰水数碗，寒药二剂，热渴益甚，形体日瘦，尺脉洪大而数，时或无力。王太仆曰：热之不热，责其无火。又云：倏热往来，是无火也；时作时止，是无水也。法当补肾，用加减八味丸，不月而愈。"

治肾，甘辛合化，温补肾气。

"孙文垣治一书办，年过五十，沉湎酒色，忽患下消之症，一日夜小便二十余度，清白而长，味且甜，少顷凝结如脂，色有油光，治半年无效。腰膝以下软弱，载身不起，饮食减半，神色大瘁。脉之，六部皆无力。经云脉至而从，按之不鼓，诸阳皆然。法当温补下焦，以熟地黄六两为君，鹿角霜、山萸肉各四两，桑螵蛸、鹿胶、人参、白茯苓、枸杞子、远志、菟丝、山药各三两为臣；益智仁一两为佐，大附子、桂心各七钱为使，炼蜜为丸梧桐子大。每早晚淡盐汤送下七八十丸，不终剂而愈。或曰：凡消者皆热症也，今以温补何哉？曰：病由下元不足，无气升腾于上，故渴而多饮，以饮多小便亦多也。今大补下元，使阳气充盛，熏蒸于上，口自不渴。譬之釜盖，釜虽有水，必釜底有火，盖乃润而不干也。"

治肾，甘辛合化，温补阴阳，固摄肾气。

"张路玉治赵云舫，消中善食，日进膏粱数次，不能敌其饥势，丙夜必进一餐，食过即昏昏嗜卧。或时作酸作甜，或时梦交精泄，或时经日不饮，或时引饮不辍，自言省试劳心所致。前所服皆安神补心滋阴清火之剂，不应。察其声音，浊而多滞，其形虽肥盛，色苍而肌肉绵软。其脉六部皆洪滑而数，唯右关特甚，两尺亦洪滑，而按之少神，此肾气不充，痰湿挟阴火泛溢于中之象。遂与加味导痰加兰、麝，数服其势大减。次以六君子合左金枳实汤泛丸，服后，以六味丸去地黄加鳔胶、蒺藜，平调两月愈。"

治脾胃、治肾，次第有序。

"朔客白小楼，中消善食，脾约便难。察其形瘦而质坚，诊其脉数而有力，时喜饮冷火酒，此酒之湿热内蕴为患。遂以调胃承气三下破其蕴热，次与滋肾丸数服，涤其余火，遂全安。"

治胃、治肾，着眼祛邪。

八十一、半夏白术天麻汤

【方证出处】

首见于金元李东垣的《脾胃论》，在《兰室秘藏》和《东垣试效方》中亦有记载。《兰室秘藏》中的药物组成、剂量与《脾胃论》基本相同，《东垣试效方》在组方、剂量上稍有出入。

《脾胃论》中，半夏白术天麻汤出自李东垣的一则医案。"范天騉之内，素有脾胃之证，时显烦躁，胸中不利。大便不通，初冬出外而晚归，为寒气怫郁，闷乱大作，火不得伸故也。医疑有热，治以疏风丸，大便行而病不减，又疑药力小，复加七八十丸，下两行，前证仍不减，复添吐逆。食不能停，痰唾稠黏，涌出不止，眼黑头旋，恶心烦闷，气短促上喘，无力不欲言，心神颠倒，兀兀不止，目不敢开，如在风云中，头苦痛如裂，身重如山，四肢厥冷，不得安卧，余谓前证乃胃气已损，复下两次，则重虚其胃，而痰厥头痛作矣。制半夏白术天麻汤主之而愈。"

原方组成： 黄柏（二分），干姜（三分），天麻、苍术、白茯苓、黄芪、泽泻、人参（以上各五分），白术、炒曲（以上各一钱），半夏（汤洗七次），大麦蘖面、橘皮（以上各一钱五分）。

煎服法：上件㕮咀，每服半两，水二盏，煎至一盏，去渣，带热服，食前。

主治：眩晕、头痛。

清代医家程钟龄在其著作《医学心悟》中，对头痛、眩晕两个病门的治疗各有一首半夏白术天麻汤，现今《方剂学》教材所收录者出自《医学心悟》卷四的眩晕篇。头痛篇载："痰厥头痛者，胸膈多痰，动则眩晕，半夏白术天麻汤主之。"眩晕篇载："有湿痰壅遏者，书云：头旋眼花，非天麻、半夏不除是也，半夏白术天麻汤主之。"半夏白术天麻汤治疗眩晕与头痛处方稍有不同，但总以"湿痰壅遏"为机，病位在中、下焦脾和肝。组成为半夏一钱五分、天麻、茯苓、橘红各一钱、白术三钱、甘草五分、生姜一片、大枣二枚。程氏云："头为诸阳之会，清阳不升，则邪气乘之，致令头痛。"头痛篇方较之增加了蔓荆子，白术的剂量减少为一钱，生姜、大枣各增加一片、一枚，同时提到具体使用时"虚者加人参"。

【方证解读】

李东垣在半夏白术天麻汤方后做了详细地解读："此头痛苦甚，谓之足太阴痰厥头痛，非半夏不能疗，眼黑头旋，风虚内作，非天麻不能除。其苗为定风草，独不为风所动也。黄芪甘温泻火补元气，人参甘温泻火补中益气，二术俱甘苦温，除湿补中益气，泽、苓利小便导湿，陈皮苦温益气调中升阳，曲消实，荡胃中滞气，大麦蘖面宽中助胃气，干姜辛热以涤中寒，黄柏苦大寒，酒洗以主冬天少火在泉发躁也。"

该医案属于内伤基础上的痰厥头痛，即气虚痰厥头痛。治疗以二陈汤去甘草加苍术、泽泻化痰去湿，合大麦芽、神曲鼓舞胃气，开胃畅中。合以人参、黄芪、白术补中益气，佐以干姜守住中宫。加天麻息风止晕，加黄柏清泻阴火。

从方中用量分析，半夏、麦芽、陈皮用量最大，各用一钱五分。白术、炒神曲的用量次之，各用一钱。天麻、黄芪、人参、苍术、白茯苓、泽泻各用五分。黄柏、干姜仅用二分。黄芪用量仅为半夏用量的三分之一，这应是以半夏名方而不以"补中""益气"名方的原因。本方以祛痰湿、畅中焦为主，补益者次之，即治疗以祛痰湿、止晕痛、开胃运脾为先。

但程钟龄在《医学心悟》中的两张半夏白术天麻汤方皆不似东垣方有人参、黄芪、泽泻、黄柏、苍术、炒曲、大麦蘖面等药味。程国彭言："书云：头旋眼花，非天麻、半夏不除是也。"此语出自《医学启源》"天麻半夏汤"与《兰室秘藏》"半夏白术天麻汤"的方解，故程国彭方也应是对李东垣半夏白术天麻汤的一种继承。其在李东垣原方的基础上进行了精简，并分别对头痛与眩晕做了有所偏向的改变。

【疑难解读】

李东垣的半夏白术天麻汤和程钟龄的半夏白术天麻汤，两方证的区别？

痰湿内生的背后提示有中焦脾胃的虚损不足这一内伤存在，故李东垣在二陈汤的基础上加黄芪、人参、苍术补中益气除湿，神曲、麦芽和胃消滞；脾胃气虚一方面可以引起中焦气机升降失常，另一方面气机失常也可引起阴火内生，故加黄柏以泻阴火，另外黄柏和方中干姜相伍，有辛开苦降、调理中焦气机之用。

因此与程钟龄的半夏白术天麻汤相比，李东垣半夏白术天麻汤从说理到组方，都较程钟龄半夏白术天麻汤严谨、全面，且李氏在前、程氏在后。但程氏之方远较李氏之方流传为广。究其原因在于李氏方繁复而程氏方简约。

【临床应用】

本案证属"痰厥"，痰浊上逆、胃气上逆，故治疗以降逆下行为主。尽管证有内伤，有清阳不升，但李东垣组方时考虑到浊阴逆上为急，急则先治。所以临证应用时待患者痰化湿除之后，可以专门针对脾胃气虚这一病本进行治疗。值得注意的是，后世医家有批评李东垣好用（滥用）升清者。而本案中，脾胃大损，李东垣却没有用一味升清之品。

另一方面本案病发于"初冬"，所以少量干姜的使用属李东垣"随时用药"例，倘病发于"初夏"，干姜当不用。黄柏泻阴火，倘无阴火，亦可不用。

【后世发展】

在此后元代至清代，李东垣的半夏白术天麻汤被历代医家推崇。在后世诸多医家医著中，凡论及头痛、眩晕篇目，皆有所摘录和引用，在组成及主治方面也基本直接照搬，但有五首同名方与其有较明显的差异。

明代龚信《古今医鉴》中所载"半夏白术天麻汤"精简至仅有半夏、白术、天麻、生姜4味药物。

董宿《奇效良方》则在东垣方的基础上去黄柏，增加了一味草果。

明代罗浮山人《篆竹堂集验方》中认为"治头疼，为素经郁气"，故在东垣方基础上增加白芷、蔓荆子、川芎、细辛、麦冬、香附、石膏、石菖蒲、薄荷、升麻、防风等味以宣发郁气。

加上清代程钟龄《医学心悟》头痛、眩晕两个病门的治疗各有一首半夏白术天麻汤，因此半夏白术天麻汤在历史上存在李东垣方、龚信方、罗浮山人方、董宿方各一首，程钟龄方两首，龚、罗、董、程之方都在李东垣方基础上演变而来。

【医案例举】

参政杨公，七旬有二，宿有风疾。于至元戊辰春，忽病头旋眼黑，目不见物，心神烦乱，兀兀欲吐，复不吐，心中如懊侬之状，头偏痛，微肿而赤色，腮颊亦赤色，足胻冷。命予治之。予料之，此少壮之时，喜饮酒，久积湿热于内，风痰内作，上热下寒，是阳不得交通，否之象也。经云：治热以寒，虽良工不敢废其绳墨，而更其道也，然而病有远近，治有轻重。参政今年高气弱，上热虽盛，岂敢用寒凉之剂损其脾胃。经云：热则疾之。又云高巅之上，射而取之。予以三棱针二十余处刺之，其血紫黑，如露珠之状，少顷，头目便觉清利，诸症悉减，遂处方云：眼黑头旋，虚风内作，非天麻不能除，天麻苗谓之定风草，此草独不为风所摇，故以为君。头偏痛者，乃少阳也，非柴胡、黄芩酒制不能治。黄连苦寒，酒炒以治上热，又为因用，故以为臣；陈皮苦辛温、炙甘草甘温，补中益

— 435 —

气为佐。生姜、半夏辛温能治风痰，茯苓甘平利小便，导湿热引而下行，故以为使。服之数服，邪气平、生气复而安矣。

天麻半夏汤　治风痰内作，胸膈不利，头旋眼黑，兀兀欲吐，上热下寒，不得安卧。天麻、半夏各一钱，陈皮（去白）、柴胡各七分，黄芩（酒制炒）、甘草（炙）、白茯苓（去皮）、前胡各五分，黄连（去须）三分。上九味，哎咀都为一服，水二盏，生姜三片，煎至一盏，去滓，温服，食后。忌酒、面、生冷物。

这是罗天益在《卫生宝鉴》中的一则医案。

头风作痛，用针刺出血，则邪随血去，故有立竿见影之效。张子和尝有此论，用之颇验。此案罗氏制天麻半夏汤主治风痰眩晕之兼上热者，与东垣之半夏白术天麻汤治风痰眩晕之偏湿者有异曲同工之妙。

八十二、藿朴夏苓汤

【方证出处】

藿朴夏苓汤方书中多谓出自清代学者石寿棠所撰《医原》一方中。查《医原》中并无藿朴夏苓汤这一方名，只是有药物组成："辛如杏仁、蔻仁、半夏、厚朴、藿梗，淡如苡仁、通草、茯苓、猪苓、泽泻之类。"至近代绍兴医学会编著《湿温时疫治疗法》时引用《医原》中的用药，加上用量、用法，冠名藿朴夏苓汤："杜藿香钱半至二钱，真川朴八分至一钱，姜半夏二钱至三钱，光杏仁二钱至三钱，白蔻仁八分冲，生米仁四钱至六钱，带皮苓三钱至四钱，猪苓钱半至二钱，建泽泻钱半至二钱。"还有"丝通草三钱或五钱，煎汤代水"。

煎服法：《湿温时疫治疗法》中的煎服法是"先用丝通草三钱或五钱煎汤代水"煎服。

主治：湿热病变在气分者。后世方书多谓主治"湿温初起"。《医原·湿气论》中所论述主治及分析："湿之化气，为阴中之阳，氤氲浊腻，故兼证最多，变迁最幻，愈期最缓。面色混浊如油腻，口气浊腻不知味，或生甜水，舌苔白腻，膜原邪重则舌苔满布，厚如积粉，板贴不松，脉息模糊不清，或沉细似伏，断续不匀，脉为邪遏，有似虚寒之象，误治为害非轻。神多沉困嗜睡。斯时也，邪在气分，即当分别湿多热多。湿多者，无烦渴热象，天气为湿阻遏，不能外达下行，则必凛凛恶寒，甚而足冷，头目胀痛昏重，如裹如蒙，身痛不能屈伸，身重不能转侧，肢节肌肉疼而且烦，腿足痛而且酸。胸痞者，湿闭清阳道路也；午后寒热，状若阴虚者，申、酉、戌时，金气主令，又湿邪本旺于阴分也；小便短涩黄热者，肺不能通调水道，下输膀胱，天气病地气因而不利也；大便溏而不爽，或濡泻者，肺与大肠相表里，心与小肠相表里，天气病地气因而不调也。"

《医原》中有加减法："兼风者，汗出、恶风；兼寒者，恶寒、无汗。前法酌加苏梗、桔梗、豆豉、葱白、生姜之类。邪在经络，一身掣痛，酌加桂枝、水炒防己、秦艽之类，以开毛窍经络之壅。兼暑者，面赤、口渴、心烦，前法去蔻仁，酌加扁豆花、鲜荷叶清香辟秽，连翘、山栀、滑石轻清微苦淡渗，以解暑湿热之结。热多者，及湿热合邪病湿者，前论气色苔脉诸证毕见，更加神烦、口渴，亦用前辛淡法，酌加芦根、淡竹叶、滑石轻淡辛凉之类，清金泄热。"

《医原》是清代学者石寿棠所撰写的一本医论著作，共有医论二十篇，"因汇前贤之全说，凡四阅月，得《医原》二十篇""恼医家之不通儒术，率皆昧于其原而仅逐其末也。着《医原》二十篇，因病之原，探医之原，并探其原中之原"。

【方证解读】

本方所治见症主要因于湿气弥漫，影响阳气宣畅布达。阳气不达于外，可见困乏、恶寒、身痛、足冷、脉呈阴象等；清阳不达于上，可见头目昏、胀、蒙、痛等；阳气不畅于里，可见胸痞、脘闷、大小便异常等。判断湿邪的特征性舌象是舌苔腻或浊腻。

本方证的治疗，关键在于治疗湿邪，恢复阳气通达。所伴随热邪，兼治即可。治疗弥漫性湿邪，关键在肺，在于恢复"肺主一身之气"的功能，因此《医原》中说："治法总以轻开肺气为主，肺主一身之气，气化则湿自化，即有兼邪，亦与之俱化。"

方中用药，主要分为两组：一组是藿香、厚朴、半夏、杏仁、白蔻仁，辛散化湿药；另一组是薏苡仁、茯苓、猪苓、泽泻、通草，淡渗利湿药。总以祛湿为要，以流通气机。《医原》中说："宜用体轻而味辛淡者治之""启上闸，开支河，导湿下行以为出路，湿去气通，津布于外，自然汗解。"

【疑难解读】

藿朴夏苓汤方证与三仁汤方证有什么异同?

藿朴夏苓汤方和三仁汤方从药物组成分析，相同用药有6味：厚朴、半夏、杏仁、白蔻仁、薏苡仁、通草；不同用药：藿朴夏苓汤中有藿香、茯苓、猪苓、泽泻，三仁汤中有滑石、竹叶；都是由辛散和淡渗两组药组成，没有本质区别，只是藿朴夏苓汤淡渗力量稍大些。

两方都是立足于肺，治湿化气，都是"湿热治肺"的代表方剂，主治证也没有本质不同。

《医原》中原本就是举例用药，也许藿朴夏苓汤的组方思路及用药都学自三仁汤方。当然，藿朴夏苓汤也为三仁汤方的加减提供了范例。

【医案例举】

病案一:胡某,男,23岁,1973年12月上旬就诊。

头痛疲乏,不思饮食已数日,近日全身微痛,发冷,背寒尤甚,不发热。诊脉沉迟,舌边尖红,苔白厚腻如积粉。

湿邪里着,清阳不达,故见身冷脉迟;内湿甚重,故苔白腻如积粉;舌边尖红已有湿渐化热之趋向。病属湿温,治宜芳香化浊、清热渗湿,用《医原》藿朴夏苓汤加减治之。

方药:藿香6g,厚朴9g,半夏9g,茯苓9g,竹叶9g,连翘9g,薏苡仁30g,甘草5g。2剂。日1剂,水煎,分两次服。

本例但寒不热,证似中寒,而以舌红苔腻为湿温诊断之依据。故用藿、朴、薏苡仁化湿行气;苓、夏、甘草和畅脾胃;竹叶、连翘清热解毒。服2剂而病愈,益证温病舌诊之重要性。

这是《窦伯清医话医案集》中的一则案例。

起病数日,头痛、身痛、发冷、背寒,似伤寒太阳病。但太阳病不应该见到舌苔白厚腻。

头痛、疲乏、发冷、背寒,脉见沉迟,似中寒。但中寒不应该舌边尖红、舌苔白厚腻。

不思饮食、舌苔白厚腻,似内伤病。但内伤病刚起病,不应该出现头痛、身痛、发冷、背寒这一组症状的组合。

刚起病即表现为舌边尖红,舌苔白厚如积粉,抓住这一特异性的舌象,辨为湿温病,诸症表现皆为湿热郁滞、气机不畅之象。治以藿朴夏苓汤加减清化湿热,畅利气机。湿热去,气机畅，则诸症随之而解。

此类病证，见"寒象"不可以用温，见"虚象"不可以用补。

病案二：周某，男，51岁。1968年7月14日初诊。

病证：身倦胸闷，筋骨酸痛，卧床不欲起来。畏寒，时当盛暑，窗门、房门都要关闭，口不渴，小便短赤，大便软。脉濡缓。舌苔白腻。

这样畏寒，非附子证，笔者断为湿遏脾阳，用藿朴夏苓汤加减，方药：藿香10g，厚朴6.5g，法半夏10g，茯苓10g，豆豉10g，白豆蔻5g，薏苡仁10g，杏仁10g，猪苓6.5g，荷梗1尺。3剂。

盛暑关闭门窗，畏寒如虎，似虚寒证，但虚寒证必四肢发厥，脉沉细，溲清长，或身冒凉汗。本证脉证都是湿的表征。脾恶湿，湿邪遏制脾的阳气，所以如此畏寒。此方服3剂而痊愈，未再更方。

这是马光亚所著《台北临床三十年》中的一则案例。

藿朴夏苓汤证有似虚寒证者，临床当注意。

八十三、丁香柿蒂散

【方证出处】

清代杨栗山《伤寒瘟疫条辨》："治久病呃逆，因下寒者。"

原方组成：丁香、柿蒂各二钱，人参一钱，生姜三钱。一方去人参，加竹茹、橘红。一方去人参，合二陈汤加良姜，俱治同。

煎服法：水煎温服。

主治：久病呃逆，因下寒者。

杨栗山，清代温病学家，姓杨，名璿，字玉衡，号栗山老人，年龄小于叶天士，长于吴鞠通。杨栗山在研究伤寒学的基础上，受《温疫论》的启发，悟及温病与伤寒不同："温病感天地之杂气，伤寒感天地之常气；温病由里出表，伤寒由表入里。"于是辨出"温病当另立一门，不与伤寒混同"，著成《伤寒瘟疫条辨》一书。该书是后世学习伏气温病证治的一本重要著作，温病名方升降散出自该书。

【方证解读】

呃逆，俗称"打呃"。《伤寒瘟疫条辨》："呃逆者，气上逆而呃忒也。""呃逆者，才及咽喉则遽止，呃呃然连续数声，而短促不长。"与咳逆有别。

引发呃逆的原因有虚、实、寒、热的不同。《伤寒瘟疫条辨》："如伤寒胃热失下，内实大便硬呃逆者，脉必应指有力，调胃承气汤。便软者，生姜泻心汤。胃虚有热呃逆者，陈皮竹茹汤。有痰饮者，脉必弦滑，小半夏生姜汤。脉细微呃逆者，胃寒也，陈皮干姜汤、丁香柿蒂汤……"

丁香柿蒂汤所治疗的呃逆是因于"下寒""胃寒"。下寒，可以理解为中、下焦寒。方中用到了人参的温补，所治证候应该是中焦或中、下焦的虚寒。如果"去人参"，则治疗的病证是实寒。

本病多见于大病或久病后，或素体虚寒者。"久病呃逆"，应该理解为久病后呃逆，而不是呃逆日久。

丁香，乔木丁香的干燥花蕾入药，有公丁香、母丁香之分，作用相同。味辛性温，长于温通中焦气机，降逆止呃止痛。也有一定的温下焦、助肾阳的作用。

柿蒂，味苦、涩性平，专入胃经，降气止呃，临床常用作治疗呃逆专药。《本草蒙筌》中称柿蒂"疗呃逆灵"。柿蒂与丁香相伍，温中降逆止呃，是临床治疗呃逆的常用药对。

秦伯未在《谦斋医学讲稿》中说："呃逆连声不止，以胃寒为多，一般采用丁香柿蒂汤，用丁香温胃，柿蒂苦涩降气。此证最易损伤中气，久病及年老患者，须防胃气垂败，可加人参、生姜。此外，寒重的可用吴萸、干姜，痰湿重的厚朴、半夏亦为常用。"

丁香柿蒂散中，丁香、柿蒂相伍，温中降逆止呃，佐生姜温中和胃，佐人参补益胃气，治疗虚寒呃逆。如胃气不虚，可去人参；胃家有热，可加竹茹；胃家寒甚，可加良姜；胃有痰湿，可加橘红，或合二陈汤。

吴仪洛在《成方切用》中说："丁香泄肺温胃而暖肾，生姜去痰开郁而散寒，柿蒂苦涩而降气，人参所以辅真气，使得展布也。"

呃逆不一定要涉及肺、肾，如真气不虚也不需要用人参来辅。

《伤寒瘟疫条辨》中对本方有方解："此足阳明少阴药也。丁香泄肺温胃而暖肾，生姜去痰开郁而散寒，柿蒂苦涩降气，人参补助真元，使得展布也。"

从肺、胃、肾作解，主治似涉三焦，但呃逆总由胃气上逆引起。

【医案例举】

姜某，男，73岁，教授。入院日期：1985年12月10日。

主诉：前列腺增生症切除术后7周，时常呃逆3周。

病史：患者前列腺增生症10余年，尿频不爽，尿线细，射程短，近来加重，手术切除，术中经过顺利，术后4周因外感发热，胃纳不振，时有呃逆，进食易吐，至今已3周不愈。

既往有冠心病、阵发性房颤、萎缩性胃炎及结肠过敏史。

1986年2月13日中医会诊。

现症：病史如上述，3周来呃逆时发，屡治无效，近两日发作尤频，胃纳差，腹胀，嗳气后略舒，大便稀，日2～3次，舌苔白腻，脉弦。

辨证：素有脾胃虚弱，术后又加外感，以致中焦虚寒，胃气上逆。

治法：温中焦，降胃气以止呃逆。

方药：公丁香（打）6g，炒柿蒂20个，法半夏15g，制川朴15g，威灵仙15g，鲜生姜15g。

2剂，口1剂，煎2遍共150ml，日3～4次分服。

二诊（1986年2月25日）：上方服1剂后呃逆减少，2剂呃逆停止，后未再发作。素有大便次数多，日3～4次成形，纳差乏力，动则易汗。舌质淡红，苔薄白，脉微弦。证属气虚脾弱，治以补气健脾，缓图恢复。

方药：党参10g，云苓10g，炒白术10g，焦三仙各10g，炙黄芪15g，红枣6个，生姜10g。

8剂，日1剂，煎2遍共100ml，日两次分服。

上药服后，胃纳增加，体力渐复，于3月2日出院。

这是《陈树森医疗经验集萃》一书中所载的一则医案。

患者高年、多病，脾胃本已虚弱。又经手术、发热及用药，进一步损伤脾胃。脾胃虚寒，升降失常，则见呃逆、嗳气、纳差、腹胀、便稀。舌苔白腻提示中焦有湿滞，脉弦提示气机不畅。

首诊方可看作丁香柿蒂散加减，去人参加半夏、厚朴、威灵仙。二诊方可看作四君子汤加减，去甘草加炙黄芪、焦三仙、生姜、红枣。

首诊治以温中降逆止呃为主，用丁香柿蒂散，加半夏、厚朴祛湿和胃降逆，加威灵仙解痉止呃。之所以不用人参，因湿阻气滞苔腻，早用人参不利于祛湿利气。

呃止苔薄，胃气和降，二诊以补中益气为主，用四君子汤加黄芪，加焦三仙开胃，加生姜、红枣和中。之所以不用炙甘草，仍着眼于中焦气机流通，恐炙甘草滞中。

威灵仙解痉止呃，属当代用法，原案按语中谓："方中妙在重用威灵仙，善于缓解膈肌之痉挛而致呃逆。"

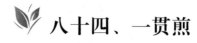

八十四、一贯煎

【方证出处】

出自清代魏玉璜《续名医类案》，后被王孟英辑入《柳州医话》而广为流传。

原方组成：北沙参、麦冬、地黄、当归、枸杞子、川楝子，六味出入加减。口苦燥者，加酒连尤捷。

煎服法：水煎服。

主治：可统治胁痛、吞酸、疝瘕一切肝病。

《续名医类案》是继明代《名医类案》之后的又一部大型的医案类书，是魏玉璜"杂取近代医书及史传地志、文集说部之类，分门排纂""采取繁富，间有辨论"。但"脱稿未久，先生寻逝"，后经王孟英"僭删芜复"传世。王孟英辑录书中按语又成《柳州医话》一书。

【方证解读】

本方出自两则医案之后的按语中。高鼓峰治一妇人胃痛、吕东庄治吴维师内胃脘痛两则医案后，魏玉璜说："高、吕二案，持论略同，而俱用滋水生肝饮。予早年亦尝用此，却不甚应，乃自创一方，名一贯煎，用北沙参、麦冬、地黄、当归、杞子、川楝，六味出入加减，投之应如桴鼓。"并说："此病外间多用四磨、五香、六郁、逍遥，新病亦效，久服则杀人矣。又用肉桂亦效，以木得桂而枯也。屡发屡服，则肝血燥竭，少壮者多成劳，衰弱者多发厥而死，不可不知。"

文中滋水生肝饮，当是滋水清肝饮，由丹栀逍遥散合六味地黄丸加减而成，治疗阴虚肝郁。本方也治阴虚肝郁，只是滋水清肝饮侧重于治疗肾阴虚，本方侧重于治疗肝阴虚。"一切肝病"，指的是由肝阴虚、肝气郁引起的一切肝病。

肝阴虚者，多伴有肾水不足、胃阴亏虚（或肺胃阴虚）及肝血不足。方中以枸杞子为君，合当归补肝阴肝血，合地黄养肝阴、肾阴，伍沙参、麦冬润养胃阴（或胃阴肺阴）。阴虚多热，肝郁多火，佐川楝子疏肝理气而清热。热甚口苦燥者，加酒黄连清热。

一贯，即"一以贯之"，以一理明百态。本方所治肝郁，因于肝阴虚；本方所治胁痛、吞酸、疝瘕等诸病证，也因于肝阴虚。肝阴虚是本方所治诸多病证的关键点、共同点，是"一以贯之"之"一"，大概方名"一贯煎"可如此理解。

本方主治多可见肝郁见症，如胁胀、胁痛、胃痛等，但肝郁为标，病之本在于肝阴不足。秦伯未在《谦斋医学讲稿》中谈到本方时说："治疗肝气不难，难于肝阴不足而肝气横逆，因为理气疏肝药大多香燥伤阴，存在着基本上的矛盾。本方在滋肝润燥药内稍佐金铃子，使肝体得养，肝用能舒，对肝虚气滞引起的胸胁满痛，吞酸口苦，以及疝气瘕聚等证，可得到缓解，可以说是法外之法。"治疗肝郁，辛香温燥理气为常用之法，但辛香温燥不宜于肝阴不足者，二者区别关键点在于本方主治证多见舌红少苔而干，脉见弦，但或伴虚、或伴细；而肝郁宜于辛香温燥者，舌苔多见润或腻。

张山雷在《中风斠诠》中盛赞本方为"涵养肝阴第一良药"。又说："胁肋胀痛，脘腹支撑，多是肝气不疏，刚木恣肆为病。治标之法，每用香燥破气，轻病得之，往往有效。然燥必伤阴，液愈虚而气愈滞，势必渐发渐剧，而香药、气药不足恃矣。若脉虚舌燥，津液已伤者，则行气之药，尤为鸩毒。柳洲此方，虽是从固本丸、集灵膏二方变化而来，独加一味川楝，以调肝气之横逆，顺其条达之性，是为涵养肝阴第一良药。凡血液不充，络脉窒滞，肝胆不驯，而变生诸病者，皆可用之，苟无停痰积饮，此方最有奇功。""且此法因不仅专治胸胁脘腹支撑胀痛已也，有肝肾阴虚而腿膝酸痛，足软无力，或环跳、髀枢、足跟掣痛者，是方皆有捷效，故亦治痢后风及鹤膝、附骨、环跳诸证。"

【疑难解读】

同为治郁，本方可与逍遥散类比。五行中，木和土的关系，正常时木克土，反常时木乘土。临床中，木乘土常可见肝脾不和与肝胃不和。肝脾不和见肝血虚、脾气虚者，治疗以柴胡疏肝郁，当归、白芍养肝血，白术、茯苓、甘草益脾气，方即逍遥散；肝胃不和见肝阴虚、胃阴虚者，治疗以川楝子疏肝郁，当归、枸杞子、生地黄养肝阴，沙参、麦冬养胃阴，方即一贯煎。柴胡升散利于脾气虚而不利于胃阴虚，川楝子凉降利于胃阴虚而不利于脾气虚。

余弟于六月赴邑，途行受热，且过劳，性多躁暴，忽左胁痛，皮肤上一片红如碗大，发水泡疮三五点，脉七至而弦，夜重于昼。医作肝经郁火治之，以黄连、青皮、香附、川芎、柴胡之类，进一服，其夜痛极，且增热。次早看之，其皮肤上红大如盘，水泡疮又加至三十余粒。医教以白矾研末，井水调敷，仍于前药加青黛、龙胆草进之。其夜痛苦不已，叫号之声，彻于四邻，胁中痛如钩摘之状。次早观之，其红已及半身矣，水泡疮又增至百数。予心甚不怿，乃载归以询先师黄古潭先生，先生观脉案药方，哂曰：切脉认病则审矣，制药订方则未也。夫用药如用兵，知己知彼，百战百胜，今病势有烧眉之急，叠卵之危，岂可执寻常泻肝之剂正治耶？是谓驱羊搏虎矣！且苦寒之药，愈资其燥，以故病转增剧。水泡疮发于外者，肝郁既久，不得发越，乃侮其所不胜，故皮腠为之溃也，至于自焚则死矣，可惧之甚！为订一方，以大瓜蒌一枚，重一二两者，连皮捣烂，加粉草二钱，红花五分。戌时进药，少顷就得睡，至子丑时方醒，问之，已不痛矣。乃索食，予禁止之，恐邪火未尽退也。急煎药渣与之，又睡至天明时，微利一度，复睡至辰时。起视皮肤之红，皆已冰释，而水泡疮亦尽敛矣，后亦不服他药。夫病重三日，饮食不进，呻吟不辍口，一剂而愈，真可谓之神矣。夫瓜蒌味甘寒，《经》云："泄其肝者，缓其中。"且其为物，柔而滑润，于郁不逆，甘缓润下，又如油之洗物，未尝不洁。考之本草，瓜蒌能治插胁之痛，盖为其缓中润燥，以致于流通，故痛自然止也。

这是孙一奎在《医旨绪余》中所载的一则医案。此案被《续名医类案》中选录，王孟英认为"玉璜之一贯煎，当是从此案悟出，而更加周到，可谓青出于蓝矣"。

【临床应用】

《吴世彦临证经验集》中其在谈到本方的临床应用时说："本方不仅局限于'肝肾阴虚,肝气不舒'之症,对于肝气郁结,疏泄无权,郁而化火,灼伤胃阴,扰乱心神等症,也有滋阴养胃宁神的作用。主要抓住'舌红光剥,或舌质有裂纹,口干津伤'等见症。""……治疗时抓住阴虚,肝失疏泄的病变关键,结合其他有关症状,加减用药,如口干舌红少津者,每多加芦根、石斛以养阴生津;胃痛和腹痛者常加白芍、甘草酸甘缓急止痛;便秘者加白蜜润肠通便;脾失健运,清阳失于鼓舞者常加葛根以升发清阳;胁胀痛按之硬者,常加牡蛎、鳖甲软坚散结;兼有逆气者加代赭石平降逆气。川楝子、麦芽配伍,能条达肝气之郁滞;且麦芽与甘草相配,能和胃调中,故对肝胃不和者,三药常配伍同用。如有脘闷、呕恶的可略佐苍术以燥脾和胃。在用药上还应注意,肝气横逆犯胃者,不可过用香燥理气药以免香燥伤津,如服滋阴药碍胃者,常加扁豆、谷芽以醒脾。"

【关于枸杞子】

《本草害利》:"〔害〕虽为益阴除热之要药,若脾胃虚弱,时泄泻者勿入。须先理脾胃,俟泻止用之。须同山药、莲肉、车前子、茯苓相兼,则无润肠之患。故云,脾滑者勿用。〔利〕甘,微温,滋肝益肾,填精坚骨,助阳,养营,补虚劳,强筋,明目,除烦,止渴,利大小肠。"

《医学衷中参西录》:"枸杞子味甘、多液,性微凉。为滋补肝肾最良之药，故其性善明目，退虚热，壮筋骨，除腰疼，久久服之，延年益寿，此皆滋补肝肾之功也。"

【医案例举】

病案一：陶某，男，32岁。述患肝炎已3年余，黄疸消退，饮食渐增。见症胁肋攻痛，有时如火灼状。胸腹膜胀，咽喉干燥，少津液，舌红无苔，六脉细弦，病为肝肾阴虚，肝气横逆。法宜滋阴、和肝、降火。拟一贯煎加味：北沙参15g，麦冬15g，生地黄30g，当归9g，甘枸杞15g，炒金铃子6g，炒黄连3g，何首乌12g。3剂，水煎，分3次服，日1剂。

药后胁肋痛减，无灼热感，咽喉不干燥。嘱续服杞菊地黄丸以滋养肝肾。

按：本案为肝肾阴虚胁痛症。肝为刚脏，内寄相火，火发则灼肺伤津，故咽喉干燥，舌无津液。肝气犯脾，则胁痛腹胀。方用当归、何首乌补血；生地黄、麦冬、沙参滋阴；川黄连、金铃子疏肝降火；枸杞子味甘色红多液，为护肝良药，大滋肝肾，故服一贯煎加味，滋阴降火而愈。

本案载于熊廖笙所著《中医难症论治》。

病案二：沈男。胃脘痛2年余，其痛隐隐然，作于食后2时许，得食则减。口干、舌红、便难，仿魏玉璜一贯煎法：麦冬9g，北沙参9g，玉竹9g，当归9g，甘枸杞9g，生地黄12g，川楝子9g，制香附6g，杏仁24g，白芍12g。

按：患者原经他医诊治，进服温燥理气之药，虽缓解一时，终未根治，因至先生处就诊。先生予上方，并嘱饮食多餐少量。服20剂后，其痛由逐渐减轻而至消失。因其有效，原方曾连服 40 余剂。舌红、便难亦愈。

本案载于章次公所著的《章次公医术经验集》。

上两则医案，胁痛因于肝肾阴虚，胃痛因于肝胃阴虚，都用一贯煎加减治疗。两案共同之处在于肝阴虚为本，郁火作痛为标。

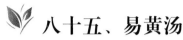 八十五、易黄汤

【方证出处】

《傅青主女科·女科上卷·带下》："妇人带下色黄，宛如黄茶浓汁，其气腥秽。"

原方组成： 山药一两（炒），芡实一两（炒），黄柏二钱（盐水炒），车前子一钱（酒炒），白果十枚（碎）。

煎服法： 水煎服。

主治： 女子黄带。

《傅青主女科》傅山撰，约成书于 17 世纪，而至道光七年（1827）始有初刊本。今本《傅青主女科》，上卷载带下、血崩、鬼胎、调经、种子等五门，每门下又分若干病候。下卷载妊娠、小产、难产、正产、产后诸症。后有《产后编》上卷、下卷，并附补篇一章。全书文字直白，论理简捷，理法方药谨严而实用，重视肝、脾、肾三脏病机，善用补精养血、健脾疏肝治法，颇受当代妇科医家推崇。

【疑难解读】

本方治"任脉之湿热"引起的黄带。

带下增多，色黄味腥臭，湿热无疑。

湿热何来？因"诸湿肿满，皆属于脾"，人们最容易想到的便是脾经湿热。如《医宗金鉴》说："带下者，由于劳伤冲任，风邪入于胞中，血受其邪，随人脏气湿热……色黄属脾，为虚湿。"《景岳全书》说："色黄者属脾，用六君子加山栀、柴胡；不应，归脾汤。"《女科证治约旨》说："因思虑伤脾，脾土不旺，湿热停蓄，郁而化黄，其气臭秽，致成黄带。"进一步明确黄带病机为脾经湿热。既然多位大家都这样认为，而易黄汤又是治疗黄带的名方，因此，将任脉湿热解释为脾经湿热者众。其实，傅山先生早已指出，"所以世之人有以黄带为脾之湿热，单去治脾而不得痊者"。易黄汤正是在这种情况下产生的。任脉湿热不同于脾经湿热。

脾经湿热并不是黄带的唯一病机。《奇经八脉考》引用刘宗厚的话："带脉为病……余经湿热，屈滞于少腹之下。"来自其他经的湿热，也可引起黄带。后世医家以龙胆泻肝汤、四妙丸等加减治疗黄带，也印证了此认识。

常见的湿热证型，有脾胃湿热、肝胆湿热、大肠湿热、膀胱湿热，皆发生在脏腑；或肝经湿热，发生在经络。

但任脉湿热，这种提法比较少见。

如何理解发生在奇经的病证？

虽然《黄帝内经》即有关于奇经及其病证的文字，此后许多医籍也有颇多记载，但直至李时珍才将这个领域的内容进行了详实的收集、整理、编纂，形成《奇经八脉考》。惜乎之后医家，亦未有太多运用和发明。直至今日，较之其他辨证方法，我们对奇经八脉病证的病机和治疗，或者说对一些病证及方药从奇经八脉角度的认识，仍知之有限。如对妇人经带胎产诸病，我们常解释为冲任失调、带脉不固。如何失调？因何不固？失之详释。事实上，在妇科、男科临证中，我们主要使用的仍然是脏腑辨证、六经辨证、三焦辨证等方法。

那么，奇经病证，完全可以使用我们所熟悉的其他几种辨证方法阐释清楚，可以完全替代吗？

读《傅青主女科》，傅山对完带汤证的病机解释为："肝郁而气弱，则脾土受伤，湿土之气下陷""治法宜大补脾胃之气，稍佐以疏肝之品。"证治均在肝、脾两脏，可以看出傅山先生对脏腑辨证驾轻就熟。但对易黄汤证病机表述为"任脉湿热"，治在"补任脉之虚，清肾火之炎"。是否能这样认为：任脉湿热，应该不等同于某脏腑之湿热，应该是一个独立的病证。进一步来说，发生在奇经的病证，并不能完全以其他辨证方法所阐释。叶天士在《临证指南医案》记载了许多使用奇经理论来治疗的案例，王孟英有"温养奇经方"，《汤液本草》认为吴茱萸治疗"冲脉为病，逆气里急"，《杂病源流犀烛》有《奇经八脉门》专篇论述相关病证……从前贤的诸多经验中是否可以让我们形成这样的认识：奇经病证是相对独立的。

祁尔诚先生对于易黄汤证的形成机理给出眉批："凡带症多系脾湿，初病无热，但补脾土兼理冲任之气，其病自愈。若湿久生热，必得清肾火而湿始有去路。"既然是脾湿郁成之热，应该清脾之火热，而不是"清肾火"。之所以出现如此勉为其难的文字，想来应该有不甚明了奇经病证，试图从脏腑角度进行阐释的因素在内吧。

但当今对于内伤病的辨治，我们使用的主要是脏腑辨证，于是本文对易黄汤方证的解读，需要从奇经辨证走入脏腑辨证，将奇经辨证与脏腑辨证相结合。水平有限，而又委曲就之。此章节文字的形成有此背景。

对于带下，我们更熟悉的是：带脉主司。带脉如何主司？带下与任脉又是什么关系？任脉的湿热由何而来？带脉和任脉又是什么关系？带下与脏腑是什么关系？带脉、任脉与哪些脏腑有怎样的关联？

【关于带下】

带下的生成和功能。

《沈氏女科辑要》引用王孟英："带下，女子生而即有，津津常润，本非病也。"正常带下色清如涕，功能为滋润阴道局部。处于二七到七七生殖期间的女性，在月经前后2～3天及妊娠期，白带分泌略增。

人体同样具有滋润作用的还有泪、涕、涎等，它们是由津液特化而来的。带下也是如此吗？当代文献中少有提及。

根据《丹溪心法》所说："女子之血，谓之七损，上为乳汁，下为月经，交合浸淫之水，与夫漏浊、崩中、带下之物，皆身中之血也。"《竹泉生女科集要》所说："带之为病，初无大苦，驯其极大害经水，且至有害于精与血。"可知，带下为肝肾精血化生。

多汗多尿、上吐下泻等会造成津液亏虚，而带下过多过久却是耗损肝肾精血，动摇先天之本。故而《证治准绳》说："妇人有白带者，乃是第一等病，令人不能产育，宜急治之。"《傅青主女科》将"带下"放在上卷之首。

带下与奇经。

《妇人大全良方》说："人有带脉，横于腰间，如束带之状，病生于此，故名为带。"指出"带下病"一词的由来是因为其病变发生于带脉，或者说，带脉病变导致带下病。病证有寒热虚实，是带脉的何种病变造成带下增多呢？

《傅青主女科》开宗明义提道："夫带下俱是湿症，而以带名者，因带脉不能约束而有此病。"带脉被湿邪所犯是所有带下病的共同病机，这一层容易理解；但带脉不能约束什么？

《女科证治要旨》给出了略为详细的解释："若外感六淫，内伤七情，酝酿成病，致带脉纵弛，不能约束诸经脉，于是阴中有物淋漓下降，绵绵不断，即所谓带下也。"这段话成为后世认识带下病机的常用解释。"不能约束诸经脉"，受带脉约束的经脉有十余条（足三阴、足三阳、冲任督、阴阳跷、阴阳维），每一条病变都会导致带下病吗？

《奇经八脉考》描述带脉循行："起于季胁，围身一周。"据此可知，带脉本身并未经过女子胞和阴门，由肝肾精血化生的生理带下并非沿着带脉直接下注。何以带脉病变会引起带下病呢？由肝肾精血化生的带下与带脉到底是什么关系？

《素问·骨空论》："任脉为病，男子内结七疝，女子带下瘕聚。"这段话是对任脉与带下关系的最早记载。任脉病变会发为女子妇科病，包括带下病。《灵枢·五音五味篇》："冲脉、任脉皆起于胞中。"任脉直接出入于女子胞。肝肾精血化生的带下，正是通过任脉灌注于女子胞的，病理性带下亦然。故而《医学启源》提道："所谓带下者，任脉之病也。"刘河间在《素问玄机原病式·六气为病》中说："带下者，任脉之病也……故下部任脉湿热甚者，津液涌溢而为带下也。"所以，《傅青主女科》提出"夫黄带乃任脉之湿热也"是有历史渊源的。任脉出入于女子胞，湿热循任脉下注于阴户，发为带下病。

那么，带脉和任脉又有什么关系呢?

《奇经八脉考》引用张子和的话："冲、任、督三脉，同起而异行，一源而三歧，皆络带脉。"《傅青主女科》也说："带脉横生，通于任脉。"《女科经纶》描述得更加具体："任脉自胞上过带脉，贯脐上。"带脉横行，任脉纵行，二者相通。二者病变可以相互连累。正如傅山先生所说："盖带脉通于任、督，任、督病而带脉始病。"

做个概括：由肾精肝血化生的生理性带下，沿着任脉下注于阴户，带脉是通过与任脉相通来约束任脉，从而影响带下形成与排出的。

既然带下病发生的直接场所是任脉，而"邪之所凑，其气必虚"，若任脉丝毫无碍，则不病带下。正如《黄绳武妇科经验集》所说："带下病从脏腑来说，虽以肝、脾、肾为主，然必是损伤了任脉之后，才会发生带下。"故而傅青主在"补任脉之虚"的易黄汤方后云："此不特治黄带方也，凡有带病者，均可治之。"这也是为何后世在治疗主因并非任脉湿热的黄带中，动辄佐入易黄汤，竟也能收寸功的原因吧。

既然任脉通于带脉，而带脉又通于纵行的多经。若其中一经存湿邪，此湿邪即可经带脉流入任脉，经任脉注出于阴户，发为带下增多。(即所谓带脉失约，任脉不固)。

至于湿热黄带，《奇经八脉考》引用张子和的话："诸经上下往来，遗热于带脉之间，寒热郁抑，白物满溢，随溲而下，绵绵不绝，是为白带……女子绵绵而下也，皆从湿热治之。"足太阴脾经湿热、足厥阴肝经湿热、足少阳胆经湿热、足阳明胃经湿热，均可流入带脉，而后沿着任脉，下注于阴门，导致黄带。治之之法，若要细致分经来治，则于脾胃湿热有六君子辈、归脾汤辈，于肝胆湿热有龙胆泻肝汤辈、逍遥散辈，于胃经湿热有医家用茵陈蒿汤辈，如此等等。若仅辨及下焦湿热，则以四妙辈或加泽泻、木通、车前子、苦参、土茯苓、薏苡仁等清热利湿燥湿，也可见效。

【方证解读】

易黄汤证病机为任脉湿热。任脉湿热如何形成？傅山先生使用较多文字进行解释："任脉直上走于唇齿，唇齿之间，原有不断之泉下贯于任脉以化精，使任脉无热气之绕，则口中之津液尽化为精，以入于肾矣。唯有热邪存于下焦之间，则津液不能化精，而反化湿也。"

许多中医大家都与道家有着深厚的渊源。上至王冰（号启玄子），近代如张锡纯（详见《论医士当用静坐之功以悟哲学》），青主和远公先生亦如是。"唇齿之间，原有不断之泉下贯于任脉以化精"是道家修炼内丹时的体会。

下焦之热邪窜入任脉，熏蒸任脉中之津液成为湿邪。湿热相杂，沿任脉下注，成为黄带。根据文中"清肾火之炎"可知，此下焦之火来自肾。在《傅青主女科》叙述本证病机中，青主先生并未提及带脉。若没有以带脉为桥梁，那么，肾中火邪又是如何进入任脉的呢？《奇经八脉考》说："任脉，起于中极之下……同足厥阴太阴少阴，并行腹里，循关元……三阴任脉之会。"任脉与足三阴经相通。肾中火邪直接通过足少阴经进入任脉。至于肾中火邪为何能够侵入任脉？是因任脉本虚。

到此，本方证病机可以做个概括了：肾中原有火邪，而又因任脉本虚，则火邪窜入任脉。使得任脉中的津液，受火邪熏蒸，化为湿邪。湿热相合，沿任脉下注于胞宫、阴户，而成黄带。

任脉虚、肾火炎，为病机关键。故而治当"补任脉之虚，清肾火之炎"。

方只五味药："山药、芡实专补任脉之虚""用黄柏，清肾中之火，肾与任脉相通，同群共济，解肾中之火，即解任脉之热矣""加白果引入任脉之中"加车前子清利下焦湿热。

《本草新编》："山药入肾，而尤通任督"，而芡实"味甘，气平，无毒。入脾、肾二经"，并未入任脉，所以用了"味甘、少涩，气微寒。入心经，通任、督之脉"的白果，将药引入任脉。

自从易水学派创立药物归经理论后，医家们用药有了部位的针对性。但多数本草著作对药物归经的描述，主要集中在十二正经，奇经八脉用药罕有记载。在以五脏为中心的中医学体系中，带脉、任脉的病变又该归属于哪些脏腑呢？如何理解补任脉之虚、引药入任脉呢？

【带下与脏腑】

带下的直接病位在任脉、带脉，从脏腑辨证的角度又该如何理解呢？

带脉与脏腑 从经脉循行分布而言，《奇经八脉考》说："带脉者，起于季胁足厥阴之章门穴"，并引用张洁谷的话："带脉之病，太阴主之，宜灸章门二穴三壮。"带脉起于章门穴。治疗带脉为病，用章门穴。章门穴，归于足厥阴肝经，而为脾脏之募穴。《奇经八脉考》引用王海藏的话："小儿癞疝，可灸章门三壮而愈。以其与带脉行于厥阴之分，而太阴主之。"这些都是带脉与足厥阴、足太阴经关系密切的证据。《妇人大全良方》说道："妇人阴内痛痒，不时出黄水，食少体倦，此肝脾气虚，湿热下注。"也印证了这一点。完带汤病机为脾虚、肝郁、湿停，病涉肝脾，亦然。从功能而言，带脉能够保持相对位置，不至弛纵下垂，需肝之升发、脾之升清。《奇经八脉考》引用《灵枢经》的话："足少阴之正，至腘中，别走太阳而合，上至肾，当十四椎出属带脉。"带脉尚与足少阴关系密切。

综上，带脉为病，治在肝、脾、肾。

任脉与脏腑 从经脉循行分布而言，《奇经八脉考》说："任脉，起于中极之下……同足厥阴太阴少阴，并行腹里，循关元……三阴任脉之会。"任脉与肝、脾、肾皆有联系。肝所藏之血，沿从足厥阴肝经进入任脉，通过任脉入于胞宫，供女子发生月经、孕养胎儿。从功能而言，《素问·上古天真论》说："女子二七，天癸至，任脉通"，肾精化生天癸，促进任脉机能。

综上，任脉之病，治在肝、脾、肾。

带下与脏腑 既然生理性带下来自肝肾精血，且排出有度，则又不离司疏泄之肝、主封藏之肾的开阖调节。所以，带下，从脏腑角度而言，与肝、脾、肾关系最为密切。

当代黄绳武先生在《傅青主女科》之"病带者，唯尼僧、寡妇、出嫁之女多有之，而在室女则少也。况加以脾气之虚，肝气之郁，湿气之侵，热气之逼，安得不成带下之病哉"的基础上，将带下病的病机概括为："带下病从脏腑来看多发生在肝、脾、肾。其病因病机可以用五句话来概括'脾气虚，肝气郁，肾气亏，湿气侵，热气逼'。"（《黄绳武妇科经验集》）

【易黄汤中的药物】

山药 《神农本草经》之上品，《金匮要略》中肾气丸臣药、薯蓣丸君药，补脾是其被大家熟知的一个功效。但"补土派"医家李东垣先生却极少用山药来治疗脾虚。《汤液本草》认为山药仅入"手太阴经"。

读《医学衷中参西录》，见张锡纯先生以大剂量生山药单独熬粥煮汤，予"泄泻数月不止，病势垂危"的患者，两日痊愈。予"温病十余日……大便忽然滑下，喘息迫促，且有烦渴之意，其脉甚虚，两尺微按即无"的患者，两日即转危为安。予"产后十余日，大喘大汗，身热劳嗽……脉甚虚弱，似在不治"的患者，三日后诸病皆愈。《长沙药解》："薯蓣……入足阳明胃、手太阴肺经。养戊土而行降摄，补辛金而司收敛""主降敛。"山药色白入肺，肺为人体之金，金曰从革，主沉降、肃杀、收敛。肺金能降，则不病咳逆，此为杏仁、枇杷叶之功；肺金能敛，则不病喘脱，则为山药之力。收敛虚衰欲脱之气，这应该是张锡纯先生在气脱重症中使用一味生山药能够力挽狂澜的机理之所在。

芡实 性涩，能止泻痢、尿频、遗精、带多。又能祛湿，且《神农本草经》认为："主湿痹腰脊膝痛。"固涩之药大多敛邪，何能祛湿邪、疗疼痛？《本草新编》给出的解释可为参考："其功全在补肾去湿……能去邪水而补神水，与诸补阴之药同用，尤能助之以添精，不虑多投以增湿也……不特益精，且能涩精，补肾至妙药也。"肾主水，封藏之本，主骨，腰为肾之府。芡实补肾精，肾精足则主水有力而湿邪除，封藏有职而遗滑止，腰脊膝骨得荣而疼痛休。补肾精、助肾封藏，这可能是芡实功效的主要着眼点。

脾虚久泻，应该是补土学派所擅长的看家病种之一。但东垣先生在此场合却极少使用芡实，《汤液本草》都未收集此药。芡实果真健脾吗？

白果 治疗痰喘的定喘汤和鸭掌散中，白果均需炒黄，熟用。傅山先生女科用药，十药九炒。易黄汤五味药，四个药均炒，独白果"十枚碎"即可，不必炒，也就是生用。《傅青主女科》中另一处使用白果的方子，是在治疗因冲任寒湿所致"经水将来脐下先疼痛"的温脐化湿汤中，白果"十枚，捣碎"，也是生用。易黄汤"加白果引入任脉之中"，引诸药入任脉。温脐化湿汤"用巴戟、白果以通任脉"。

《本草求真》指出，"白果，生用涤痰除垢，熟则胀闷欲绝"，生用"力锐气胜。而能使痰与垢之悉除也。至其熟用。

则竟不相同。如稍食则可。再食则令人气壅。多食则即令人胪胀昏闷""生苦未经火革。而性得肆其才而不窒。熟则经火煅制。而气因尔不伸。"结合《本草纲目》说："其气薄味浓，性涩而收，色白属金。故能入肺经，益肺气，定喘嗽，缩小便。生捣能浣油腻，则其去痰浊之功。"可知，用在咳喘方中的白果，炒过熟用，取其敛肺；若需"降痰"，则需"生用"（《得配本草》）。既然其熟用方能呈收敛之功，则用来缩小便、止带下也应该是熟用。傅山先生用在任脉病变中的白果，碎过生用，取其通。

【临床应用】

总之，黄带成因，不外各经湿热，通过带脉，注入任脉；或任脉自身湿热下注。因"邪之所凑，其气必虚"，无论湿热来自哪一经，任脉不足是招致湿热来泛的共同病机。以大剂量山药、芡实巩固任脉，以白果通任脉，则无论何种病邪，都不易入侵任脉。所以傅山先生说："此不特治黄带方也，凡有带病者，均可治之。而治带之黄者，功更奇也。"

除了黄带，任脉湿热还有哪些主证?《傅青主女科》当中并没有写明。《傅氏女科家传应用》指出，"易黄汤药性平稳，对于脾、肾两亏，湿热所致之黄带，疗效卓著"。依言，典型的易黄汤证当伴有面色淡黄、神疲、纳呆食少，或月经后期色淡、便溏、腰困等症状。

此外，本方敛涩，月经将至或适来时，当慎用。

【后世发展】

河南省名医翟竹亭先生在其《湖岳村叟医案》中，以易黄汤加焦白术、茯苓增健脾祛湿之力，加熟地黄增补肾之力，增黄连清心，名化带汤。类似于扩编版的易黄汤。

【医案例举】

病案一：周某，37 岁，干部。1964 年 4 月 1 日初诊。

带下绵绵，色黄腥臭，头晕头重，心烦不寐。病来月余，日甚一日。脉象濡数，舌苔黄腻。诊断：带下病（黄带）。辨证：湿热下注。治法：清热渗湿。药用：傅青主易黄汤加味。方药：炒山药 20g，炒芡实 15g，黄柏 6g，白果、茯苓、陈皮、泽泻各 12g，车前子（布包）18g。水煎服。

二诊（1964 年 4 月 7 日）：上方连服 6 剂，头晕、头重减轻，带下尚无起色，再三揣摩上方，仍觉适度，再守上方稍加分利之品。方药：炒山药 30g，炒芡实 18g，黄柏 9g，茯苓 15g，泽泻 12g，车前子（布包）15g，川草藤 9g，生甘草 3g。水煎服。

三诊（1964 年 4 月 14 日）：带下显著减轻，继守原方续进。

四诊（1964 年 4 月 22 日）：上药继续服药 6 剂，带下已止，他症亦相继告愈（《孙鲁川医案》）。

按语：初诊处方效微，二诊去白果，加重清热利湿之力而得效。从处方进退及症状虚象不多来看，本病患应该不是一个典型的易黄汤证，而更像是下焦湿热为主，兼任脉虚损的实中夹虚证，正如上文所分析的：若任脉虚损，他经湿热可侵入任脉，发为黄带。以炒山药、炒芡实补任脉、巩固受邪之地，以黄柏、茯苓等清热燥湿利湿去下焦湿热。川草藤，为川七的别名，地方草药，可滋补壮腰膝、活血及消肿化瘀，用在此处，应该是有疏通肝经从而流通局部气血津液之效。

病案二：赵某，女，28 岁，已婚，太谷县人。

1979 年 8 月 7 日初诊：产后 3 个月而黄带量多半月余，带质黏稠，味臭阴中痒。症兼腰困疲倦，四肢酸懒。视其面色黄白，舌质淡，苔薄黄。诊脉弦细而沉。证属任脉虚损湿热浸淫。治以补任脉之虚，而清肝肾之炎，则湿热清利，黄带病可治也。

方用易黄汤加味。方药：炒山药 30g，炒芡实 30g，续断 5g，菟丝子 12g，酒车前子 6g，盐黄柏 6g，白果仁 6g（捣碎），茵陈 9g。水煎服，3 剂。

百部 30g，苦参 20g，金银花 30g。水煎熏洗，日 3 次。

同年 8 月 12 日二诊：黄带明显减少，阴痒也随之而痊。上方继服 3 剂而黄带获愈。后以健脾益肾、疏肝养血治疗，而倦怠、腰困等症好转。

作者按：产后之带病，与任脉虚损直接相关，盖任主胞胎，产后虚损而湿邪侵扰任脉，故带症较多。夹热者带下色黄，此例带黄兼阴痒，乃湿热浸渍外阴之故，治疗以易黄汤加菟丝子、续断、茵陈，固经而清热利湿；外用百部、苦参、金银花熏洗，以杀虫止痒。故大补任脉、清热利湿而黄带痊愈。产后虚损非短期可复，后健脾益肾、疏肝养血，皆补任脉而利湿清热之意也。（《傅氏女科家传应用》）（此按语为原书原文，深中肯綮，故悉数录来。）

笔者按：这是一个典型的易黄汤证案例。腰困疲倦，四肢酸懒，面色黄白，舌质淡。从脏腑辨证角度来看，属脾肾两虚。从奇经角度而言，即任脉虚损。

病案三：杨某，女，35岁，已婚，祁县人。

1980年9月15日初诊：黄带如水一年余，尤以疲劳则甚，头晕腰困，倦怠嗜卧，且有烦急之情，服药多以清利湿热为主。余视其面色萎黄，体形肥胖，舌胖质淡，苔薄白。询月经偏早，迁延时日不净，月经过后七八日，近来带黄较多，诊其脉象沉滑无力。证属脾肾亏损，湿热渗注于任脉，带脉失约而下。治宜补任脉之虚，清利湿热而固摄带脉。

方用易黄汤加味。方药：炒山药30g，炒芡实30g，续断12g，菟丝子12g，生龙骨、生牡蛎各20g，山萸肉15g，白果仁9g（捣碎），酒车前子6g，盐黄柏6g。水煎服8剂。

同年9月18日二诊：药后黄带明显减少，精神亦觉振作，唯不耐疲劳，稍用力则感带下增多，此带脉约束无力。宜休养节劳，前方加焦白术20g、党参12g、升麻2g，续服5剂而黄带渐愈。后以六味地黄丸、补中益气丸健补脾肾以善后。

黄带如水，遇劳则甚，此为脾肾亏损，湿热下注于脉，带脉约束无力所致，病证较为严重。

笔者按：此例黄带如水，体胖而神疲，月经偏早而延期不净，尤以劳累较甚，均属任脉虚损，湿热下注之象。临证虽见有烦急之症，乃湿热郁阻气机使然，湿热清利自除。故以山药、芡实、菟丝子、山萸肉大补任脉之虚，车前子、黄柏清利湿热，得白果引入任脉之中，续断、龙骨、牡蛎之固摄。黄带下注得到制止。复以参、术健脾益气，升麻举虚陷之气，续服5 剂而脾肾健、任脉壮、湿热消，黄带是以根治。后以六味地黄丸、补中益气丸补益任脉之精气，以求固本之谓（《傅氏女科家传应用》）。

笔者按：同病案二，以上按语亦为原书原文，详实而入微。此任脉虚损从脏腑角度责之于脾肾，故以补中益气丸和六味地黄丸加减收功。

八十六、宣郁通经汤

【方证出处】

《傅青主女科》："妇人有经前腹疼数日，而后经水行者，其经来多是紫黑块，人以为寒极而然也，谁知是热极而火不化乎……治法宜大泄肝中之火，然泄肝之火，而不解肝之郁，则热之标可去，而热之本未除也，其何能益！方用宣郁通经汤。"

原方组成：白芍、当归、丹皮各五钱，山栀子三钱，白芥子二钱，柴胡、香附、郁金、黄芩、生甘草各一钱。

煎服法：水煎服。

主治：经前腹痛，属肝郁化火者。

【方证解读】

方中用药：柴胡、香附、郁金疏肝行气解郁，当归、白芍养血和血，黄芩清气分热，栀子、牡丹皮清血分热，白芥子理气散结，甘草调和诸药，合白芍还可缓急止痛。本方重用芍药，在养肝血之余，可缓急止痛。傅青主言："此方补肝之血，而解肝之郁，利肝之气，而降肝之火，所以奏功之速。"

本方之妙在于用白芥子。《本草备要》中关于白芥子功用的记载："宣，利气豁痰……通行经络，温中开胃，发汗散寒，利气豁痰，消肿止痛。痰行则肿消，气行则痛止。"白芥子辛散温通，入经络，搜剔痰结，有利气通络止痛、化痰软坚散结之功。傅青主好用白芥子，在傅青主男科、女科诸方中，凡见痰凝者，多加白芥子。傅青主认为，"白芥子无痰不消"。

从方中药物组成来看，本方由逍遥散去健脾益气的白术、茯苓，加清热的黄芩，凉血的丹皮、栀子，行气的香附、郁金，散结的白芥子而成，主治由原方肝脾同治，转变为着重治肝。

逍遥散是在四逆散的基础上发展来的，四逆散原方组成，柴胡、芍药、枳实、甘草各等分，主治阳郁厥逆证或肝脾气郁证。本《金匮要略》"见肝之病，知肝传脾，当先实脾"的治疗原则，去破气下行的枳实，加养血的当归，健脾益气的白术和淡渗利湿的茯苓。

从宣郁通经汤到逍遥散。

逍遥散出自宋代官府主持编撰的《太平惠民和剂局方》，方中药物组成：甘草半两，当归、茯苓、白芍、白术、柴胡各一两。

用法：上为粗末，每服二钱，水一大盏，烧生姜一块切破，薄荷少许，同煎至七分，去渣热服，不拘时候。

原方主治：血虚劳倦，五心烦热，肢体疼痛，头目昏重，心忡颊赤，口燥咽干，发热盗汗，减食嗜卧，及血热相搏，月水不调，脐腹胀痛，寒热如疟。又疗室女血弱阴虚，荣卫不和，痰嗽潮热，肌体羸瘦，渐成骨蒸。

逍遥散原方为治疗血虚劳倦所设。血虚肢体失养，则疼痛；头目失养，则昏重；胞宫失养，则月水不调。血虚生内热，则五心烦热、颊赤、口燥咽干、发热盗汗、骨蒸潮热；热入血室，则寒热如疟。

治宜养肝之血。又肝为刚脏，"体阴而用阳""以血为体，以气为用"，故须疏肝之郁。又血弱气尽，母病及子，还须健脾之气。费伯雄在《医方论》中说："逍遥散，于调营扶土之中，用条达肝木，宣通胆气之法，最为解郁之善剂。五脏唯肝为最刚，而又于令为春，于行为木，具发生长养之机。一有怫郁，则其性怒张，不可复制；且火旺则克金，木旺则克土，波及他脏，理固宜然。此于调养之中，寓疏通条达之法，使之得遂其性而诸病自安。加丹参、香附二味，以调经更妙，盖妇人多郁故也。"

逍遥散最擅解郁。程杏轩在《医述》中说："东方生木，木者生生之气，木郁则火亦郁矣。火郁则土郁，土郁则金郁，金郁则水郁，此五行相因，自然之理。予以一方治其木郁，而诸郁皆愈。一方者何？逍遥散是也……木火之郁既舒，木不克土，土亦滋润，无燥热之病，金水自相生矣。予谓一法可通五法者如此，岂唯是哉！推之大之，其益无穷。凡寒热往来，似疟非疟，吐酸嘈杂，胸肤胁痛，小腹胀闷，黄疸瘟疫，疝气飧泄等证，皆对证之方也。推而至于伤风、伤寒、伤湿，除直中外，凡外感者，俱作郁看，以逍遥散加减出入，无不获效。"

逍遥散可以通过行木之郁以解五脏之郁，不仅可以用于治疗内伤病，还可以用于治疗外感病。

逍遥散方中的药物用量：炙甘草半钱，其余药物各一钱。

逍遥散中的君药：第五版《方剂学》教学参考书中指出，本方以白芍、当归养血柔肝为君药。《方剂学》教材新世纪版中提出，本方以柴胡疏肝解郁为君。第四版《方剂学》教材及《医方发挥》中认为，本方以当归、白芍养血补肝，柴胡条达肝气，三药相合补肝体而助肝用，共为君药。三种解读的区别在于，若血虚、血热由肝气不舒、郁而化火引起，以柴胡为君疏肝解郁；若肝气不舒由血虚气弱引起，以当归为君养血和血。

从宋代以后，逍遥散被广泛用于肝郁、脾虚、血弱等证的治疗。脾虚为主者，加党参，合白术、茯苓、甘草成四君子汤；肝郁明显者，以柴胡为君，加香附、郁金、陈皮，理肝之气，即《景岳全书》中的柴胡疏肝散；血虚明显者，以当归、芍药为君，加地黄、丹参，即四物汤。四物汤和逍遥散同为妇科常用之方，区别在于四物汤偏于治血，逍遥散偏于治气。血瘀明显者，加桃仁、红花，合前方即王清任的血府逐瘀汤；血热明显者，加牡丹皮、栀子，即丹栀逍遥丸。

从逍遥散到四逆散。

四逆散出自张仲景《伤寒论·辨少阴病脉证并治》条下："少阴病，四逆，其人或咳，或悸，或小便不利，或腹中痛，或泄利下重者，四逆散主之。"原方药物组成："甘草（炙）、枳实（破，水渍，炙干）、柴胡、芍药，上四味，各十分，捣筛。白饮和服方寸匕，日三服。"

四逆散原方为治疗四肢厥逆而设。对于四逆散的解读，历代医家争议不断。

有从热厥作解者。《伤寒来苏集》："四肢为阴阳之会，故厥冷四逆，有寒热之分，胃阳不敷于四肢为寒厥，阳邪内扰于阴分为热厥……下利清谷为寒，当用姜、附壮元阳之本；泄泻下重为热，故用白芍、枳实酸苦涌泄之品以清之……此指热伤气而言……是胃热而不是胃实，非三承气所宜。厥微者，当四逆散，芍药、枳实以攻里，柴胡、甘草以和表也。厥深者，当白虎汤，参、甘、粳米以扶阳，石膏、知母以除热也。"

也有医家认为此非热厥。《伤寒贯珠集》："旧谓此为治热深发厥之药，非是。夫果热深发厥，则属厥应下之之例矣，岂此药所能治哉。"

也有人认为，此既非寒厥，也非热厥，为气血之壅滞。非热厥，不能用白虎汤、承气汤；非寒厥，不能用四逆辈。如曹颖甫在《伤寒发微》中说："若误认为寒湿下利而用四逆汤，误认湿热下利而用白头翁汤，误认为宿食而用承气汤，则下重益不可治矣。"

有从少阴病作解者。《伤寒贯珠集》："少阴为三阴之枢，犹少阳为三阳之枢也。其进而入则在阴，退而出则就阳，邪气居之，有可进可退、时上时下之势，故其为病，有或咳，或悸，或小便不利，或腹中痛，或泄利下重之证。夫邪在外者，可引而散之；在内者，可下而去之。其在外内之间者，则和解而分消之。分消者，半从外半从内之谓也。故用柴胡之辛，扬之使从外出；枳实之苦，抑之使其内消。而其所以能内能外者，则枢机之用为多。故必以芍药之酸益其阴，甘草之甘养其阳。曰四逆者，因其所治之病而命之名耳。"四逆散治半表半里之阴证。病分阴阳，少阳为阳证之半表半里，用小柴胡汤和解；少阴为阴证之半表半里，用四逆散和解。

有从厥阴病作解者。《伤寒六经辨证治法》："盖少阴机标已向厥阴，故从机而治厥阴，则少阴亦解。用炙甘草温中散邪；芍药养阴而疏土中之木；柴胡以引厥少之邪，从外而出；枳实以疏胃中已陷之邪，俾得四通八达，则四逆自退。然虽少阴而见四逆，诚因厥阴之标逆胃所致，乃风气通肝，故以母实泻子之义也。此方原系治厥阴热厥主方，后人不识其旨，湮没已久，今表出之。"郝万山教授在《伤寒论选读》也将四逆散置于厥阴病篇，用于治疗气郁证。

有从少阳病作解者。《伤寒论今释》："四逆散，即大柴胡汤去大黄、黄芩、半夏、姜、枣，加甘草，其病盖少阳之类证，决非少阴。本条云四逆，旧注以为热厥，然热厥又非本方所能开，本方实治后世所谓肝郁之病，亦治腹痛泄利下重，经文以腹痛泄利下重为或然证，以四逆为正证，复冒以少阴之名，学者注意其用法治验可也。"

桂林古本《伤寒杂病论·辨少阳病脉证并治》记载："少阳病，气上逆，今胁下痛，甚则呕逆，此为胆气不降也，柴胡芍药枳实甘草汤主之。"柴胡芍药枳实甘草汤便是现行的四逆散。《伤寒杂病论义疏》中对于柴胡枳实甘草汤的方解："此少阳府邪上逆之证……枳实下气，甘草和中，芍药平肝，柴胡疏胆。盖胃逆当降，胆逆宜和。"

山西名医李翰卿先生也说："此宣达阳气、解除肝郁之方……此方治肝气郁滞、寒热、腹痛拒按、脉沉者有效。痢疾兼有寒热证者也有效。仲景原文有'少阴病'三字，根据实践认为，绝不是真正阳虚的少阴病，乃貌似神非的证候。所以《医宗金鉴》云：'既无可温之寒，又无可下之热。'"

有将此方类比与小柴胡汤的，《伤寒贯珠集》："而其制方大意，亦与小柴胡相似。四逆之柴胡、枳实，犹小柴胡之柴胡、黄芩也；四逆之芍药、甘草，犹小柴胡之人参、甘草也。且枳实兼擅涤饮之长，甘、芍亦备营卫两和之任，特以为病有阴阳之异，故用药亦分气血之殊。而其辅正逐邪，和解表里，则两方如一方也。"

有将此方类比于大柴胡汤的。《伤寒来苏集》："此仿大柴胡之下法也。以少阴为阴枢，故去黄芩之大寒，姜、夏之辛散，加甘草以易大枣，良有深意。"

小柴胡汤、四逆散、大柴胡汤同为柴胡汤类方。如果将少阳病也分表、里及半表半里，则小柴胡汤治表，大柴胡汤治里，四逆散治半表半里。

有从清解之剂解读本方的。《注解伤寒论》："枳实、甘草之甘苦，以泄里热；芍药之酸，以收阴气；柴胡之苦，以发表热……四逆散以散传阴之热也。"

有从泻下之剂解读本方的。《绛雪园古方选注》："热邪伤阴，以芍药、甘草和其阴，热邪结阴，以枳实泄其阴，阳邪伤阴，阴不接阳，以柴胡和其枢纽之阳。此四味而为下法者，从苦胜辛，辛胜酸，酸胜甘，乃可以胜肾邪，故得称下。"王晋三认为四逆散将苦、辛、酸与甘联用，作为轻下剂之典范，传少阴之热邪。

有从和解之剂解读本方的。《医宗金鉴》："方名四逆散，与四逆汤均治手足逆冷，但四逆汤治阴邪寒厥，此则治阳邪热厥。热厥者，三阳传厥阴合病也。太阳厥阴，麻黄升麻汤、甘草干姜汤证也；阳明厥阴，白虎汤、大承气汤证也。此则少阳厥阴，故君柴胡以疏肝之阳，臣芍药以泻肝之阴，佐甘草以缓肝之气，使枳实以破肝之逆，三物得柴胡，能外走少阳之阳，内走厥阴之阴，则肝胆疏泄之性遂，而厥可通也。"

以上各家论述，均来源于临床，无对错之分，在不同的情况下均可以指导临床用药。例如，阳郁致厥和热厥都有"热"的成分存在，只是有轻重之分。刘渡舟经验：阳气闭塞，"气有余便是火"，它还是能化热伤阴，所以治疗这种四肢厥逆，在必要的时候要加上一点儿养阴的药。所谓"益火之源以消阴翳，壮水之主以治阳光"。又如，用此方偏于解表时，可重用柴胡；偏于泻下时，可重用枳实；偏于和解时，四药剂量可相同。又如，从小柴胡汤化裁，可以治疗表证发热；从大柴胡汤化裁，可以治疗里证腹满、泄泻等。

从宣郁通经汤到逍遥散，从逍遥散到四逆散是溯源；从四逆散到逍遥散，从逍遥散到宣郁通经汤是临床发展。从四逆散到逍遥散，由治气转变为治血兼治气，治肝转变为治肝兼治脾。由逍遥散到宣郁通经汤，由治血、治气转变为治气、治火。治肝，兼治脾，转变为专门治肝。

宣郁通经汤方的病机。

宣郁通经汤原方虽专为月经病气郁化火、经血不行而设，但从源头来论，四逆散所主阳郁厥逆证，热厥证，泄利下重者，都可以此方加减治疗。宣郁通经汤原方所治：经水后期，经行多紫黑块，与少阴病，四逆，同为"热深厥亦深"之理。另外，宣郁通经汤方证的主要病机为肝气不舒，郁而化火，故凡属肝经气滞化火的病证，均可用宣郁通经汤加减治疗。宣郁通经汤可用于治疗和肝经有关的病变，并不局限于月经病。

【医案例举】

王某，女，22 岁。自诉半月前做人工流产出血较多，回家后又与家人发生争吵，遂感右眼内胀痛，视物模糊。翌日视物不见，诊断为"急性视神经乳头炎"。用青霉素及强的松等药治疗 10 余天罔效而来诊。查视力左眼 1.5，右眼 0.05，右视乳头充血水肿，边缘模糊，生理凹陷消失，视网膜静脉怒张弯曲，黄斑中心凹光反射不清。就诊时患者面色㿠白，头晕体倦，胸胁胀痛，烦躁欲哭，舌质淡红，苔白润，脉弦细。诊断为"暴盲"，证属气血亏虚，肝郁气结。治宜益气养血、疏肝解郁，方用宣郁通经汤加减。方药：黄芪25g，炙甘草9g，柴胡12g，当归10g，白芍15g，郁金12g，香附10g，白芥子10g，茯苓15g，阿胶10g，炮姜15g，人参6g。服药 6 剂后，右眼视力增至 0.4，视乳头充血水肿减轻，生理凹陷可见。上方加泽兰、红花各15g，继服 30 剂。复查：右眼视力 0.8，眼底视乳头充血水肿消失，边缘清晰，黄斑反光点恢复，视网膜静脉略充盈。随访一年未见复发。

按：本例乃人工流产后出血过多，气血亏乏，又嗔怒伤肝，致肝气郁结。属肝郁血虚证。若单纯用辛散理气之品，多耗伤气血，使气血愈亏，则肝气更易横逆；若纯补其虚，则又恐血随气滞而致瘀患。故于宣郁通经汤中加参、芪、苓、胶，配当归、白芍、炙甘草补益气血，宣郁通经。因小产后多虚多瘀，以虚寒体质为多见，故于原方中减栀子、牡丹皮、黄芩等苦寒之品，易炮姜、泽兰、红花温经活血。

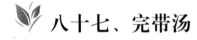

八十七、完带汤

【方证出处】

《傅青主女科》卷上篇带下："妇人有终年累月下流白物，如涕如唾，不能禁止甚则臭秽者，所谓白带也。"

原方组成：白术一两（土炒），山药一两（炒），人参二钱，白芍五钱（酒炒），车前子三钱（酒炒），苍术三钱（制），甘草一钱，陈皮五分，黑芥穗五分，柴胡六分。

煎服法：水煎服。

主治：白带下。

【方证解读】

完带汤为《傅青主女科》书中的第一张方子，方前用了较长篇幅解释带下病和其中白带形成的原因："夫带下俱是湿症，而以'带'名者，因带脉不能约束而有此病，故以名之。盖带脉通于任、督，任、督病而带脉始病。带脉者，所以约束胞胎之系也。带脉无力，则难以提系，必然胞胎不固，故曰带弱则胎易坠，带伤则胎不牢。然而带脉之伤，非独跌闪挫气已也，或行房而放纵，或饮酒而癫狂，虽无疼痛之苦，而有暗耗之害，则气不能化经水，而反变为带病矣。故病带者，唯尼僧、寡妇、出嫁之女多有之，而在室女则少也。况加以脾气之虚，肝气之郁，湿气之侵，热气之逼，安得不成带下之病哉！故妇人有终年累月下流白物，如涕如唾，不能禁止，甚则臭秽者，所谓白带也。夫白带乃湿盛而火衰，肝郁而气弱，则脾土受伤，湿土之气下陷，是以脾精不守，不能化荣血以为经水，反变成白滑之物，由阴门直下，欲自禁而不可得也。治法宜大补脾胃之气，稍佐以舒肝之品，使风木不闭塞于地中，则地气自升腾于天上，脾气健而湿气消，自无白带之患矣。方用完带汤。"

从这段论述中可以得知带下病的病因有跌仆闪挫、恣情纵欲、嗜酒无度、湿热侵袭等，从而引起带脉受损，无力约束，气不化水，反变为湿浊之物。病机涉及的肝、脾两脏，"脾气之虚，肝气之郁"。其中白带病机，傅山先生又特别提到湿盛、火衰。治法以补脾胃之气为主，佐用疏肝，旨在"脾气健而湿气消"，肝木疏而带下止。

《素问·至真要大论》："诸湿肿满，皆属于脾。"《普济方·卷二十四·脾胃门》："夫饮食入胃，阳气上行，津液与气入于心贯于肺，充实皮毛散于百脉。"脾胃功能正常，气血生化有源，才能运化水湿。若脾胃失于健运，水液则不能正常输布，困阻中焦则加重脾胃之虚，下注前阴则成带下。

白术入脾胃经，《长沙药解》："补中燥湿，止渴生津，最益脾精，大养胃气，降浊阴而进饮食，善止呕吐，升清阳而消水谷……"《本草求真》白术条下："为脾脏补气第一要药。"山药气温平，味甘。味甘则益脾，脾气充、脾血旺则气血调和，生化有源；气温则禀春升之阳，益气而强阴。故方中重用白术健脾燥湿，山药益气补脾，并能补肾以固带脉，辅以人参、甘草补中益气。苍术辛苦温祛湿，脾胃最喜。《玉楸药解》："苍术走而不守……苍术入脾，其性动荡……苍术偏入己土……己土健则升清而浊降。"且《珍珠囊》苍术下："健胃安脾，诸湿肿非此不能除。"故苍术为燥湿健脾要药，可使浊阴降而清阳升。车前子味甘性寒，《神农本草经》言其："利水道小便。"水道通畅，浊阴从下窍而出，不与清阳困阻于中焦，清阳之气自能上升助脾气散精，输布水谷精微于百脉，体内水湿之患自能消散，带下自止。

湿为阴邪，其性趋下，重浊黏滞。"顺其病位，逆其病势"，方中运用了陈皮、黑芥穗、柴胡三味轻灵辛散之品，使清阳升而湿不下流。其中荆芥禀春升之木气，气味俱升，又使用其巅顶之黑芥穗，升发之力尤甚。柴胡气味升阳，能提下元清气上行。加之陈皮能助阳气上升，从而引白术、山药、人参、甘草之气上升，使中焦清阳之气上升而浊阴下降，湿气自消，带下自止。白芍配柴胡，疏肝解郁，针对肝郁一证。

傅山在方后指出，"此方脾、胃、肝三经同治之法，寓补于散之中，寄消于升之内。开提肝木之气，则肝血不燥，何至下克脾土？补益脾土之元，则脾气不湿，何难分消水气？"

关于方中药物的使用剂量，岳美中提到，此方用大量白术、山药为君药，双补脾胃阴阳；用中量人参、苍术为臣药，补中气，燥脾土；芍药、甘草合用，为甲己化土，车前子利湿，均为正佐之药。方中最妙者，柴胡、陈皮、黑芥穗俱用不及钱之小量，柴胡用以升提肝木之气，陈皮用以疏导脾经之滞，黑芥穗用以收涩止带，并有引血归经作用。方中山药、白术用量可谓大矣，陈皮、柴胡、黑芥穗用量可谓小矣。大者补养，小者消散，寓补于散，寄消于升，用量奇而可法，不失古人君臣佐使制方之义[1]。

江苏妇科名医钱伯煊对于本方剂量有自己的认识，他提到，本方为近世治疗白带最常应用的方剂，适用于脾虚湿盛之白带，临床用本方多不做药物加减，但在剂量上却有着很大的灵活性。原方重用白术、山药至30g，而升阳调肝之柴胡、荆芥、陈皮仅用几分，孰不知白术、山药虽为健脾益气之品，若用量过重反使胃壅气滞而致纳少、运呆，故在用量上勿需与醒脾运湿之苍术、陈皮相差太多，一般用至12g左右即可；而对于脾虚湿盛之证，升阳调肝之品亦不必如此谨慎，用至6g左右并无妨害，否则柴、荆等品，性本清轻，于大队参、术、药、芍之中，以数分之微量如何能发挥效用[2]。

【疑难解读】

傅山先生提到带下病的病机时说："脾土受伤，湿土之气下陷，是以脾精不守。"既然提到湿土之气下陷，也就是脾气下陷，那么本方和补中益气汤两方证的区别在哪里？

从药物组成来看，完带汤也可以看做是补中益气汤去黄芪、当归、升麻，加苍术、山药、白芍、车前子、黑芥穗组成。去黄芪是因完带汤主治中未涉及肺气虚、表不固之症，去当归则是恐当归之温补妨碍湿邪之消散，升麻易黑芥穗因其病机为脾虚肝郁，用黑芥穗一可升提清阳，二可疏达肝气。所加苍术、车前子、山药燥湿固肾止带，白芍疏肝解郁。

因此本方证和补中益气汤方证相同之处在于两方证都有脾

胃虚弱、清阳不升这一机理，因此都用到了人参、白术、甘草、陈皮、柴胡。不同之处在于补中益气汤方证在脾胃虚弱、清阳不升的基础上又有肺气虚、表不固的证候，而完带汤方证在脾胃虚弱、清阳不升的基础上出现湿浊下注、肝郁不疏的证候表现。

【临床应用】

完带汤方证是傅山先生展现给我们的一张临证治疗湿证的例举方，其中有针对脏腑虚衰、湿从内生的白术、山药、人参。亦有针对已成之湿的祛湿专药苍术、车前子。对于已成之湿，既可散之化之，亦可逐之利之，然适应证各有不同。傅氏因证选药，用的是燥湿利湿之法，燥湿用苍术，利湿用车前子。苍术辛苦温燥，入脾胃，芳香化湿，苦温燥湿，"健胃安脾，诸湿肿非此不能除（《珍珠囊》）"，为燥湿健脾要药，可使湿邪从内消散。所谓"治湿不利小便，非其治也"，车前子甘淡性寒，利水渗湿泄热，使湿自小便而出。

张景岳说："治水者必先治气，若气不能化，则水必不利。"因此，方中还用了陈皮理气化滞，陈皮味辛苦，气温芳香，辛以行气，苦以降气，长于调畅气机；又苦以燥湿，芳香以化湿，性温以化寒湿，湿去则脾健，脾健则水湿得运，故为理气健脾燥湿要药。

湿为阴邪，其性下趋，易袭阴位，完带汤所治之带下即是湿浊下注所致。按照中医"顺其病位，逆其病势"的原则，傅氏宜配伍升浮之品，使清阳上升，则湿不下流。方用黑芥穗五分、柴胡六分、陈皮五分，三药均为轻扬升浮之品，其中荆芥辛苦微温，芳香轻扬，其性升浮，药用黑芥穗，因穗在于巅，更善升发；柴胡"性轻清，主升散……若少用三四分，能升提下陷"（《药品化义》），陈皮"能助阳气上升"（《内外伤辨惑论》），从而引白术、山药、人参之气上升，使脾胃清阳之气上升而浊阴下降，则湿气自消。

与其说完带汤是一张治疗带下病的方证，不如说完带汤是展示傅山先生临证如何治湿的一张示例方。治湿一方面调治脏腑功能，健脾疏肝，使脾健则湿浊自去，肝疏则脾土自强，肝脾调和，则湿无由生；另一方面重视分消湿浊，燥湿使湿自内消，利湿使湿从小便而出；兼以理气、升阳，气行则湿自化，升阳则湿不下流。如此立法组方，不唯白带可治，脾虚肝郁、湿浊内生之泄泻、痢疾、白浊、水肿，以及脾虚湿阻、清阳不升之鼻渊、眩晕、耳鸣，均可加减应用[3]，对于湿邪为患的其他病变，亦颇具指导意义。

【医案例举】

笔者曾治一妇女，年 32 岁，自述白带多，清稀如水，无异味，体倦乏力，腰酸膝软，小腹冷疼，喜温喜按，小便清长，多方治疗，效不佳，曾服妇科千金片、妇炎康、甲硝唑等并输液治疗，亦疗效不显。近 3 个月来，少腹坠痛，大小便均有坠胀感。诊见舌质淡苔白，脉沉滑无力。

辨证：脾虚肝郁，湿浊带下。

治法：补脾疏肝，化湿止带。

方药：炒白术 15g，炒山药 15g，党参 9g，炒白芍 15g，车前子 15g，苍术 9g，炙甘草 3g，陈皮 3g，黑芥穗 3g，柴胡 3g，菟丝子 15g，小茴香 9g。7 剂，水煎服。

药后症状明显减轻。少腹稍有下坠感，舌质淡，苔白腻，脉同前，效不更方，继服 7 剂，尽剂而愈。随访半年未复发。

在完带汤的基础上加菟丝子针对腰酸膝软，加茴香温煦下焦。患者虽有气虚，但从年龄角度考虑，宜将方中人参易为党参。

【参考文献】

［1］岳美中. 岳美中医学文集［M］. 陈可冀等合编. 北京：中国中医药出版社，2002：473－474.

［2］钱伯煊. 女科方萃［M］. 北京：人民卫生出版社，2012：89.

［3］张红梅. 论完带汤祛湿之法［J］. 江西中医药，2016（9）：24－25.

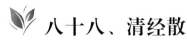

八十八、清经散

【方证出处】

《傅青主女科》："妇人有先期经来者，其经甚多，人以为血热之极也，谁知是肾中水火太旺乎！夫火太旺则血热，水太旺则血多，此有余之病，非不足之症也……"

原方组成：丹皮三钱，地骨皮五钱，白芍三钱（酒炒），大熟地黄三钱（九蒸），青蒿二钱，白茯苓一钱，黄柏五分（盐水浸炒）。

煎服法：水煎服。二剂而火自平。

主治：经水先期经量多者。

【方证解读】

"肾中水火太旺"即阴血不虚而血分热盛，血分热迫血妄行，故月经先期而量多。本方主治血热性月经先期而量多，属"有余之病"，治疗需清热凉血。但月经先期而量多又可损及阴血，因此治疗时尚需佐以补益阴血。《傅青主女科》中说："火不可任其有余，而水断不可使之不足。"

方中以牡丹皮、地骨皮、青蒿清热凉血为主，辅以白芍、大熟地黄补益阴血，佐以茯苓安和脾胃、黄柏泻火坚阴。清热凉血中不失补益阴血，使血热去而经血调。《傅青主女科》中说："此方虽是清火之品，然仍是滋水之味，火泄而水不与俱泄，损而益也。"

本方用于体壮而月经先期量多者，可伴见经色红或暗红、质稠黏、心烦、口干、面红、舌质红、脉数等。月经清稀者、面淡声低者、舌淡脉弱者不可用。

【疑难解读】

清经散和丹栀逍遥散都是治疗月经先期的常用方，两方如何区别使用？

两方都可用于治疗血热所致之月经先期。清经散治疗阳盛血热，月经先期伴见月经量多、心烦、口干、面红、脉数等；丹栀逍遥散治疗肝郁血热，月经先期伴见经行不畅、乳胀、易怒、小腹胀痛、脉细弦数等。

【临床应用】

引起月经先期的原因有虚有实。实证常见热迫血行，或阳盛实热，或肝郁血热；虚证常见正虚失摄，或脾虚不摄，或肾虚不藏。前者多见阳脉，后者多见阴脉，临床总宜辨证施治。

孙崧樵在《妇科辑要》中的一段论述可供临床参考："月经先期，属于血热内壅者，实居多数。故傅青主专以火旺论治。然亦有郁怒伤肝，以致月经先期者，则当以疏肝解郁为主，如黑逍遥、抑气散之类。又有气血虚弱致月经先期者。则当以补血益气为主，如归脾汤、胶艾汤之类。夫同一月经先期，而有许多原因，临证施治，苟非参以脉症细详审察，则差之毫厘，谬以千里。大抵属于血热者，脉象当洪数滑实，外有口渴、烦热、腰酸、腹痛等症。属于郁怒者，脉象当弦急滞涩，外有精神困顿、烦闷、躁急、头眩、胁痛等症。属于气血虚弱者，脉软无力，外有食欲不振，头昏心悸等证。审是以治月经前期，当可无过。"

【关于牡丹皮】

《本草纲目》中记录："牡丹皮治手足少阴、厥阴四经血分伏火。盖伏火即阴火也，阴火即相火也。古方唯以此治相火，故仲景肾气丸用之。后人乃专以黄柏治相火，不知牡丹之功更胜也。此乃千载秘奥，人所不知，今为拈出。"

《本草害利》中记录："牡丹皮：〔害〕气香而浊，极易作呕，胃弱服之即吐，凉血通瘀，故胃气虚寒，妇人血崩，经行过期不净，并妊娠者并忌之。若无瘀而血热妄行，及血虚而无外感者，皆不可用。〔利〕苦辛微寒，入手足少阴、厥阴血分，凉血去瘀生新，泻血中伏火，退无汗骨蒸。治相火之功，胜于黄柏。"

牡丹皮泻血中伏火，凉血通瘀。

【医案例举】

王某，女，36岁，2011年10月5日初诊。主诉：月经量多半年。曾行阴道彩超检查提示：子宫及附件未见明显异常。已排除内分泌疾患。曾服用宫血宁、安络血、血平胶囊等药物，疗效欠佳。刻下：月经周期第6天，量仍多，色黯红、质黏稠，有小血块，小腹胀痛，面红，烦热口渴，大便秘结，小溲短黄，舌质红、苔黄，脉滑数。诊断为"月经过多"，属血热型。以清经散为主方，清热凉血固经，随症加减服用 3 剂后症状好转，经量减少，于第 8 天经净。后于月经周期第 14 天又续服 3 剂，持续调理 4 个月经周期，诸症消失，随访至今月经量、色、质均正常。

清经散方：牡丹皮 18g，地骨皮 15g，白芍 12g，熟地黄 20g，青蒿 15g，黄柏 15g，茯苓 10g。

这是《朱名宸妇科经验集》中所载的一则案例。

月经量多，色暗红、质黏稠，伴见面红、烦热、大便干、小便黄、舌质红、脉滑数等一派实热之象，属"有余之病"，治以清经散方加减清热凉血调经。临床随症加减至关重要，方中黄柏苦寒，只可暂用，尤其是较大剂量者。

八十九、清肝止淋汤

【方证出处】

《傅青主女科》："妇人有带下而色红者，似血非血，淋漓不断，所谓赤带也。"

原方组成：白芍一两（醋炒），当归一两（酒洗），生地黄五钱（酒炒），阿胶三钱（白面炒），粉丹皮三钱，黄柏二钱，牛膝二钱，香附一钱（酒炒），红枣十个，小黑豆一两。

煎服法：水煎服。一剂少止，二剂又少止，四剂全愈，十剂不再发。

主治：赤带下。

【方证解读】

《傅青主女科》中，带下分五色带下，赤带下为其中之一。白带下"如涕如唾""甚则臭秽者"；青带下"稠黏不断，其气腥臭"；黄带下"宛如黄茶浓汁，其气腥秽"；黑带下"甚则如黑豆汁，其气亦腥"。而在赤带下内容中没有提到质地、气味。从"似血非血，淋漓不断"的描述来看，赤带下应该是质清稀如血水、无明显气味者。

《傅青主女科》中分析本证病机为"忧思伤脾""郁怒伤

肝"，肝经郁火"下克脾土""肝不藏血"，湿热与血俱下而现赤带。治疗，"纯于治血，少加清火之味"。不用利湿法，也不用人参、白术扶脾。

从原方组成分析：方中用当归、白芍、生地黄、阿胶、红枣、小黑豆补益肝肾阴血为主，佐以牡丹皮、黄柏凉血清相火，牛膝、香附理气活血调经血。本方证病机理解为阴血虚、相火旺似更为直捷。

阴血虚，相火旺，忌用甘淡渗湿和甘温补脾燥湿。

钱伯煊所著《女科方萃》中在谈到本方时指出，"带下见赤，皆因有血，其质稀者，带、血混同一色而为赤带；其质稠者，带、血难溶于一体而见赤白相兼，名赤白带。实则皆湿热之邪伤于冲、任二脉而然。湿热之邪，非益气统血之法所能取效，故傅青主于本方之后，告诫勿加人参、白术之品，以致累事，是很有道理的"。又说："赤带较之赤白带，尤重于热，是故本方专一理血清热，血不离经则赤带自止。然方中当归、牛膝二味总嫌与本方清火止血之旨相悖，若以鸡冠花、侧柏叶代之更妥。若湿象、热象皆明显者，亦可不必拘泥'纯于治血'之说，可于方内加椿根皮、贯众、生苡仁等品，疗效更佳。"

本方所治赤带为质稀者，主因在于阴血虚，治疗重在补阴血。若湿热之象盛者，带下就不是清稀者，治疗也不能以补阴血为主，实际上也就不是本方证了。

【医案例举】

刘某，女，34岁。1973年3月4日初诊。

患者素性寡言，每遇怫悒，常郁郁在怀，始感胁胀胸闷，渐至纳少形瘦。多因忧思伤脾，运化失职，复加郁怒伤肝，肝郁化热，血失所藏，夹湿下注带脉。症见阴道流色红似血非血之黏液，淋漓不断，脉弦细数，苔黄质红。治宜清肝扶脾，用清肝止淋汤加减。

方药：当归12g，白芍10g，牡丹皮6g，牛膝6g，阿胶9g，生地黄12g，香附6g，黄柏6g，白术5g，大枣10枚。

二诊（1973年3月10日）：服上药4剂后，胁痛、脘闷、带下均减轻，仍服原方四剂。

三诊（1973年3月20日）：连服上药后，诸症消失，带下痊愈。

按：本例带下，是肝经火盛又加忧思伤脾，运化失职，致湿热之气，侵于带脉，肝不藏血，渗于带脉，故下似血非血之物。故本病治疗之法，当以清肝扶脾为主。方中补肝之血，而少利脾之湿，以赤带之为病火重而湿轻也。火之旺是由于血之衰，补血可足以制火，佐以清火之品，连服数剂，而告痊愈。

这是《潘养之医术经验集》中所载的一则案例。

长期忧伤郁怒，损及肝脾，治疗以养血为主，佐以清火，用清肝止淋汤去小黑豆之补肾收涩，加白术之健脾祛湿。

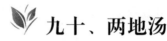

九十、两地汤

【方证出处】

《傅青主女科》："又有先期经来只一二点者，人以为血热之极也，谁知肾中火旺而阴水亏乎！"

原方组成：大生地黄一两（酒炒），玄参一两，白芍药五钱（酒炒），麦冬肉五钱，地骨皮三钱，阿胶三钱。

煎服法：水煎服。四剂而经调矣。

主治：经水先期经量少者。

【方证解读】

《傅青主女科》中说："经水出诸肾，肾中水足则经水多，肾中水亏则经水少。"经水量少因于"水亏"，即肾阴虚；经水先期因于"火旺"，即虚火盛。本方主治因于肾阴虚、虚火盛引起的月经先期而经量少者。临床常可伴见体瘦、身热、颧红、便干、舌质暗红、少苔、脉细数等脉症。

方中以生地黄、玄参补肾阴、清虚热为主药，辅以白芍药、麦冬、阿胶润养肝肺、养阴血清虚热，佐以地骨皮入肾清虚火。

《颜德馨方药心解》中对本方的方解："本方以生地黄、

玄参、麦冬、白芍、阿胶大队补水之品养血滋液，不足之阴得补而充，则阴平阳自秘，水盛火自谧，即'壮水之主，以制阳光'之意。佐以地骨皮一味，清其虚火，以治其标，且本品性味甘寒，泻中有补，非苦寒如知、柏者所可比。诸药合用，共奏养阴清热之功。"可供读者参考。

盖全方以补水养阴和清虚火两组药物组成，以大生地黄和地骨皮为代表，故名两地汤。

【疑难解读】

本方治疗肾中水亏火旺，为什么要用白芍药、麦冬、阿胶等药养阴血、润肝肺？

本方组方所用的是脏腑辨证法。肝肾同源，金水相生，肾阴虚往往会伴有不同程度的肝阴虚、肝血虚、肺阴虚。同时，养阴血、润肝肺也有助于肾阴虚的改善。

【临床应用】

本方由一派阴柔药物组成，适用于单纯肾中水亏火旺的病证，如有兼夹其他病机者，必须随症加减使用。

《颜德馨方药心解》中提道："故本方补水为主，佐以清热，一般用于阴虚内热，月经先期在3个月以上，而每次均淋沥难净者。临床用之，多应手而效。若淋沥日久不净，可加炒蒲黄或陈棕炭止涩之味，亦验。"

本方适用于月经先期量少者。月经先期量多者不可用，月经后期量少者不可用。

本方适用于体瘦、颧红、便干者。体肥、面白、便溏者不可用。

本方适用于舌红、少苔、脉细数者。舌淡、苔润（或腻）、脉不数者不可用。

本方纯阴，胃痞、纳呆者，口润、不喜饮者，不可使用或不可单独使用。

【关于生地黄】

《汤液本草》中说："《象》云：凉血补血，补肾水真阴不足。此药大寒，宜斟酌；用之，恐损胃气。"

《本草害利》中记录："干地黄：〔害〕性寒而润，阴虚咳嗽，内热骨蒸，或吐血等候，一见脾虚泄泻，胃虚食少，或天明肾泄，产后泄泻，产后不实，俱禁用。凡产后恶食作泻，恶露作痛，虽见发热不可用，误用则泻不止。凡见此症，宜多加炮姜、桂心、人参，必自愈。忌铁铜器、葱、蒜、萝卜、诸血，令人肾消，荣卫涩，发须白。〔利〕甘寒，入心、肝、肾、小肠，去瘀生新，补阴凉血，养阴退阳。"

生地黄功用有二：补阴与凉血。不利于脾运。

【医案例举】

病案一：黄某，女，26岁。已婚，工人。1966年3月30日入院。

患者于1966年3月初月经来潮，血量较多，色鲜红，伴有腹痛；至3月17日经来如涌，往某医院妇科诊治，诊断为"子宫内膜增生症"，行刮宫术后阴道流血暂时减少；至3月25日，血量又突增，门诊治疗未效，于3月30日入院。入院后阴道流血仍多，肢体稍动血即涌出，色鲜红，杂有少量血块，伴有头晕、目眩、口干、腹痛、腰酸、四肢乏力、精神怠倦等，曾用胶艾汤加黄芪等治疗，每日两剂，连服两天，无效。4月3日邀余会诊。患者症状同前，唯面色苍白，两颧潮红，唇舌稍红，苔薄净，脉细弱略数。拟以《傅青主女科》之两地汤加减。

方药：龟板45g（先煎），生地黄18g，地骨皮18g，白芍12g，甘草6g，阿胶珠9g（蛤粉炒），益母草18g，侧柏叶9g。1剂。

服药后第二天，阴道流血明显减少。再按上方连服3剂。3剂后出血基本停止。继服2剂，痊愈出院。

按：月经来潮量多，行经时间延长，谓之月经过多，多由气虚或血热所致。本例月经来潮已二十多天，仍量多涌出，且伴有面色苍白、眩晕、乏力、脉细弱等象。此属气血虚不能统摄所致。用胶艾汤加黄芪等补气养血调经之剂治疗，本为常法，但偏于温摄未效。改为两地汤加减则立即见效，一方到底，数剂告愈，其因何在？关键在于辨证。方中龟板、生地黄、白芍、阿胶滋阴养血，凉血止血；地骨皮、侧柏叶清热而凉血止血；益母草祛瘀止血止痛而不伤正气。

这是《刘赤选医案医话》中所载的一则案例。

肾阴虚多见月经量少，此为常；肾主封藏，肾水不足，封藏失职，也可见经血量多如崩，此为变。月经过多，头晕乏力多见，气虚不摄，用胶艾汤加黄芪治疗，此为常；两颧潮红，苔薄净，脉细弱略数，阴虚不藏，用两地汤加减治疗，此为变。

本案为知常达变者。案中用两地汤加减，去玄参、麦冬，加用龟板，由重在"增水"改为重在"固摄"。同时加用了益母草、侧柏叶调经止血。

病案二： 陈某，女，29岁，恩施市某单位干部，1988年6月上旬初诊。剖宫产分娩后20天大便干燥，难以解出，6日一行，饮食如常，伴口干，五心烦热，无腹痛及呕吐，小便黄，恶露正常。舌质红，苔薄黄，脉细数。既往无消化系统疾病。妇检：未发现异常。证属阴虚火盛，治宜滋阴降火、润肠通便，方用两地汤加减。

方药：生地黄30g，玄参30g，生何首乌30g，当归10g，肉苁蓉15g，枳壳10g，炒莱菔子15g，阿胶（烊化）15g，白芍18g，火麻仁15g，地骨皮15g。水煎服，日1剂。

二诊　服上方3剂后，大便干燥缓解，次数增加，3日一行，继原方5剂后大便正常，诸症消失。

按：产后大便难多由于分娩失血，津液亏耗，不能濡润肠道，以致肠燥便难；或在血虚津亏基础上，因日久化热，阴虚火盛，内灼津液，肠道失于滋润，传导不利所致。本例患者因剖腹产手术有创伤出血史，宫血骤虚，津液亏耗，久则阴虚生内热，内灼津液，无水行舟，故大便干燥难行。用两地汤之意，在于增水行舟。方中生地黄、玄参滋阴清热，润肠通便；当归、阿胶、生何首乌养血滋阴润燥；地骨皮清退虚热；肉苁蓉、火麻仁润肠通便；枳壳、炒莱菔子理肠道气滞。

这是《赵昌基临床经验与学术研究》中所载的一则案例。

两地汤中实含"增水行舟"之增液汤，且全方一派阴柔，随症加减用于治疗阴血耗伤之便秘，实属对证良方。

九十一、四妙勇安汤

【方证出处】

出自清代鲍相璈的《验方新编》。原书中没有方名，方名为后人所加。"此症生手、足各指（或云只生手足第四指者是），或生指头，或生指节、指缝。初生或白色痛极，或如粟米起一黄泡。其皮或如煮熟红枣，黑色不退，久则溃烂、节节脱落，延至手足背腐烂黑陷，痛不可忍。"

原方组成：金银花、玄参各三两，当归二两，甘草一两。

煎服法：水煎服。一连十剂，永无后患。药味不可减少，减则不效，并忌抓破为要。

主治：脱骨疽。

《验方新编》是由清代学者鲍相璈辑录而成的一本著作。"余幼时，见人有良方秘不传世，心窃鄙之，因立愿广求，不遗余力"，苦心收录凡二十年。书中所录方药治法，用药较少，多方便易得。

《华佗神医秘传》一书中记录："华佗治脱骨疽神方：此症发生于手指或足趾之端，先痒而后痛，甲现黑色，久则溃败，节节脱落。宜用极大生甘草，研成细末，麻油调敷极厚，逐日更换，十日而愈。内服药用：金银花三两，玄参三两，当归二两，甘草一两。水煎服。连服十剂当愈。"但本书真伪及成书年代不可考。

【方证解读】

脱骨疽，即脱疽。此病好发于四肢末端，初起趾（指）端怕冷、麻木、步履不便，继则疼痛剧烈，日久紫黑、腐烂不愈，甚则趾（指）部骨脱落。《灵枢·痈疽论》中说："发于足趾，名曰脱疽。其状赤黑，死不治；不赤黑，不死。治之不衰，急斩之，不则死矣。"

本病由气虚瘀滞，火毒或湿毒蕴结引起，后期可伴见阴血耗伤或气血两虚。

四妙勇安汤清热解毒、活血止痛，用于脱疽见患处暗紫肿痛，或有溃烂脓水，伴见口渴、心烦、舌红、脉数者。

方中用金银花、生甘草清热解毒，当归活血止痛。玄参助金银花、生甘草清热解毒，玄参伍当归滋阴养血。四药组合，恰到好处，量大力专，药到病除，可谓"四妙勇安"。药后"永无后患"，又可谓"永安"。

《中医方剂临床手册》中说："本方用大剂量玄参、金银花、甘草以清热解毒，其中玄参兼有滋阴作用。再加当归活血和营。药味简少，量大力专。用治脱疽溃烂，热毒正盛，而阴血耗伤者最为适宜。但对痛剧者须加用乳香、没药等活血止痛药。还须指出，脱疽有各种不同证候表现，并非概用此一方。如瘀血显著，治宜着重活血祛瘀；寒证显著者治宜侧重温经散寒；虚证显著者治宜着重通补气血；如桃仁、红花、赤芍、丹参、乳香、没药、桂枝、附子、黄芪、党参、熟地黄、鹿角胶等药，都可随症选用，但也须兼顾清热解毒，其剂量都应较大。"

【疑难解读】

方中使用玄参、当归相伍，滋养阴血，方证中有阴血虚见症吗？

不一定。脱疽病变局部热毒较甚，浊腐阴血，但全身不一定会表现出明显的阴血虚见症。

【医案例举】

田某，男，52岁，农民，五台县人。

1972年2月28日初诊：右足趾紫红、肿胀，剧烈疼痛，夜不成寐，足趾冰冷。右足小趾溃烂，色黑，脓汁不多，臭秽难闻，愈烂愈大。食欲、二便尚可，行走不便。家人用担架抬数十里来就诊。脉细数，患肢跗阳脉消失。西医诊为血栓闭塞性脉管炎。此为血脉闭阻，阴虚毒热，壅结足趾所致。治宜活血逐瘀、清热解毒，辅以益气养阴。

方药：金银花30g，玄参15g，当归15g，甘草15g，红花5g，桃仁5g，乳香6g，没药6g，川牛膝10g，远志6g，炒酸枣仁15g，丹参10g，黄芪15g，川芎10g。水煎服。

二诊（1972年3月25日）：其妻代诉：上方服15剂患肢破溃，疼痛甚剧，夜夜难眠。

方药：金银花60g，玄参30g，当归30g，甘草30g，丹参15g，乳香10g，没药10g，川牛膝12g，桃仁6g，红花6g，桂枝10g，黄芪30g，远志6g，炒酸枣仁15g。水煎服。

三诊（1972 年 4 月 11 日）：其妻代诉：上方加减服 10 余剂，右足小趾黑色腐肉已消退迨尽，破伤色转红润，疼痛大减，肉芽已生。原方继服。

四诊（1972 年 5 月 6 日）：其妻代诉：上方再服 20 余剂，患趾已不觉疼痛，肿硬消退，食欲、二便及睡眠都已正常，只右小趾端仍有豆大一点未愈口，腐烂发黑。

方药：金银花 60g，玄参 30g，当归 30g，甘草 30g，乳香 10g，没药 10g，桃仁 6g，红花 6g，桂枝 10g，黄芪 45g，台参 15g，炒酸枣仁 12g，川芎 10g，川牛膝 10g，鸡血藤 12g。水煎服。

又服 20 余剂后，伤口愈合，诸症悉平。

1978 年 4 月随访：患者脉管炎治愈后，第二年恢复健康，开春后即参加生产队劳动，与从前体质无明显差异。嘱其保暖、戒烟、避免外伤，认真保养。

这是《张子琳医疗经验选辑》中的一则医案。原书按语中提道："张老认为：该病本为气血凝滞，血脉闭阻，阳气不达。其因多为寒湿下受。""治疗大法应以温通经络为主。换言之，辨证分型之各型中，只要患肢冷者，皆应伍以温通。"初诊用四妙勇安汤加味，"待二诊时，加桂枝 10 克后，病情始好转，以至痊愈"。桂枝"实为方中治本之药"。

需要注意的是，脱疽有阴证、阳证之别。阳证用四妙勇安汤治疗，阴证多用阳和汤治疗。

九十二、身痛逐瘀汤

【方证出处】

清代王清任《医林改错·下卷》："凡肩痛、臂痛、腰疼、腿疼，或周身疼痛，总名曰痹证。明知受风寒，用温热发散药不愈；明知有湿热，用利湿降火药无功。久而肌肉消瘦，议论阴亏，遂用滋阴药，又不效。至此便云病在皮脉，易于为功；病在筋骨，实难见效。因不思风寒湿热入皮肤，何处作痛。入于气管，痛必流走；入于血管，痛不移处。如论虚弱，是因病而致虚，非因虚而致病。总滋阴，外受之邪，归于何处？总逐风寒、去湿热，已凝之血，更不能活。如水遇风寒，凝结成冰，冰成风寒已散。明此义，治痹证何难？古方颇多，如古方治之不效，用身痛逐瘀汤。""方歌：身痛逐瘀膝地龙，羌秦香附草归芎，黄芪苍柏量加减，要紧五灵桃没红。"

原方组成：秦艽一钱，川芎二钱，桃仁三钱，红花三钱，甘草二钱，羌活一钱，没药二钱，当归三钱，五灵脂二钱（炒），香附一钱，牛膝三钱，地龙二钱（去土）。

煎服法：水煎服。

主治：痹证有瘀血。

王清任先生感于"古人脏腑论及所绘之图，立言处处自相矛盾"，遂"不避污秽"，亲赴义冢、刑场，仔细观察，并四处求教，"于脏腑一事，访验四十二年，方得的确，绘成全图"，故名《医林改错》，为我们留下了宝贵的资料。但此书能够名噪医林至今不衰，却是因为先生所创的活血化瘀新理论及拟出的诸多新方，于临床颇有奇效，为后世医者所折服。

【方证解读】

"痹证"，也称痹病，"是指肢体经络为风、寒、湿、热之邪所闭塞，导致气血不通，经络痹阻，引起肌肉、关节、筋骨发生疼痛、酸楚、麻木、重着、灼热、屈伸不利，甚或关节肿大变形为主要临床表现的病证。初期、中期以风寒湿热或痰浊瘀血痹阻为主，多为实证；后期则往往气血阴阳不足或肝肾亏虚，同时伴有痰瘀凝结，甚则形成顽痰死血，发为虚实交错，以虚证为主。一般初起病在筋骨、肌肉、关节；久病入络，痰瘀内结，或由表入里，内舍于心，病涉五脏。"（中华中医药学会《中医内科常见病诊疗指南·中医病证部分》）

身痛逐瘀汤方证，病邪以血瘀为主，且有风寒湿邪（或风湿热邪）。

痹证的主症是疼痛。风寒引起的疼痛，多数局部无特异性体征，比如关节无红肿热痛，外观看没有异常，但是肢体活动可能受限。热邪所致的疼痛比较剧烈，伴有灼热感。湿邪主要表现为肢体沉重、困重、酸重或乏力，单纯湿邪致病的疼痛很少，多为风寒湿或风湿热合邪而致痛。

风、寒、湿、热是通过影响人体气血流通而致病的。"入于气管，痛必流走；入于血管，痛不移处。"这是王清任对痹证病机在气血辨证角度的认识：或入于气、或入于血。前者呈窜痛，后者为固定痛。本方所治之身痛，为后者。瘀血致痛，典型的疼痛为刺痛、固定痛，拒按，夜间加重，卧起更甚，稍加活动则轻。

"周身疼痛"，包括内脏吗？

本方证的疼痛症状主要发生在四肢、腰背部，若肚腹疼痛（膈下逐瘀汤证）、眼疼（通窍活血汤证）、少腹积块疼痛（少腹逐瘀汤证），则非本方所宜。

"古方颇多"，治疗痹证，最经典的古方莫如仲景方。

以身痛为特点的病证，集中出现在《金匮要略·辨痉湿暍脉证并治第二》："风湿相搏，一身尽疼痛。"篇中对于"湿家身烦疼"，给出"麻黄加术汤，发其汗"；"病者一身尽疼，发热，日晡所剧者，名风湿。此病伤于汗出当风，或久伤取冷所致也。可与麻黄杏仁薏苡甘草汤""伤寒八九日，风湿相搏，身体疼烦，不能自转侧，不呕不渴，脉浮虚而涩者，桂枝附子汤主之；若大便坚，小便自利者，去桂加白术汤。"

以肢节疼痛为主的病证，出现在《金匮要略·辨痉湿暍脉证并治第二》："风湿相搏，骨节疼烦，掣痛不得伸屈，近之则痛剧，汗出短气，小便不利，恶风不欲去衣，或身微肿者，甘草附子汤主之。"《金匮要略·中风历节病脉证并治第五》："病历节不可屈伸，疼痛，乌头汤主之。诸肢节疼痛，身体魁羸，脚肿如脱，头眩短气，温温欲吐，桂枝芍药知母汤主之。"

痹证中有邪实者："明知受风寒，用温热发散药不愈；明知有湿热，用利湿降火药无功。"痹证初期，风、寒、湿、热是导致痹证的主要病邪。仲景方就是针对这几方面的：以麻黄、桂枝、附子、乌头治寒，以白术、薏苡仁治湿，防风、生姜散风寒湿兼顾，芍药、甘草缓急止痛。痹证中后期，出现痰浊、瘀血。仲景方对此二者所涉较少，故而"用古方治之不效"。

痹证中有正虚者："久而肌肉消瘦，议论阴亏，遂用滋阴药，又不效。"痹证后期，常出现气虚、阴虚、血虚、肝肾亏虚。

身痛逐瘀汤方证的辨证，需要重视"古方治之不效"。

《医林改错》判断是否使用活血化瘀的指征，除刺痛、肿块、青紫、涩脉等典型特征外，还有一个特征：其他方法久治无效。如血府逐瘀汤治头疼"百方不效"者，膈下逐瘀汤治久泻"泻肚日久，百方不效"者，身痛逐瘀汤治痹证"百方治之不效"者，是对叶天士"久病入络"理论的具体应用。

身痛逐瘀汤由桃红四物汤加减而成：去生地黄、赤芍，加五灵脂、延胡索、没药、香附、羌活、秦艽、地龙、牛膝。《医林改错》中身痛逐瘀汤、血府逐瘀汤、通窍活血汤、膈下逐瘀汤、少腹逐瘀汤、补阳还五汤、会厌逐瘀汤，均是由桃红四物汤化裁而来。

针对"身痛"，有川芎、五灵脂、没药活血止痛；香附行气止痛。"逐瘀"，有当归、桃仁、红花、牛膝活血化瘀；针对风、寒、湿、热，有羌活、秦艽祛风除湿，地龙祛风通络，甘草调和诸药。诸药合用，活血行气，通络止痛，兼祛风湿。

《丹溪心法·痛风六十三》治疗"四肢百节走痛"，及《类证治裁·痛风历节风论治》用于"肢节刺痛，停着不移者，系瘀血阻隧"的趁痛散，去乳香加秦艽，即成本方。

【身痛逐瘀汤中的药物】

川芎 血中之气药，除会厌逐瘀汤外，以上诸方皆用，是王清任应用最广的活血化瘀药。川芎属于风药，多用有耗气之弊；且温燥又易伤阴伤血，所以不可以多用久用。"治痘五六天后，饮水即呛"的会厌逐瘀汤去川芎而用了生地黄、玄参，可能是虑及咽喉喜清润。

赤芍 性凉，活血化瘀，凉血。身痛逐瘀汤独不用。因本方证为风寒湿侵袭，致经络、关节、肌肉气血不通，在行气活血化瘀时，用药当温，故而舍去寒凉的赤芍。

当归 在通窍活血汤中，该方所主治的瘀血病证，部位在上、在窍、在表，需药物偏阳、偏升、偏散、偏动，故而用了活血通窍力量最强的麝香，佐以老葱、姜、黄酒。当归活血为动，补血则静，为动药中偏静者，此静的特征与整方治则相左，故而弃之不用。

地黄 熟地黄补阴补血，生地黄滋阴凉血，二者皆无活血化瘀之力，故而极少出现在《医林改错》诸方中。仅仅在血府逐瘀汤中用了生地黄，因为"血府血瘀必发烧""身外凉，心里热（名曰灯笼病）""晚发一阵热"。用生地黄滋阴清血分热。

桃仁和红花 桃仁味苦性润，红花味辛性散，二药合用，濡润行散，善于活血通络，适用于周身经血运行不畅者。广泛应用在各种瘀血阻滞的病证中。但唯独少腹逐瘀汤舍去二者，易之以失笑散（蒲黄、五灵脂。注意：用的是生蒲黄。）少腹的肿块，单纯瘀血者有之，更多见的是既有瘀血，又有痰饮水湿。失笑散中，五灵脂气臊燥湿，善治痰涎夹血成窠，蒲黄性滑利水，善能活血消瘀，二味合用，宜于水血混杂者。

五灵脂、没药、延胡索 活血化瘀药物中，以止痛见长的三味药。五灵脂以止痛为专长，王清任先生用在有疼痛症状的膈下逐瘀汤证"痛不移处"，少腹逐瘀汤证"少腹积块疼痛，或疼痛而无积块"，身痛逐瘀汤证"肩痛、臂痛、腰疼、腿疼，或周身疼痛"，在并无疼痛症状的血府逐瘀汤、通窍活血汤、补阳还五汤证中无其踪影。延胡索，《本草求真》："无论是血是气，积而不散者，服此力能通达。"《本草正义》："故能治内外上下气血不宣之病，通滞散结。"膈下逐瘀汤主症有"积块，小儿痞块"，少腹逐瘀汤主症有"少腹积块疼痛，或有积块不疼痛"，二方证皆有积块，用延胡索活血化瘀、止痛、消积化痞。没药，血瘀证见肿痛，成疮痈者，常乳香、没药共用。二药合用，有两个特长；其一消肿，其二止痛，故用在少腹肿块的少腹逐瘀汤和可见痹证关节肿胀的身痛逐瘀汤中。二者的区别为乳香"入手少阴经气分"，没药"入十二经血分"（《得配本草》），这可能是王清任先生在以上诸方中皆舍去气药乳香而留血药没药的原因。

牛膝 血府逐瘀汤中使用牛膝，是为了引血下行，"血化下行不作劳"。身痛逐瘀汤使用牛膝，是为了活血化瘀的同时补肝肾、强筋骨。

秦艽、羌活 羌活祛风散寒除湿。秦艽，性平，祛风湿，舒筋络。

地龙 身痛逐瘀汤方主症"身痛"，因经络不通则痛。补阳还五汤主症半身不遂，因经络不通而不荣，故而二方都用地龙通络。

香附 多数医家使用香附，是因其"归肝经"，常用于胸胁脘腹胀痛、月经不调。膈下逐瘀汤使用香附正是基于此。但身痛逐瘀汤使用香附，却是它的另外一个特点：入三焦经，通行十二经、八脉气分，兼入血分。《本草纲目》："生则上行胸膈，外达皮肤；熟则下走肝肾，外彻腰足。"

【临床应用】

《医林改错》在应用本方时，"若微热，加苍术、黄柏；若虚弱，量加黄芪一二两"。这段文字，是王清任先生给读者的示例。痹证日久，常虚实兼见。实者，风、寒、湿、热、痰浊、瘀血痹阻；虚者，气血阴阳不足或肝肾亏虚。治当随症加减。

如寒甚者加附子、桂枝、细辛，湿甚者加薏苡仁、木瓜、防己，热甚者加苍术、石膏，兼有湿热征象者加苍术、黄柏，兼痰浊者加白芥子。除地龙外，如果疼痛剧烈，还可加其他虫类搜剔之品如蜈蚣、全蝎、露蜂房、水蛭等。病在上肢加桂枝、姜黄、威灵仙，下肢加防己、木通，腰背加狗脊、独活、川续断。气虚者用炙黄芪、人参，阴虚有热者加玄参、玉竹、麦冬，肾虚者加杜仲、川续断、枸杞、鹿角等。

【医案例举】

病案一：刘某，男，26岁。

患者4年前无明显诱因渐出现下腰部及臀区疼痛，伴双髋关节痛，夜间痛甚，翻身困难，诊断为"强直性脊柱炎"。3个月前，腰背部疼痛加重，夜间疼痛，可痛醒，伴颈部疼痛，左髋关节疼痛，晨僵，胸痛。舌暗苔白，脉细涩。

中医诊断：脊强（瘀血痹）。

治法：逐瘀蠲痹，祛风除湿。

身痛逐瘀汤加减：桃仁9g，红花12g，当归15g，赤芍15g，川芎15g，丹参15g，羌活10g，秦艽10g，防风10g，葛根15g，生薏苡仁15g，制附子10g（先煎），细辛3g，黄芪30g，延胡索10g，穿山龙15g，甘草6g。28剂。

二诊：患者腰背痛疼痛减，夜间疼痛减，夜间无痛醒，双髋关节疼痛亦减。效不更方，原方加淫羊藿15g、杜仲炭15g以加强补肾壮督之功。

三诊：又减轻。继服上方5个月。患者关节诸症明显减轻，关节功能改善，病情基本缓解。

这是《中国中医科学院名医名家学术传薪集》中冯兴华主任的一则医案。

久病、夜间痛甚，直指瘀血。项背尤甚，为督脉空虚。加赤芍、丹参更助活血，加延胡索更助止痛，加防风更助祛风湿，葛根舒项背，加生薏苡仁助祛湿，附子、细辛助祛寒通经，加黄芪补益病久耗损之气。全方就是一个增强版的身痛逐瘀汤。

病案二：患者，女，26岁。产后月余，1周前因晾晒尿布而受凉，自觉全身酸痛不适，汗出恶风，舌淡脉虚浮，曾服数剂中药不效。

今予补益气血，调和营卫。药用身痛逐瘀汤合桂枝汤加减：

生黄芪20g，羌活、独活各6g，秦艽10g，香附12g，当归12g，川芎8g，白芍10g，桂枝10g，千年健15g，生姜2片，大枣4枚。3剂而愈。

这是甘肃《任世玉老中医临床经验撷英》（《甘肃中医》2008年第8期）中分享的一则医案。

汗出恶风，舌淡脉虚浮，太阳中风证见，且产后气虚，用桂枝汤加黄芪。针对身痛，想到了身痛逐瘀汤。但瘀血不甚，无须桃仁、红花。无肿，不用没药。痛势可忍，不需五灵脂。起因受凉，全身包括下肢亦痛，加入独活助羌活、秦艽、千年健祛风除湿通络。

九十三、除湿胃苓汤

【方证出处】

《医宗金鉴·外科心法要诀》："此证俗名蛇串疮，有干湿不同，红黄之异，皆如累累珠形。干者色红赤，形如云片，上起风粟，作痒发热。此属肝、心二经风火，治宜龙胆泻肝汤；湿者色黄白，水疱大小不等，作烂流水，较干者多疼，此属肺、脾二经湿热，治宜除湿胃苓汤。"

原方组成：苍术（炒）、厚朴（姜炒）、陈皮、猪苓、泽泻、赤茯苓、白术土炒、滑石、防风、山栀（生研）、木通各一钱，肉桂、甘草（生）各三分。

煎服法：水二盅，灯心五十寸，煎八分，食前服。

主治：缠腰火丹属湿热者。

【方证解读】

缠腰火丹，西医名"带状疱疹"，以疼痛为主症，局部皮损以水疱为主伴渗出明显，辨证为湿热蕴结。脾主湿，病证发于腰部，首先考虑中焦湿热，舌象可见舌质红、舌苔腻，脉象可见脉濡或脉濡数。因病证发于皮肤，肺主皮毛，因此说"脾、肺二经湿热"。

除湿胃苓汤由平胃散合五苓散加滑石、防风、栀子、木通而成。平胃散燥湿运脾，五苓散利水渗湿。证属湿热，在燥湿利水的基础上加滑石、栀子、木通、灯心清热利湿；病证发于肌表，加防风祛风胜湿。

胃苓汤出自《世医得效方》，由五苓散、平胃散合方而成，治疗寒湿泄泻。

灯心，即灯心草，有利水通淋之功。

由治疗中焦寒湿的胃苓汤，加减为治疗中上焦湿热的除湿胃苓汤，一方面是加用了清热利湿药，另一方面是加用了辛温升散药。同时，还应该注意到所加的四味清热利湿药，滑石、栀子、木通、灯心都入上焦。正是加入了走上焦的四味药和走肺表的防风，改变了原方胃苓汤所治病证的病位。

《赵炳南临床经验集》中，在本方基础上，去肉桂、防风、栀子、木通，加黄柏、枳壳，化裁为加减除湿胃苓汤。组成为："苍术二钱，厚朴二钱，陈皮三钱，滑石块四钱，炒白术四钱，猪苓四钱，炒黄柏四钱，炒枳壳三钱，泽泻三钱，赤苓四钱，炙甘草三钱。"即胃苓汤去桂加滑石、黄柏、枳壳。功用："健脾燥湿，和中利水。"主治："带状疱疹（湿盛型缠腰火丹），湿疹（湿疡），牛皮癣（湿寒性白疕）。"主治病位又由除湿胃苓汤证的中上焦回到了中焦。

本方所治病证，实际上是寒、湿、热共存，是在原有寒湿的基础上化热或受热而成，在湿热病发之前是有寒湿表现的，与三仁汤证、甘露消毒丹证、藿朴夏苓汤证等直接感受湿热不同。

本方所治病证，病位在肺脾，脉不见弦，与龙胆泻肝汤所治病证湿热在肝胆不同。湿热在肝胆多可见脉弦。

使用本方时需注意大便情况。胃苓汤有治疗泄泻的作用，如大便干燥时需注意辨别是不是本方证。如果是本方证，需注意加减，保证大便通畅。

除湿胃苓汤是治疗湿性皮肤病的常用方。《赵炳南验方十一讲》中写道："除湿胃苓汤及加减除湿胃苓汤是构成赵炳南治疗皮肤病湿邪理论学术思想的重要组成部分。赵炳南教授认为，中医诊治皮肤病须辨其为湿热性或湿性，也就是我们经常说的'热重于湿'或'湿重于热'，龙胆泻肝汤为治疗湿热性皮肤病的主方，除湿胃苓汤为治疗湿性皮肤病的主方……故赵老在治疗带状疱疹、湿疹等皮肤病时，多以此二方治疗。"

【医案例举】

赵某，女，36岁，1971年9月1日初诊。

主诉：双侧手背皮肤粗糙、变硬奇痒，有时流水，已1年余。

现病史：1年前两侧手背开始发红，有痒感，经常搔抓后起红疹，有时有渗出液，结痂，经某医院诊断为"湿疹"，用药后渗出液减少，唯皮肤逐渐变厚，粗糙变硬，皮肤颜色也变暗，痒感明显，有时感到全身也作痒，影响工作，曾多方治疗，未效，来门诊治疗。

检查：两侧手背、手指背侧面及手腕部皮肤粗糙，角化变厚，融合成片，有明显抓痕及少量渗液。

脉象沉弦，舌苔薄白稍腻。

西医诊断：亚急性湿疹。

中医辨证：湿疡，湿重于热。

立法：除湿清热止痒。

厚朴二钱，陈皮三钱，滑石块四钱，赤苓四钱，猪苓四钱，炒黄柏四钱，炒枳壳三钱，白鲜皮一两，姜黄三钱，地肤子一两。

外用胆草一两，豨莶草一两，苦参一两。水煮外洗。祛湿药油外敷。

上方服 7 剂。9 月 13 日复诊时，皮损面渗出液已止，皮面干燥，但仍瘙痒不止。继用前法佐以祛风止痒，外用稀释新拔膏。继服药 10 剂后，皮损已基本痊愈，痒止，皮肤光滑，除湿润肤。内服八珍丸、秦艽丸巩固疗效。

这是《赵炳南临床经验集》中的一则医案。

湿疹，湿重于热，以痒为主症，用方以加减除湿胃苓汤化裁，去苍术、白术、泽泻、甘草，加白鲜皮、地肤子、姜黄。这样加减，减少了方药中走中焦的力量，加大了走皮表的力量，突出了方药中祛风湿止痒的作用。

九十四、枇杷清肺饮

【方证出处】

《医宗金鉴·外科心法要诀》："此证由肺经血热而成。每发于面鼻，起碎疙瘩，形如黍屑，色赤肿痛，破出白粉汁，日久皆成白屑，形如黍米白屑。宜内服枇杷清肺饮，外敷颠倒散，缓缓自收功也。""肺风粉刺肺经热，面鼻疙瘩赤肿疼，破出粉汁或结屑，枇杷颠倒自收功。"

原方组成：人参三分，枇杷叶（刷去毛，蜜炙）二钱，甘草生三分，黄连一钱，桑白皮（鲜者佳）二钱，黄柏一钱。

煎服法：水一盅半，煎七分，食远服。

主治：内服枇杷清肺饮，外敷颠倒散，治疗肺风粉刺。

【方证解读】

肺风粉刺，即痤疮。痤疮按皮疹特点可以分为粉刺、丘脓疱疹和聚合性痤疮三型。本方所治疗的是第一型粉刺，表现为面鼻皮肤散发丘疹，尚未形成脓疱疹和聚合性痤疮。

丘疹色红，本病的发生与血热、郁热、热毒有关。同时，面鼻皮肤属肺，因此说"肺经血热"。治疗一方面需要清解热邪（清热解毒），另一方面需要清降肺气。

本方由三组药物组成：第一组药物是枇杷叶、桑白皮，清降肺气；第二组药物是黄连、黄柏、生甘草，清热解毒；第三组药物是人参，顾护肺胃之气。

宋代许叔微所著《普济本事方》中有："治肺风鼻赤酒渣方：老山栀为末，溶黄蜡等分，和为丸，弹子大，空心茶酒嚼下，半月效。忌酒忌煿。又方：用枇杷叶去毛，焙干末之，茶调下一二钱，日三服。"

分别用栀子、枇杷叶治疗肺风鼻赤酒渣。

李时珍在编写《本草纲目》时，把两方合二为一，栀子、枇杷叶合用治疗："酒齄赤鼻：枇杷叶、栀子仁等分，为末。每服二钱，温酒调下，日三服。"枇杷叶清降肺气，栀子清热解毒，实开枇杷清肺饮方治疗肺风粉刺之先河。

《外科正宗》中认为肺风粉刺是由"血热郁滞不散"所致，治疗中一方是枇杷叶丸，由两组药组成：清降肺气的枇杷叶和清热解毒的黄芩、天花粉、甘草。

《颜德馨方药心解》中对本方的方解："本方以枇杷叶清肺泄热化痰为主；桑白皮功用相同，以之为辅；佐以黄连、黄柏清热燥湿；党参、甘草用量颇小，取其保护脾胃，盖粉刺并非数剂可以收功之病，本方性偏寒凉，久服恐碍中宫，不得不为之预防，亦即《金匮要略》治未病之意。"

桑白皮力弱，方中用量不大，作为臣辅之药似不妥，清解尚需赖黄连、黄柏。甘草生用清热解毒，炙用温补脾胃。本方中使用生甘草主要取其清热解毒之用。

党参（人参）保护脾胃之说可取。

【疑难解读】

方中使用人参，本方证中有虚证吗？

没有。人参用极小量，伍于清解药中起顾护肺胃之气作用。

方中用苦寒之黄连、黄柏清热，可以不用苦寒而用甘寒之蒲公英、紫花地丁等药吗？

苦寒之黄连、黄柏，在清热解毒的同时，又有清血分热和燥湿的作用。在清热解毒方面可以用甘寒药，但甘寒药没有清血分热和燥湿的作用。

【关于枇杷叶】

枇杷叶苦、平、无毒，功在降肺胃之气。

《医学六要》："枇杷叶，气薄味厚，阳中之阴。治肺胃之病，大都取其下气之功耳。气下则火降痰顺，而逆者不逆，呕者不呕，渴者不渴，咳者不咳矣。"

【医案例举】

王某，男，20岁。2009年2月7日初诊。

主诉及现病史：面部起红色丘疹1年。1年前，面部起红色丘疹，有的丘疹能挤出白色分泌物，有的丘疹触之疼痛，时轻时重，留有凹陷性瘢痕。曾按痤疮治疗，效果不显，来协和中医门诊求治于周宝宽主任医师。诊见：面部均可见红色丘疹及凹陷性瘢痕，前额及面部尤重，有的丘疹能挤出白色分泌物，有的丘疹有硬结，触之疼痛，口渴，大便秘结，小便黄；舌质红，苔薄黄，脉弦数。西医诊断：痤疮。中医诊断：肺风粉刺。辨证：肺经风热。治法：疏风清肺。予枇杷清肺饮加减。方药：蜜炙枇杷叶10g，桑白皮10g，黄柏10g，连翘10g，生大黄10g，栀子10g，黄芩10g，蒲公英10g，生甘草10g。口服及局部湿敷。

二诊：上方用7剂，丘疹明显缩小，很少有新起的丘疹，二便通畅。上药去黄连，继续口服及湿敷。

三诊：上方又用14剂，无新起丘疹，原有丘疹大部分消失，二便通畅。效不更方，上药又用7剂愈。

这是周宝宽所著的《很灵很灵的中药方，面部皮肤病一扫光》中的一则案例。

粉刺，皮损以红色丘疹为主，辨为肺经风热，治疗以枇杷清肺饮加减，去黄连、人参，加黄芩、栀子、生大黄、连翘、蒲公英。处方实际上由两组药组成：一组药是枇杷叶、桑白皮清降肺气，另一组药是黄芩、黄柏、栀子、大黄、连翘、蒲公英、生甘草清热解毒。肺与大肠相表里，患者年轻体盛，大便秘结、小便黄，故不用人参顾护肺胃之气，而加用生大黄、栀子通利大小便。

枇杷清肺饮治疗痤疮属实热者。临床上，痤疮也有表现为虚寒证者，则不宜再用枇杷清肺饮治疗。徐书编著《杏林碎金录——30年皮外科秘典真传》中有这么一段论述："在临床中，治疗很多月经不调伴痤疮的患者，辨证为虚寒证，给予温经汤治疗，月经正常了，面部痤疮也好了。此后治疗痤疮只要是虚寒证伴月经异常者，余选用温经汤来治疗……所以在临床辨证痤疮过程中，只要是形体偏瘦，伴有月经病改变者，舌淡苔白，脉细。首先选用温经汤来治疗，效果很好。"

临床总需辨证论治。

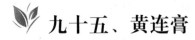

九十五、黄连膏

【方证出处】

出自《医宗金鉴·外科心法要诀》。

原方组成：黄连三钱，当归尾五钱，生地黄一两，黄柏三钱，姜黄三钱。

制法：香油十二两，将药炸枯，捞去渣；下黄蜡四两熔化尽，用夏布将油滤净，倾入瓷碗内，以柳枝不时搅之，候凝为度。

主治：黄连膏可作为多种外科病证的外用药。《医宗金鉴》中黄连膏外抹或外贴可用于鼻疮、唇风、代指、臭田螺、疔疮、血风疮、烫火伤、胎瘤、痘疔、发际疮、针眼等病证的治疗。

【方证解读】

外科外治法中常用三大法：疮疡初期，毒邪壅滞，尚未化脓，用箍围消散法；疮疡脓成未溃或溃后腐肉不脱，用透脓祛腐法；疮疡后期，溃后久不收口，用生肌收口法。

其中箍围消散法中又有具有清热散结、解毒消肿作用，适用于疮疡初期阳证的清热消散剂；具有消散寒凝结滞、通经活络作用，适用于疮疡初期阴证的温通消散剂；具有开泄结聚、散结消肿、束毒止痛作用，适用于疮疡初期半阴半阳证的消结止痛剂。

本方属于箍围消散法中的清热消散剂，用于疮疡初期，表现为局部红肿热痛，伴见口干、苔黄、脉数者。

本方以黄连、黄柏清热解毒燥湿，生地黄、当归尾、姜黄凉血活血散结，共奏清热解毒散结之功。

方名黄连膏，强调方中黄连清热解毒的重要性。

黄连外用，《金匮要略》中有"浸淫疮，黄连粉主之"的记载。之后，黄连是历代医家治疗疮疡类病变外用药中最常用的药物之一。《赵炳南临床经验集》中即有经验方黄连软膏，用黄连面一两，祛湿药膏（或凡士林）九两，混匀成膏，外敷疮面，主治"脓疱疮（黄水疮），丘疹样荨麻疹（水泡湿疡），单纯性疱疹（火燎疮），带状疱疹（缠腰火丹），多发性毛囊炎（发际疮），疖、痈、丹毒等及皮肤烫烧伤。"

九十六、五味消毒饮

【方证出处】

《医宗金鉴》："毒势不尽，憎寒壮热仍作者，宜服五味消毒饮汗之。"

原方组成：金银花三钱，野菊花、蒲公英、紫花地丁、紫背天葵子各一钱二分。

煎服法：水二盅，煎八分，加无灰酒半盅，再滚二三沸时热服。渣，如法再煎服，被盖出汗为度。

主治：诸疔疮。

《医宗金鉴》是一部综合性的中医著作，内容涵盖诊法、方论、杂病、内、外、妇、儿等各个学科。从书名可以看出，本书被视为中医学的基本规范，"使为师者必由是而教，为弟子者必由是而学"。

【方证解读】

五味消毒饮可治一切疔疮疾患，初起病变在表、表现为憎寒壮热者。

从六经辨证来看，病位在表，邪气还未入里，汗之而解；若入里，用黄连解毒汤。从卫气营血辨证来看，病位在气分；

"汗之，毒势不尽，憎寒壮热"，可能有津液的损伤，有内传营分的趋势。

第五版《方剂学》教材中对于该方的解读："痈疮疔毒，多由脏腑蕴热，火热结聚。故治用清热解毒为主，以便积热火毒清解消散。方以金银花两清气血热毒为主，紫花地丁、紫背天葵、蒲公英、野菊花均各有清热解毒之功，配合使用，其清解之力尤强，并能凉血散结以消肿痛。加酒少量是行血脉以助药效。"

五味消毒饮方中五味药物均为寒凉之品，均有清热解毒的作用。五药相配，清热解毒之力更强。方中没有君臣佐使的配伍，从药物用量来看，金银花用量最大（三钱），可视为君药；但其余药物剂量相等，没有偏重。似乎只是单纯地将具有清热解毒作用的五味药组合在了一起。

凡药都有性情，《神农本草经》中指出，药有四气、五味属性。四气指寒、热、温、凉，五味指酸、苦、甘、辛、咸。认识一味药物，需要将药物的四气、五味属性结合起来才能有较为全面的认识。以寒凉药物为例，有辛寒、苦寒、酸寒、咸寒、甘寒等不同。

辛寒或辛凉类药物：辛能行、能散，可以解表。如石膏，代表方白虎汤用之治疗阳明热证；连翘，代表方银翘散用之治疗外感风热证。

苦寒类药物：苦能泄、能燥、能软坚。能泄，可以清热泻火、降逆下气、泻下通便，如黄连解毒汤，治疗三焦火热炽盛致证；能燥，可以燥湿，如龙胆草，清热利湿；能坚阴，以泻火为手段保存阴液，如三承气汤急下存阴。

甘寒类药物：甘"能补，能和，能缓"。能补，可以养阴。如麦冬汤滋养肺阴，益胃汤滋养胃阴。

咸寒类的药物：咸"能软，能下"。能软，可以软坚散结。阴邪或燥邪结聚谓之坚。咸能散邪结之深者以恢复气血津液的输布流通，所以可以滋阴。且咸能入血，咸寒类药物可清血热结聚。

酸味药："能收，能敛"，与甘药合用可化阴，即"酸甘化阴"；与苦药合用可泄热，即"酸苦涌泄"。

从卫气营血辨证角度：辛寒类药物清卫分之热；苦寒类药物清气分之热；甘寒类药物清气分、营分之热；咸寒类药物清营分、血分之热。

从脏腑辨证角度：甘寒、咸寒之品都可以养阴，甘寒之品养肺胃之阴；咸寒之品养肾阴。

从药物四气五味的角度来解读五味消毒饮。五味消毒饮方中用药：金银花，甘寒；野菊花，辛寒、苦寒；紫花地丁，辛寒、苦寒；紫背天葵，辛寒；蒲公英，甘寒、苦寒。

方中以辛寒之品为君，擅于解表，治疗疗疮初起，憎寒壮热者；以甘寒之品为臣，清养以救阴，治汗出热仍不解者；以苦寒之品为佐使，清热泄火以坚阴。故而，五味消毒饮擅长治疗火热伤阴、表邪未解的病证。

【关于寒凉药物】

寒凉药物多用于治疗热证。《素问·至真要大论》："热者寒之""温者清之""治热以寒"。对寒凉药物的运用，具有代表性的是金元时期的刘完素和温病学派的医家。

温病学派医家受金元医家刘完素的影响；刘完素受《素问·病机十九条》以"火热"居多病机分类的影响。

"火热论"是刘完素主要学术思想之一，刘完素根据《素问·病机十九条》的内容大都以"火热"为病，提出"六气皆从火化"之说，强调了"火热证"在疾病发生与发展中的重要性，指出热证的主要病机为"怫热郁结"，并提出"随其深浅，查其微甚，适其所宜而治之"的治则。

受刘完素的启发，后世创立了温病学说。温病最易耗伤津液。叶天士说："救阴不在血，而在津与汗。"吴鞠通说："夫春温、夏热、秋燥，所伤皆阴液也，学者苟能时时预护，处处提防，岂复有精竭人亡之虑。"王孟英说："盖热病未有不耗阴者。"阴，包括津液和血液，是生命活动的物质基础。阴津殆尽耗竭，人体的生命活动就会停止，故温病学家十分重视保护阴津。

《温病条辨》所载 208 首方，明确标示出性味治法的多达 166 首，如辛寒法、甘寒法、苦寒法、辛寒复苦寒法、苦寒复甘寒法、酸苦甘寒法等等。吴鞠通以药物的性味阐释治法，与其他医家以药物的功效阐释治法相比，别开一门。

从《黄帝内经》"病机十九条""热病论"等内容，到刘完素的"火热论"，到清代的温病学说，再到外科用药的"清热解毒"之例，这是以"五味消毒饮"为代表具有清热解毒、凉血消斑、散结消痈等作用，可以治疗"疗疮痈疡"等外科疾病的思想演变。

【临床应用】

五味消毒饮被广泛用于外科疔痈疮疡等证的治疗。此外，妇科疾病证属热毒内炽的，也多用五味消毒饮加减。《女科宝鉴》中记载用五味消毒饮治疗妇人产后发热、梅毒、坠胎小产、软下疳等证属热毒内炽的疾病。山西名医李翰卿用五味消毒饮治疗宫颈癌。宫颈癌属于湿热壅毒者，"治宜清热化湿解毒，方用五味消毒饮合四妙散"。（《李翰卿医学全集》）

【医案例举】

患者，女，16 岁。1982 年 6 月 19 日起床后，觉右上唇痒痛麻木，肿势迅急，至 7 时半，已延伸至右侧半边脸全肿。频频喷射状大吐，心烦、头晕、嗜睡、目赤，舌红苔黄厚腻，口臭，脉沉滑数。证属心脾积热上攻，疔毒走黄，毒气攻心。速予刺泄恶血，内服加味五味消毒饮。右无名指螺纹正中、中指指甲根部及少泽点刺出血，刺毕，立时消去大半，目已能睁，神清呕止。金银花、蒲公英、紫花地丁、蚤休、夏枯草各 30g，皂角刺、白蔹各 10g。2 剂，上药 3 小时服 1 煎，9 小时内连服 2 剂，痊愈。

这是山西名医李可先生的一则案例，记载于《李可老中医急危重症疑难病经验专辑》一书中。案中所载刺疗法为山西省已故针灸大师尚古愚先生传。尚师云："头面部疔毒，忌刺局部，以免感染，造成脓毒败血症。远端循经刺血，血出病退。"

《医宗金鉴》中记载，五脏皆可发疔疮。脏腑受累不同，疔疮发生部位不同，临床表现也不同：与心相关的，名"火焰疔"，多生于唇、口及手掌指节间，表现为痛、痒、麻木，甚则寒热交作，烦躁，舌强语謇。与肝相关的，名"紫燕疔"，多生于手、足、腰、肋筋骨之间，表现为破溃流血，甚则目红甲青、斜视神昏、睡语惊惕。与脾相关的，名"黄鼓疔"，多生于口角、腮、颧、眼胞上下，表现为麻、痒，重则恶心呕吐、肢体木痛、寒热交作、烦渴干哕。与肺相关的，名"白刃疔"，多生于鼻孔、两手，易腐易陷，重则咳嗽、喘息、呕吐痰涎。与肾相关的，名"黑靥疔"，多生耳窍、牙缝、胸腹、腰肾偏僻之处，表现为痛彻骨髓，重则手足青紫、惊悸沉困、目睛外露。

本案患者嘴唇痒痛麻木，伴呕吐、口臭，病在心脾。疔毒属热者，最易走黄，令心烦昏愦。李老用外刺法以泄热，《医宗金鉴》用七星剑汤以救急，"已走黄者，令人心烦昏愦，急用七星剑汤以救之"。后内服五味消毒饮以清热解毒，2剂而病愈。

另外，疔疮之治贵乎早。疔疮破溃后不宜过早补益，病情需要必须进补者，可以用平补，忌用温补。

❧九十七、桃红四物汤

【方证出处】

《医宗金鉴》："若血多有块，色紫稠黏，乃内有瘀血，用四物汤加桃仁、红花破之，名桃红四物汤。"

原方组成：生地黄三钱（酒洗），当归四钱（酒洗），白芍钱五分（酒炒），川芎一钱，桃仁十四粒（去皮尖研泥），红花一钱（酒洗）。

煎服法：水煎温服。

主治：血瘀证。

【方证解读】

桃红四物汤是在四物汤的基础上加桃仁、红花而成，了解桃红四物汤，首先要了解四物汤。

四物汤出自唐代医家蔺道人所撰的《仙授理伤续断秘方》。原方组成：白芍药，川当归，熟地黄，川芎。

主治外科伤病，"凡伤重肠内有瘀血者用此。""凡跌损，肠肚中污血，且服散血药，如四物汤之类。""凡损，大小便不通，未可便服损药。盖损药用酒必热，且服四物汤，更看如何……"

用法："上等分，每服三钱，水一盏半，煎至七分，空心热服。"

四物汤的发展。

四物汤原方主治外科伤病瘀血者，方中各药用药相等，未给出具体剂量。

《太平惠民和剂局方》将"四物汤"收录于"治妇人诸疾"中，药物组成、用量类同，只是加了药物炮制方法："当归（去芦，酒浸，炒）、川芎、白芍药、熟干地黄（酒洒，蒸）各等分。上为粗末，每服三钱，水一盏半，煎至八分，去渣，热服，空心，食前。"

主治由伤科转为内科："四物汤：调益荣卫，滋养气血。治冲任虚损，月水不调，脐腹疠痛，崩中漏下，血瘕块硬，发歇疼痛，妊娠宿冷，将理失宜，胎动不安，血下不止，及产后乘虚，风寒内搏，恶露不下，结生瘕聚，少腹坚痛，时作寒热。"四物汤可以用于治疗妇人血虚、血瘀、腹痛、癥瘕积聚、崩中、漏下等。方后有一加减："若妊娠胎动不安，下血不止者，加艾十叶、阿胶一片，同煎如前法。或血脏虚冷，崩中去血过多，亦加胶、艾煎。"胞宫虚冷致胎动不安或下血过多的，可以加阿胶、艾叶。

四物汤加阿胶、艾叶，即《金匮要略》中治疗妇人下血的胶艾汤。胶艾汤方组成：川芎、阿胶、甘草各二两，艾叶、当归各三两，芍药四两，干地黄六两。胶艾汤的主症是妇人下血；病机是冲任虚寒。方中地黄、芍药用量较大，当归、川芎用量相对较小。在此基础上，加艾叶、阿胶暖宫安胎止血。四物汤是在胶艾汤的基础上变化而来的。

南宋陈自明撰著的《妇人大全良方》把四物汤列为妇人病"通用方"。"夫通用方者，盖产前、产后皆可用也。或一方而治数十证，不可入于专门，皆是名贤所处，世之常用有效之方。"

四物汤的主治由《仙授理伤续断秘方》主治外伤瘀血证，演变到《太平惠民和剂局方》主治妇人血虚、血瘀、出血证，再演变到《妇人大全良方》为妇人通用方、治妇人一切血证。这是这张方子在临床中的不断发展。

四物汤的方解。

四物汤属于脏腑辨证论治体系的产物。

有从肝、胆作解者。如王子接在《绛雪园古方选注》中说："四物汤，物，类也。四者相类而似各具一性，各建一功，并行不悖。芎、归入少阳主升，芍、地入厥阴主降。芎䓖，郁者达之；当归，虚者补之；芍药，实者泻之；地黄，急者缓之。能使肝胆血调，阴阳气畅，故为妇人专剂。"女子以肝为先天。四物汤之所以被广泛用于妇人各种疾病的治疗，在于它可以调和肝胆气血。

也有从肝、脾、肾作解者。如吴昆在《医方考》中说："当归入心脾，芍药入肝，熟地黄入肾。若川芎者，彻上彻下而行血中之气者也。此四物汤所以为妇人之要药，而调月者必以之为主也。"

费伯雄在《医方论》中也说："理血门以四物汤为主方，药虽四味而三阴并治。当归甘温养脾，而使血有统；白芍酸寒敛肝，而使血能藏；生地黄甘寒滋肾，而益血；川芎辛温通气，而行血。调补血分之法，于斯著矣。"

女子月经与肝、脾、肾密切相关。四物汤之所以被广泛应用于妇人月经病的治疗，在于它可以调补肝、脾、肾三脏。

关于四物汤的君药。

有以当归为君者。如韩懋在《韩氏医通》中说："血药不容舍当归，故古方四物汤以为君，芍药为臣，地黄分生熟为佐，川芎为使。"

有以熟地黄为君者。如张璐在《伤寒绪论》中说："姑以本汤四味言之，虽云熟地黄滋养阴血为君，芍药护持营血为臣，而不知其妙用是在芎、归调和诸血之功也。"

关于方中药物的剂量。

四物汤中，四药等量。

四物汤的前身胶艾汤中，地黄用量最大。

《蒲辅周医疗经验》中，蒲老认为："四物汤：此方为一切血病通用之方。凡血瘀者俱改白芍为赤芍。血热者，改熟地黄为生地黄。川芎量宜小，大约为当归之半，地黄为当归的二倍。"

山西名医朱进忠用四物汤，方中药物剂量等量，各 10g。

【疑难解读】

秦伯未在《谦斋医学讲稿》中说："本方的配合，熟地黄、白芍是血中的血药，当归、川芎是血中的气药，阴阳动静相配，故能补血，又能和血。假如只用地、芍，便守而不走；只用归、芎，便走而不守……四物汤内地、芍、芎、归的配合，前人譬作春、夏、秋、冬四个不同的气候，认为不仅在加减上，而且用量的轻重上，均能改变其性质。例如单用或重用地、芍，便是偏于滋阴；单用或重用芎、归，便是偏于活血。"

这段话将药物与四季相类比，很容易让人想到易水学派的药类法象理论。从东垣药类法象分析：熟地黄、当归属湿化成类药物；川芎属风升生类药物；白芍属燥降收类药物。方中以湿化成类药物当归、熟地黄为主，温补阴血；辅以风升生类药物以及燥降收类药物恢复气机升降。虽说唐宋时期尚无药类法象理论，但不妨碍我们用这一理论解读及使用四物汤。

易水学派的另一位代表性人物王好古在《医垒元戎·四物汤例》中写道：（四物汤）"上依古法多不效，易老四时运气加减例，与诸六合等汤十余条，并见二十五论。"关于王好古所说的"易老四时运气加减例，与诸六合等汤"，在《素问病机气宜保命集》一书中有详细的论述："春倍川芎，一曰春，二曰脉弦，三曰头痛；夏倍芍药，一曰夏，二曰脉洪，三曰泄；秋倍地黄，一曰秋，二曰脉涩，三曰血虚；冬倍当归，一曰冬，二曰脉沉，三曰寒而不食。此常服顺四时之气。而有对证不愈者，谓失其辅也。春防风四物，加防风、倍川芎；夏黄芩四物，加黄芩、倍芍药；秋天门冬四物，加天门冬、倍地黄；冬桂枝四物，加桂枝、倍当归。此四时常服，随证用之也。"这部分内容对应王好古所说的"易老四时运气加减例"。

论中所用加减法也符合易水学派医家主张的药类法象理论和随时用药法："如血虚而腹痛，微汗而恶风，四物加芪、桂，谓之腹痛六合。如风虚眩运，加秦艽、羌活，谓之风六合。如气虚弱，起则无力，匡然而倒，加厚朴、陈皮，谓之气六合。如发热而烦，不能安卧者，加黄连、栀子，谓之热六合。如虚寒脉微，气难布息，不易清便自调，加干姜、附子谓之寒六合。如中湿，身沉重无力，身凉微汗，加白术、茯苓，谓之湿六合……治妇人筋骨痛，及头痛、脉弦、憎寒如疟，宜服风六合汤，四物汤四两，加羌活、防风各一两。治妇人血气上冲心腹，胁下闷，宜服气六合汤，四物汤四两，加木香、槟榔各半两。如妇人脐下冷，腹痛、腰脊痛，宜服玄郁六合汤，四物内加玄胡、苦楝（炒），各一两。治妇人气充经脉，月事频并，脐下痛，宜芍药六合汤，四物内倍加芍药……治妇人虚劳气弱，喘嗽胸满，宜服气六合汤，四物内加厚朴一两（制）、枳实半两（炒）。"这部分内容对应王好古所说的"诸六合等汤"。

严格来说，这两部分内容在论述四物汤加减使用时，既不完整，也不规范。例如，风六合、气六合前后组成不同；四物汤加黄芩、白术并无方名，等等。这些内容是张元素在教授弟子时随口说出来的，当时并没有成文，可能并不严谨，却符合张元素一贯的"课徒"主张，仅仅是示例而已。结合书中尚有一部分四物汤加减的其他内容来看，张元素所列的诸六合汤，实际上是教给我们临床使用四物汤的加减之法。

明代医家龚廷贤编撰的《鲁府禁方·妇人门》开篇即说："加减四物汤治诸病神效。"其下列有驱风四物汤、除寒四物汤、明目四物汤、聪耳四物汤等共计40首四物汤加减方，都属六合汤类方。

相比易水学派医家的论述而言，《医宗金鉴》中关于四物汤的记载相对简明、实用一些。"四物汤，乃妇人经产一切血病通用之方，故主之也。其方即当归、川芎、白芍药、熟地黄。凡血瘀俱，减白芍药，改用赤芍药破之；血热俱，去熟地黄，易用生地黄凉之。凡感太阳卫分，发热有汗，本方合桂枝汤，以桂枝甘草解之，名桂枝四物汤。寒伤太阳荣分，发热无汗，本方合麻黄汤，以麻黄、杏仁、桂枝、甘草发之，名麻黄四物汤。邪传少阳半表半里，往来寒热，本方合小柴胡汤，以柴胡、黄芩、半夏、人参、甘草和之，名柴胡四物汤。邪传阳明，里热便结，本方合调胃承气汤，以大黄、朴硝、甘草下之，名玉烛散。"

"经水先期而至，属热而实者，用四物汤加黄芩、黄连清之，名芩连四物汤；属热而虚者，用四物汤加地骨皮、丹皮凉之，名地骨皮饮。血多无热者，用四物汤加阿胶、艾叶止之，名胶艾四物汤。血多因热者，用四物汤加黄芩、白术和之，名芩术四物汤。若血多有块，色紫稠黏，乃内有瘀血，用四物汤加桃仁、红花破之，名桃红四物汤。先期血少浅淡，乃气虚不能摄血也，用当归补血汤补之，其方即当归、黄芪也。若虚甚者，则当用四物汤加人参、黄芪补之，名圣愈汤。若血涩少，其色赤者，乃热盛滞血，用四物汤加姜黄、黄芩、丹皮、香附、延胡通之，名姜芩四物汤。逐瘀须用佛手散，即四物汤去生地黄、白芍，又名芎归汤，逐瘀血其效如神也。"

论中说到，"若血多有块，色紫稠黏，乃内有瘀血，用四物汤加桃仁、红花破之，名桃红四物汤"。桃红四物汤只是四物汤加减例中的一种。内有瘀血，可以加桃仁、红花，也可以加大黄、三棱、莪术、赤芍、牡丹皮、牛膝、郁金、丹参、地龙、全蝎等。

桃红四物汤被广泛应用于养血活血案例中。王清任的主要学术思想"活血化瘀法"，大多来源于桃红四物汤。例如王清任所创立的五张逐瘀汤，血府逐瘀汤、通窍活血汤、膈下逐瘀汤、少腹逐瘀汤、身痛逐瘀汤都有桃红四物汤的影子；再如被后世广泛使用的补阳还五汤，也来源于桃红四物汤，在活血祛瘀的基础上，重用黄芪补气行血。

从桃红四物汤追溯到四物汤，从四物汤发展至六合汤，这是中医临床的不断发展，也是由简至繁，由繁返约的临证学习过程。桃红四物汤也属于六合汤例，它是《医宗金鉴》对金元医家所述四物汤的归纳、总结和简化。

【后世发挥】

《素问病机气宜保命集》："大抵产病天行，从增损柴胡，杂证从加添四物。"刘完素将四物汤和小柴胡汤类比，产后外感用小柴胡汤，产后杂证用四物汤。

《续名医类案》有一则类似的案例："庞太夫人病头痛恶寒，胸膈懑且痛，时发寒热，投四物汤加延胡索、牡丹皮、香附，治五日不瘥。孙诊之，脉右滑大，左浮弦而数，曰：头痛恶寒，外感症也；浮弦而数，胸膈懑痛，少阳脉症具在；右脉滑，饮食滞而为痰也。四物汤皆滞痰闭气之药，内伤可以得消，外感何由得出？投以柴胡汤合平胃散，一服而愈。"四物汤可治疗妇人内伤杂证，但对于妇人外感病，需要用小柴胡汤。

《薛氏医案》："一男子囊痛，未作脓而肿痛，以加味龙胆泻肝汤，二剂少愈。更以四物汤加木通、知母、黄柏而愈。"四物汤可治疗阴肿。

《医宗金鉴》："尿血多缘精窍病，尿血分出茎或疼，牛膝四物汤调治，急宜煎服效从容。"四物汤可用于治疗尿血证。

《施今墨临床经验集》："妇人久嗽不止，必加理血药如芎、归、熟地黄，其效始著。"芎、归、熟地黄，即四物汤加减。由此可见血对于妇人的重要性和特殊性。

【医案举例】

名医朱进忠在《难病奇治》中有这样一则案例：

葛某，女，29岁。3年多以来，每次月经将行之前即身痒难忍，朝轻暮重，瘙痒过后可见大量红色如小米大的丘疹，抓破出血后瘙痒略减。某院诊为"皮炎"。先予西药内服、外用1年多不见改善。后又改请中医治之，认为是风邪外客所致，应用祛风止痒之剂2个多月，不但瘙痒不见好转，反见更加严重。特别是近2个多月来，每次月经之前均奇痒难忍，昼夜难眠，烦躁不安，有时甚至产生自杀的念头。细察其证，全身到处是搔抓的血痕，内衣之上到处是点点血迹，烦躁不安，不断搔抓，舌苔白，脉弦细。综合脉证，反复思考，诊为血燥生风。治宜养血润燥，凉血散风。处以丹参银翘饮加减。

方药：丹参15g，金银花10g，连翘10g，当归10g，川芎10g，白芍10g，生地黄10g，薄荷3g。

服药2剂后，奇痒消失，其后每次月经之前服药4剂，共服12剂，诸症消失，愈。

四物汤，养血之剂。血虚、血燥均可以生风。所以四物汤可以用于治疗皮肤瘙痒等症。高建忠老师也常用四物汤加荆芥、防风、金银花、连翘，称荆防四物汤，治疗面部起疹见肺经风热者。

本文中关于桃红四物汤、四物汤的解读，来源于高建忠老师对于"四物汤"的认识。

九十八、散偏汤

【方证出处】

清代陈士铎《辨证录·卷二头痛门下》："人有患半边头风者，或痛在右，或痛在左，大约痛于左者为多，百药治之罔效，人不知其故。此病得之郁气不宣，又加风邪袭之于少阳之经，遂致半边头痛也。其病有时重有时轻，大约遇顺境则痛轻，遇逆境则痛重，遇拂抑之事而更加之；风寒之天，则大痛而不能出户。痛至岁久，则眼必缩小，十年之后，必至坏目，而不可救药矣。治法急宜解其肝胆之郁气。虽风入于少阳之胆，似乎解郁宜解其胆，然而胆与肝为表里，治胆者必须治肝。况郁气先伤肝而后伤胆，肝舒而胆亦舒也。方用散偏汤。"

原方组成：白芍五钱，川芎一两，郁李仁一钱，柴胡一钱，白芥子三钱，香附二钱，甘草一钱，白芷五分。

煎服法：水煎服。

主治：偏头痛。

【方证解读】

陈士铎在原书中明确告诉后学者"此病得之郁气不宣，又加风邪袭之于少阳之经"，治法为"急宜解其肝胆之郁气"，并且对病机与治法做了解释："虽风入于少阳之胆，似乎解郁宜解其胆，然而胆与肝为表里，治胆者必须治肝。况郁气先伤肝而后伤胆，肝舒而胆亦舒也。"言外之意散偏汤是一首疏解肝胆之郁的方剂，且以舒肝为主。

方中重用川芎为主药，取其量大力宏，行气祛风、和血定痛。川芎性味辛温，味薄气雄，辛香行散，温通血脉，疏达气血，既能活血祛瘀、补血生新，又能升散清阳、行气开郁，为血中气药，秉其升散之性能，上行高巅祛风止痛，是治疗头痛之圣药。白芍以养血柔肝，敛阴抑肝，缓急止痛。其性味苦酸微寒，可制约川芎之辛烈。加之白芍与甘草为伍，酸甘化阴，育阴缓急，增强止痛之效。佐香附以行气解郁，使气血双调，佐白芥子疏气化痰以调和肝脾。白芷气味芳香，能走善通，通窍止痛。同时柴胡、白芷之升清引药各行少阳、阳明二经，使辛窜之性直达病所。恐其辛香走散太烈，故佐以郁李仁同白芍之柔润敛降。且《本草新编》有"郁李仁，入肝、胆二经，去头风之痛"之说。八味药共奏行气解郁、疏泄肝胆、和血止痛之功效。

【疑难解读】

原书中既说到"人有患半边头风者""又加风邪袭之于少阳之经"，同时又提到"郁气先伤肝而后伤胆"，那么散偏汤主治的半边头痛是以外感为主？还是以内伤为主？

方中川芎用至一两，相对于其他药物，量偏大，如果仅仅是取其行气活血，本不应用如此大的剂量，由此可见，川芎在本方中以祛风止痛为主，行气活血、疏肝解郁为辅。《本草求真》白芥子条下："盖辛能入肺，温能散表"。且白芥子在本方中用量仅次于白芍，助川芎以祛风解表，治疗"遇拂抑之事而更加之风寒之天，则大痛而不能出户"。

郁气不宣为病之本，风邪袭之于少阳之经为其病之标，首先疏散风邪以解少阳肝胆之郁，体现了急则治标的中医治疗理念。

如何理解"风入于少阳之胆，似乎解郁宜解其胆，然而胆与肝为表里，治胆者必须治肝"？

原书说："此病得之郁气不宣，又加风邪袭之于少阳之经，遂致半边头痛也。"《素问·方盛衰论》有："气上不下，头痛巅疾。"《金匮钩玄·六郁》曰："郁者，结聚而不得发越也。"《血证论·脏腑病机论》曰："肝属木，木气冲和调达，不致遏郁，则血脉得畅。"故郁气不得以宣，则气机不畅，血脉涩滞，不通则痛。由此可以认为郁气不宣是半边头痛、偏头痛发作的病理基础。

结合偏头痛的发病部位以肝胆经脉循行的部位为主，如《灵枢·经脉》曰："肝足厥阴之脉……挟胃属肝络胆上贯膈，布胁肋，循喉咙之后，上入颃颡，连目系，上出额，与督脉会于巅。""胆足少阳之脉，起于目锐眦，上抵头角，下耳后，循颈，行手少阳之前……其支者，从耳后入耳中，出走耳前，至目锐眦后。"《临证指南医案·头痛》有言："头为诸阳之会，与厥阴肝脉会于巅，诸阴寒邪不能上逆，为阳气窒塞，浊邪得以上踞，厥阴风火乃能逆上作痛。"《素问·阴阳应象大论》有"风气通于肝"，风和则能调畅肝脏，通行气血，百病不生。但同气相求，亦是风邪亦易袭少阳、厥阴的原因之一，故风邪侵袭少阳为偏头痛发作的诱因。

综上，郁气不宣主要体现在肝胆的疏泄功能失常，肝与胆在全身气机升降中居于主导地位，少阳胆气升发，疏泄正常，可调节五脏六腑，使机体达到阴平阳秘、气血调和的状态。又肝与胆互为表里，其气相通，故而二者的升发疏泄作用是共同的，难以截然分开。肝胆疏泄失司，则其通调气机、畅达情志、疏利三焦水道的功能失常。气郁久而不解，则水液输布失常，水湿不化，湿郁则生痰，而致痰气郁结；气郁日久，由气及血而致血瘀，又可进而化火，而致气、血、痰、湿相兼为病，闭阻脑络，不通则痛。而风为百病之长，易袭阳位的致病特点，决定了偏头痛的发病部位。郁气不宣又感风邪，使得脏气不平，气血未畅，若再遇生气、紧张、疲劳或遇寒气、大风等天气变化，皆可因邪气未尽除而病证反复发作。

【临床应用】

临床上散偏汤治疗偏头痛应用广泛，其中体质虚可加当归、黄芪、人参等；肝胆之火炽盛可加栀子、黄芩、龙胆草等；风痰上扰则加胆南星、半夏、陈皮等；迁延不愈加丝瓜络、蜈蚣、全蝎等；心烦失眠可加珍珠母、炒酸枣仁等；痰浊内蕴者可加陈皮、半夏、茯苓等；便秘者可加枳实、大黄等；头顶痛者可加藁本；偏两侧痛加黄芩、白蒺藜、蔓荆子等；偏后脑痛连及颈项加葛根、羌活等。

【医案例举】

何某，男，72岁。偏头痛数年，每年四五月间左侧头痛即发，痛时甚剧，痛处固定不移，发时大便秘结。现发作数天，同时尚伴双眼发胀、口臭、夜寐不安、便结。苔薄黄，脉弦数有力。证属痰瘀交阻之头痛。治宜疏肝活血化痰，方用散偏汤加减。方药：白芍 10g，川芎 30g，郁李仁 6g，柴胡 10g，甘草 6g，白芥子 10g，香附 15g，白芷 6g，茯神 10g，地龙 30g，黄连 6g。5 剂。

复诊：患者诉服药的 5 天中，疼痛大为减轻，夜寐改善，双眼仍稍觉胀，大便通畅。苔薄黄，脉缓而有力。原方再服 5 剂，平安度过今年的四五月。

这是湖南中医药大学彭坚教授的一则医案。

患者偏头痛间歇性发作多年，每年四五月间即发，同时伴有便秘、双眼发胀、睡眠不安等症。四五月份属阳气生长升发之时，患者肝郁气阻，阳气郁而不宣，故头痛，方用散偏汤疏肝气、散瘀滞。

九十九、清燥救肺汤

【方证出处】

清代喻嘉言《医门法律·卷四篇秋燥门诸方》："诸气膹郁，诸痿喘呕。"

原方组成：桑叶（经霜者，得金气而柔润不凋，取之为君，去枝梗）三钱，石膏（煅，禀清肃之气，极清肺热）二钱五分，甘草（和胃生金）一钱，人参（生胃之津，养肺之气）七分，胡麻仁（炒，研）一钱，真阿胶八分，麦冬（去心）一钱二分，杏仁（炮，去皮尖，炒黄）七分，枇杷叶（刷去毛，蜜涂炙黄）一片。

煎服法：水一碗，煎六分，频频二三次滚热服。

方后加减为"痰多加贝母、瓜蒌，血枯加生地黄，热甚加犀角、羚羊角，或加牛黄。"

【方证解读】

喻嘉言在方后对该方主治做了解读："诸气膹郁之属于肺者，属于肺之燥也。而古今治气郁之方，用辛香行气，绝无一方治肺之燥者。诸痿喘呕之属于上者，亦属于肺之燥也。而古今治法，以痿呕属阳明，以喘属肺，是则呕与痿属之中下，而唯喘属之上矣。所以千百方中，亦无一方及于肺之燥也。即喘之属于肺者，非表即下，非行气即泻气，间有一二用润剂者，又不得其肯綮。总之《内经》六气，脱误秋伤于燥一气，指长夏之湿，为秋之燥。后人不敢更端其说，置此一气于不理，即或明知理燥，而用药夹杂。如弋获飞虫，茫无定法示人也。今拟此方，命名清燥救肺汤，大约以胃气为主，胃土为肺金之母也。其天门冬，虽能保肺，然味苦而气滞，恐反伤胃阻痰，故不用也。其知母能滋肾水清肺金，亦以苦而不用。至如苦寒降火，正治之药，尤在所忌。盖肺金自至于燥，所存阴气，不过一线耳。倘更以苦寒下其气，伤其胃，其人尚有生理乎？诚仿此增损以救肺燥变生诸证，如沃焦救焚，不厌其频，庶克有济耳。"

从这段论述可以看出喻嘉言创清燥救肺汤治气郁、痿证、喘证等从肺燥立论，治疗从胃、肺两脏入手。这一点，喻嘉言在《医门法律》中论述秋燥时亦说道："究竟肺为娇脏，寒冷所伤者，十之二三。火热所伤者，十之七八。寒冷所伤，不过裹束其外。火热所伤，则更消烁其中，所以为害倍烈也。然火热伤肺，以致诸气膹郁，诸痿喘呕而成燥病，百道方中，率皆依样葫芦，如乌药、香附、紫苏、半夏、茯苓、厚朴、丁、沉、诃、蔻、姜、桂、蓬、棱、槟榔、益智之属，方方取足。只因《内经》脱遗燥证，后之无识者，竟皆以燥治燥，恬于操刃，曾罔顾阴气之消亡耳。"肺燥是什么原因引起的呢？"火热所伤"，肺津亏虚，肺失宣降，导致气郁、喘证、肺痿等病证。

所以方中用桑叶为君，甘苦寒、甘能润、苦能清、寒能泻，清肺润燥。石膏甘辛大寒，归肺、胃之经，清泻肺胃之热。麦冬滋阴润肺、益胃生津。以石膏、麦冬一者清肺经之热，一者调肺经之燥，如此配合，宣中有清，清中有润。火热伤津，亦能耗气，故用人参"生胃之津，养肺之气"，甘草和胃以助肺用，人参、甘草使土旺金生，肺气自旺，体现了"培土生金"之法，符合《难经》所云："损其肺者益其气。"杏仁《医学启源》："除肺中燥，治风燥在于胸膈。"杏仁、枇杷叶利肺气，使肺气肃降有权，即《内经》所云："肺苦气上逆，急食苦以泻之。"阿胶、胡麻仁润肺养阴，使肺得濡润之性。诸药相合，燥邪得宣，肺热得清，气阴得复，共奏清燥救肺之功，故以清燥救肺汤名之。

罗美《古今名医方论》卷一录柯琴语："古方用香燥之品以治气郁，不获奏效者，以火就燥也。唯缪仲淳知之，故用甘凉滋润之品，以清金保肺立法。喻氏宗其旨，集诸润剂而制清燥救肺汤，用意深，取药当，无遗蕴矣。石膏、麦冬禀西方之色，多液而甘寒，培肺金主气之源，而气不可郁。土为金母，子病则母虚，用甘草调补中宫生气之源，而金有所恃。金燥则水无以食气而相生，母令子虚矣，取阿胶、胡麻黑色通肾者，滋其阴以上通生水之源，而金始不孤。西方虚，则东方实矣，木实金平之，二叶禀东方之色，入通于肝，枇杷叶外应毫毛，固肝家之肺药，而经霜之桑叶，非肺家之肝药乎？损其肺者益其气，人参之甘以补气。气有余便是火，故佐杏仁之苦以降气，气降火亦降，而治节有权，气行则不郁，诸痿喘呕自除矣。要知诸气膹郁，则肺气必大虚，若泥于肺热伤肺之说，而不用人参，必郁不开而火愈炽，皮聚毛落，喘而不休，此名之救肺，凉而能补之谓也。若谓实火可泻，而久服芩、连，反从火化，亡可立待耳！愚所以服膺此方而深赞之。”

清代王子接《绛雪园古方选注》：“燥曰清者，伤于天之燥气，当清以化之，非比内伤血燥，宜于润也。肺曰救者，燥从金化，最易自戕肺气，经言秋伤于燥，上逆而咳，发为痿厥，肺为娇脏，不容缓图，故曰救。石膏之辛，麦冬之甘，杏仁之苦，肃清肺经之气；人参、甘草生津补土，培肺之母气；桑叶入肺走肾，枇杷叶入肝走肺，清西方之燥，泻东方之实；阿胶、胡麻色黑入肾，壮生水之源，虽亢火害金，水得承而制之，则肺之清气肃而治节行，尚何有喘呕痿厥之患哉？”

《医宗金鉴》：“经云：损其肺者益其气。肺主诸气故也。然火与元气不两立，故用人参、甘草甘温而补气，气壮火自消，是用少火生气之法也。若夫火燥膹郁于肺，非佐甘寒多液之品，不足以滋肺燥，而肺气反为壮火所食，益助其燥矣。故佐以石膏、麦冬、桑叶、阿胶、胡麻仁辈，使清肃令行，而壮火亦从气化也。经曰：肺苦气上逆，急食苦以降之。故又佐以杏仁、枇杷叶之苦以降气。气降火亦降，而制节有权。气行则不郁，诸痿喘呕自除矣。”

张秉成《成方便读》：“夫燥之一证，有金燥，有火燥。前已论之详矣。此方为喻氏独创，另具卓识，发为议论，后人也无从置辨。虽其主治因无金燥、火燥之分，而细阅其方，仍从火燥一端起见。此必六淫火邪，外伤于肺，而肺之津液素亏，为火刑逼，是以见诸气膹郁、诸痿喘呕之象。然外来之火，非徒用清除可愈。《经》有火郁发之之说，故以桑叶之轻宣肌表者，以解外来之邪，且此物得金气而柔润不凋，取之为

君。石膏甘寒色白，直清肺部之火，禀西方清肃之气。以治其
主病。肺与大肠为表里，火逼津枯，肺燥则大肠亦燥，故以杏
仁、麻仁降肺而润肠，阿胶、麦冬以保肺之津液，人参、甘草
以补肺之母气，枇杷叶苦平降气，除热消痰，使金令得以下
行，则膹郁喘呕之证，皆可瘳矣。"

何廉臣《全国名医验案类编》："喻氏宗缪仲淳甘凉滋润之
法，制出此方，名曰清燥，实以滋水，即《易》所谓润万物者，
莫润乎水是也。名曰救肺，实以补胃，以胃液为肺津之母也。"

【疑难解读】

为何方中石膏为煅石膏而不是生石膏？

煅石膏多外用，当然也有内服。从石膏的使用历史来看，
煅石膏使用始于唐代，先内服后外用，到宋代才开始出现煅石
膏外用。到明清时期，煅石膏内服、外用已经较为广泛。煅石
膏内服的目的和作用：一是可减轻生石膏的寒凉之性，以防生
石膏内服寒凉伤脾胃。《本草纲目》："火煅过用，或糖拌炒
过，则不妨脾胃。"二是煅石膏与生石膏可适应不同证型的热
证。如《长沙药性解》"虚热煅用"，《景岳全书》则认为石膏
"欲其缓者，煅用；欲其速者，生用。"

可见煅石膏内服自古有之，多发挥清热之功，可避生石膏
大寒伤阳败胃之弊，但适应证多限于头面、肺胃之热，尤适合
脾胃已虚兼有邪热，且热势缓亦而不壮盛者。

本方证中虽有邪热，但肺胃气阴耗伤，若用生石膏，恐重
伤脾胃，脾胃受损，正气难复，药势难行，喻氏更言："肺金
自至于燥，所存阴气，不过一线耳，倘更苦寒下气，伤其胃，

其人尚有生理乎。"可见本方不仅着眼于救肺，更在于保胃，故喻氏自谓本方："名清燥救肺汤，大约以胃气为主。"

本证虽燥热较甚但非白虎汤之"大热"，其势较缓，故舍"大寒伤胃"之生石膏不用而取"不妨脾胃"之煅石膏。喻氏明言本方不用能保肺之天冬和滋肾清肺之知母皆因其伤胃之弊，亦可为佐证。煅石膏火煅之后，不免收涩之性，此煅石膏内服之弊。故方中用煅石膏二钱五分，用量较轻，又与桑叶、枇杷叶相合，散中寓收，既无敛邪之忧，又无凝痰之弊，更能敛降肺气，以防干咳气喘而致肺气耗散。故药虽有利弊，合于方中则量其长短，皆为所用。

【临床应用】

喻嘉言在书中清燥救肺汤之后指出，加减：痰多加贝母、瓜蒌，血枯加生地黄，热甚加犀角、羚羊角，或加牛黄。"肺主宣发肃降，布散津液。邪热犯肺，一则灼液为痰；二则肺失宣降，津液不能正常敷布，津聚成痰。故燥热伤肺过程中易形成痰热为患，治疗时要注意化痰。贝母、瓜蒌润肺化痰，此外瓜蒌还可润肠通便，增加杏仁、枇杷叶化痰之力。痰热在肺，痰热郁闭肺气，形成的肺气不降之证，临床上多表现为身热势高、咳喘气逆、咳痰黄稠，或痰中带血、胸闷、胸痛、苔黄、脉数等，治宜泻热化痰，可配伍浙贝母、竹茹等。

临床在使用此方时，不必拘于燥邪为患，而应针对疾病的病机和表现，不管何种病邪引起，发生于哪个季节，病机属燥热伤肺、气阴两伤，临床表现为身热，咳嗽少痰、无痰或痰黏稠难咳或咳泡沫痰，口渴，舌红，一般少苔或无苔，也有苔黄者但不厚腻，脉细数者，均可辨证使用。

【后世发展】

秦昌遇《症因脉治·卷二》中之清燥救肺汤，此方功能清燥润肺，其组成为桑叶、石膏、甘草、人参、桑白皮、麦冬、杏仁、枇杷叶、知母、地骨皮。主治外感燥火伤肺，表现为身发寒热，喘促气逆，咳嗽不止，咳痰带血，甚则引动胃气，呕吐痰涎，脉躁疾。原书中没有记录药物的剂量，但药物组成与喻氏方相近，无阿胶，增加了清泻肺热的药物如桑白皮、地骨皮，且增加了苦寒之知母上清肺润肺、中泻胃生津。从药物组成来看，秦氏清燥救肺汤较喻氏之方清肺胃热力量强，但少了阿胶滋阴补肺之力。

另一首类方见于沈金鳌《杂病源流犀烛·卷十七》，此汤的组成为：桔梗、黄芩、麦冬、天花粉、桑白皮、生地黄。原方中药物没有写明剂量，沈氏言其主治肺燥伤气，为治燥病十九方中治疗伤气之方。从原方的方药组成来看，虽言治疗肺燥伤气，但几乎无益气药物，却配伍了多味滋阴清热生津之品，如麦冬、天花粉、生地黄等药物；黄芩、桑白皮清泻肺热、降肺气；桔梗宣通肺气，与桑白皮一降一升，共调肺之气机。

在喻氏清燥救肺汤被后世医家引用的过程中，后世医家不仅对其适应证灵活变通，也将方名做了改动，如《伤寒大白·卷四》之清燥汤，则与清燥救肺汤为同一方剂。原书中记载清燥汤用于治疗肺燥、肠燥所致的小便不利。方中石膏与杏仁同用以清肺火，佐以阿胶、麦冬润肺燥；火伤气弱，益以人参、甘草；肺燥，大肠亦燥，佐以麻仁，则下焦火泻，小便自利。

肺主宣发肃降，肺主通调水道，上输皮毛，下输于膀胱。火热伤肺，宣发肃降失常，水液不能正常输布，则小便不利，治以清上泻下。肺为水之上源，上源清，则下源自清，也是异病同治的体现。

【医案例举】

王敬贤，35岁，商人。

秋深久晴无雨，天气温燥，遂感其气而发病。初起头疼身热，干咳无痰，即咳痰多稀而黏，气逆而喘，咽喉干痛，鼻干唇燥，胸膈胁疼，心烦口渴。脉右浮数，左脉弦涩，舌苔白薄而干，边尖俱红。此《内经》所谓"燥化于天，热反胜之"是也。

辨证：温燥伤肺。

治疗：遵经旨以辛凉为君，佐以苦甘，清燥救肺汤加减。

方药：冬桑叶三钱，生石膏（冰糖水炒）四钱，原麦冬钱半，瓜蒌仁（杵）四钱，光杏仁二钱，南沙参钱半，生甘草七分，制月石二分，柿霜（分冲）钱半。先用鲜枇杷叶（去毛筋）一两、雅梨皮一两，二味煎汤代水。

次诊：连进辛凉甘润，肃清上焦，上焦虽渐清解，然犹口渴神烦，气逆欲呕，脉右浮大搏数者，此燥热由肺而顺传胃经也。治用竹叶石膏汤加减，甘寒清镇以肃降之。

方药：生石膏六钱，毛西参钱半，生甘草六分，甘蔗浆（冲）两瓢，竹沥夏钱半，原麦冬钱半，鲜竹叶卅片，雅梨汁（冲）两瓢。先用野菰根二两、鲜茅根（去皮）二两、鲜刮竹茹三钱，煎汤代水。

三诊：烦渴已除，气平呕止，唯大便燥结，腹满似胀，小溲短涩，脉右浮数沉滞。此由气为燥郁，不能布津下输，故二便不调而秘涩，张石顽所谓燥于下必乘大肠也。治以增液润肠，五汁饮加减。鲜生地黄汁两大瓢、雅梨汁两大瓢、生莱菔汁两大瓢、广郁金三支（磨汁约二小匙），用净白蜜一两、同四汁重汤炖温，以通便为度。

一剂而频转矢气，二剂而畅解燥矢，先如羊粪，继则夹有稠痰，气平咳止，胃纳渐增，脉转柔软，舌转淡红微干。用清燥养营汤调理以善其后。当归身一钱，生白芍三钱，肥知母三钱，蔗浆（冲）两瓢，细生地黄三钱，生甘草五分，天花粉二钱，蜜枣（擘）两枚。连投4剂，胃渐纳谷，神气复元而愈。

这是《全国名医验案类编》中何拯华先生的医案。

在这则医案中，医者给我们完美地展现了临证之时何为方随证转，法随证出。四诊用方，次次不同，但都药到证除。真正体现了叶天士所说的"治病当活泼泼地，如珠走盘耳"。

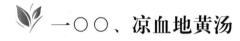

一〇〇、凉血地黄汤

【方证出处】

清代祁坤《外科大成·卷二》："凉血地黄汤：治痔肿痛出血。"

原方组成：归尾一钱五分，生地黄二钱，赤芍一钱，黄连（炒）二钱，枳壳一钱，黄芩（炒黑）一钱，槐角（炒黑）三钱，地榆（炒黑）二钱，荆芥（炒黑）一钱，升麻五分，天花粉八分，甘草五分。

煎服法：上一剂加生侧柏二钱。用水二大盅，煎一盅，空心服三四剂，则痛止肿消。更外兼熏洗。

主治：痔肿痛出血。

《外科大成》是中医外科学中较重要的一本著作，全书共四卷，较详尽地记录了外科病证名及治法方药。清代官修的《医宗金鉴·外科心法要诀》以此书为蓝本。

【方证解读】

本方治疗痔疮，表现为肿、痛、出血。书中对痔肿痛出血的成因有一段论述："……盖因饱食之后，或暴怒，或努力，或枯坐，或酒色，妇人或产难，小儿或夜啼等因，致使气血纵横，经络交错，流注肛门而成此痔矣。如其肿者湿也，痛者火也，痒者风也，闭结者燥也。"

痔疮总由血中有热，热中有湿，大肠气血失畅所致。治疗当凉血和血，清热燥湿，宽肠利气。全方可以看作是由芩连四物汤合槐花散加减而成。

槐花散出自宋代医家许叔微的《普济本事方》，方由炒槐花、侧柏叶、荆芥穗、炒枳壳组成，治疗肠风脏毒。

芩连四物汤出自清代《医宗金鉴》，方由四物汤加黄芩、黄连组成，治疗经水先期而属实、属热者。

凉血地黄汤由芩连四物汤去川芎合槐花散，以槐角、荆芥易槐花、荆芥穗，再加地榆、天花粉、升麻、甘草而成。方中归尾、生地黄、赤芍、槐角、地榆、天花粉凉血和血，黄芩、黄连清热燥湿，枳壳伍荆芥、升麻宽肠行气、疏风理血，甘草调和诸药。方中黄芩、槐角、地榆、荆芥四味药俱炒黑，着眼于止血。

槐角、槐花常用于治疗便血、痔血属热者。清代医家黄宫绣在《本草求真》中记载："槐角……即槐实，味苦酸咸，气寒无毒，入手足阳明大肠胃，及入足厥阴肝。凡因肝经热郁而致风眩烦闷、痔血肠风，并阴疮湿痒、目泪不止者，服此治无不效。""槐花味苦独胜，其凉大肠血分更甚。凡大小便血及目赤肿痛、舌衄，并皆用之。"

地榆，常与槐角或槐花相伍治疗便血、痔血。王好古在《汤液本草》中记载："地榆：气微苦，味甘、酸，苦而酸，气味俱厚，阴也……《象》云：治小儿疳痢。性沉寒，入下焦，治热血痢。去芦。《心》云：去下焦之血。肠风下血及泻痢下血，须用之。《珍》云：阳中微阴，治下部血。"

本方中，槐角配地榆，清热凉血止血，治疗痔血。

【医案例举】

《王修善临证笔记》中载一案："一人患痔漏，大便燥涩，便时血如涌泉，日两三行，其痛难耐。病逾数月，形羸肉脱，饮食大减。以加减槐花散三四剂，饮食进，血止而安。加减槐花散：当归十五克，白芍、炒槐花、侧柏叶、肉苁蓉各九克，黑芥穗、炒地榆、贡胶、没药各六克，生地黄炭十二克，黄芩、苍术、酒黄柏各四克，升麻二克，甘草三克。三剂后去生地黄炭，加熟地黄十二克。"

临床上，槐花散常被作为治疗痔痛出血的专方而被加减使用。本案痔痛出血，大便燥涩，选用槐花散加减。所加药物中，当归、白芍、生地黄炭、黄芩、黄柏可以看作是芩连四物汤去川芎，以生地黄炭、黄柏易生地黄、黄连。也就是说，案中所用方剂可以看作是槐花散合芩连四物汤加减而成。用黄柏配苍术，考虑到下焦湿热；用生地黄炭配炒地榆、贡胶、没药，考虑到出血较多；用肉苁蓉，考虑到大便燥涩。

本案用方也可以看作是凉血地黄汤加减：凉血地黄汤以白芍、黄柏、生地黄炭、槐花易赤芍、黄连、生地黄、槐角，去枳壳、天花粉，加肉苁蓉、贡胶、没药、苍术。

之所以用白芍、贡胶、肉苁蓉，后用熟地黄，考虑到痔血数月，形羸肉脱，阴血已虚。需要注意的是，痔血日久，有损血者，也有损气者。血虚宜用血药，气虚则宜用气药。槐花散可与四物汤、桃红四物汤合方，也可与四君子汤、补中益气汤合方。

《王修善临证笔记》中又载一案:"一女人素有痔漏之苦,近一月,便血淋漓,疼如刀割,六脉寸关微甚。以加味补中益气汤四剂而安。加味补中益气汤:党参十二克,生黄芪二十一克,白术、白芍、当归各六克,苍术、酒黄柏各四克,炒槐花九克,柴胡二克,升麻、陈皮、酒黄连各三克,生姜三片、大枣二枚为引,水煎服。"

痔痛便血,气虚湿热,补中益气汤合二妙散加炒槐花加减。案中处方已有槐花散合补中益气汤加减雏形。

主要参考书目

1. 《名医类案》
2. 《续名医类案》
3. 《伤寒九十论》
4. 《普济本事方》
5. 《孙文垣医案》
6. 《口齿类要》
7. 《外科发挥》
8. 《卫生宝鉴》
9. 《张氏医通》
10. 《临证指南医案》
11. 《王旭高临证医案》
12. 《陆氏三世医验》
13. 《醉花窗医案》
14. 《吴鞠通医案》
15. 《经方实验录》
16. 《治验回忆录》
17. 《丁甘仁医案》
18. 《蒲辅周医案》
19. 《岳美中医案集》
20. 《赵锡武医疗经验》
21. 《王修善临证笔记》
22. 《伤寒挈要》
23. 《伤寒解惑论》
24. 《赵炳南临床经验集》
25. 《全国名医验案类编》
26. 《海外医话》
27. 《医林锥指》
28. 《难病奇治》
29. 《中医临证经验与方法》
30. 《临证传心与诊余静思》
31. 《读方思考与用方体会》
32. 《中医四大经典临证指要》
33. 《伤寒论与中医现代临床》
34. 《新编伤寒论类方》
35. 《赵绍琴临证验案精选》
36. 《中医奇证新编》
37. 《徐福松男科医案选》
38. 《名老中医方剂医案》
39. 《张子琳医疗经验选辑》
40. 《叶景华医技精选》

41.《张伯臾医案》

42.《孙鲁川医案》

43.《中医难症论治》

44.《刘季文临证精华》

45.《孙润斋医案医话》

46.《刘赤选医案医话》

47.《台北临床三十年》

48.《窦伯清医话医案集》

49.《吴世彦临证经验集》

50.《谢英彪 50 年医验集》

51.《章次公医术经验集》

52.《傅氏女科家传应用》

53.《朱名宸妇科经验集》

54.《潘养之医术经验集》

55.《陈树森医疗经验集萃》

56.《李继功老中医医案精选》

57.《李可老中医急危重症疑难病经验专辑》

58.《男女不孕不育症的中医诊治》

59.《赵昌基临床经验与学术研究》

60.《古今名医临证金鉴·奇症卷》

61.《古今名医临证金鉴·头痛眩晕卷》

62.《中国百年百名中医临床家丛书·张子琳》

63.《中国中医科学院名医名家学术传薪集》

64.《祛风药治疗顽症 李俊川经验举隅》

65.《很灵很灵的中药方，面部皮肤病一扫光》

66.《从经典到临床——熊继柏 <内经> 与临证治验十三讲》

图书在版编目（CIP）数据

古代经典名方100首解读／高建忠，杨继红主编.
—太原：山西科学技术出版社，2022.12
ISBN 978 - 7 - 5377 - 6216 - 8

Ⅰ. ①古… Ⅱ. ①高… ②杨… Ⅲ. ①医案 - 汇编 -
中国 - 古代 Ⅳ. ①R249.1

中国版本图书馆 CIP 数据核字（2022）第 191380 号

古代经典名方 100 首解读

出　　版　人：阎文凯
主　　　　编：高建忠　杨继红
策　　划　人：宋　伟
责　任　编　辑：杨兴华　翟　昕
助　理　编　辑：文世虹
封　面　设　计：吕雁军

出版发行：山西出版传媒集团·山西科学技术出版社
　　　　　地址：太原市建设南路 21 号　邮编：030012
编辑部电话：0351 - 4922078
发 行 电 话：0351 - 4922121
经　　　　销：各地新华书店
印　　　　刷：山西基因包装印刷科技股份有限公司

开　　　　本：880mm×1230mm　　1/32
印　　　　张：17.75
字　　　　数：414 千字
版　　　　次：2022 年 12 月第 1 版
印　　　　次：2022 年 12 月山西第 1 次印刷
书　　　　号：ISBN 978 - 7 - 5377 - 6216 - 8
定　　　　价：58.00 元